海外館藏中醫古籍珍善本輯存（第一編）

第三十八册

劉金柱　羅　彬　主編

病家須知·坐婆必研（一）

廣陵書社

診法類

病家須知·坐婆必研（一）

擇善屋藏板　天保五年刻本

廣福大王賜號

坐婆必研

原名病家須知

序

病家須知成。偶有客謂曰。此書首論攝養。弗可療藥。弗可苟之事。而極砭時醫之病。其言固當矣。或恐世之囂々者。不深索其意趣。而遽以予為衒己抑異之徒歟。曰。吁。予何傷焉。惟方今昇平二百餘載輕佻浮靡之風漸扇延及我伎。

競尚名利，便給求售其術之簡陋，恬莫之羞，斯道之陵夷，不可勝言也。最慨庸人居恒不為謹其動息，節其嗜欲，而全以歸之一旦

序　二

痛發。乃復委之時醫之手。容彼巧說甘其餂辭。到死終不顧。何況望其為孝子慈孫乎。予發業刀圭。微試攝養弗一の癈。療藥弗可苟之事每舉以諭病家。此編所述。約其餘論也。孟子有言。莫非命也。順受其正。盡其道而死者。正命也。桎梏死者。非正命也。予豈衛己抑

異之爲哉、特痛夫非正命而死者也。客唯唯而退。乃弁此數語以爲序。天保壬辰季秋、華谿道人

天保壬辰季秋新鐫

病家須知

合刻 坐婆必研

全部八册

擇善居藏

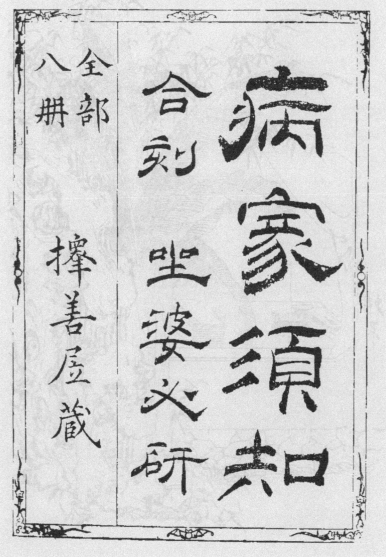

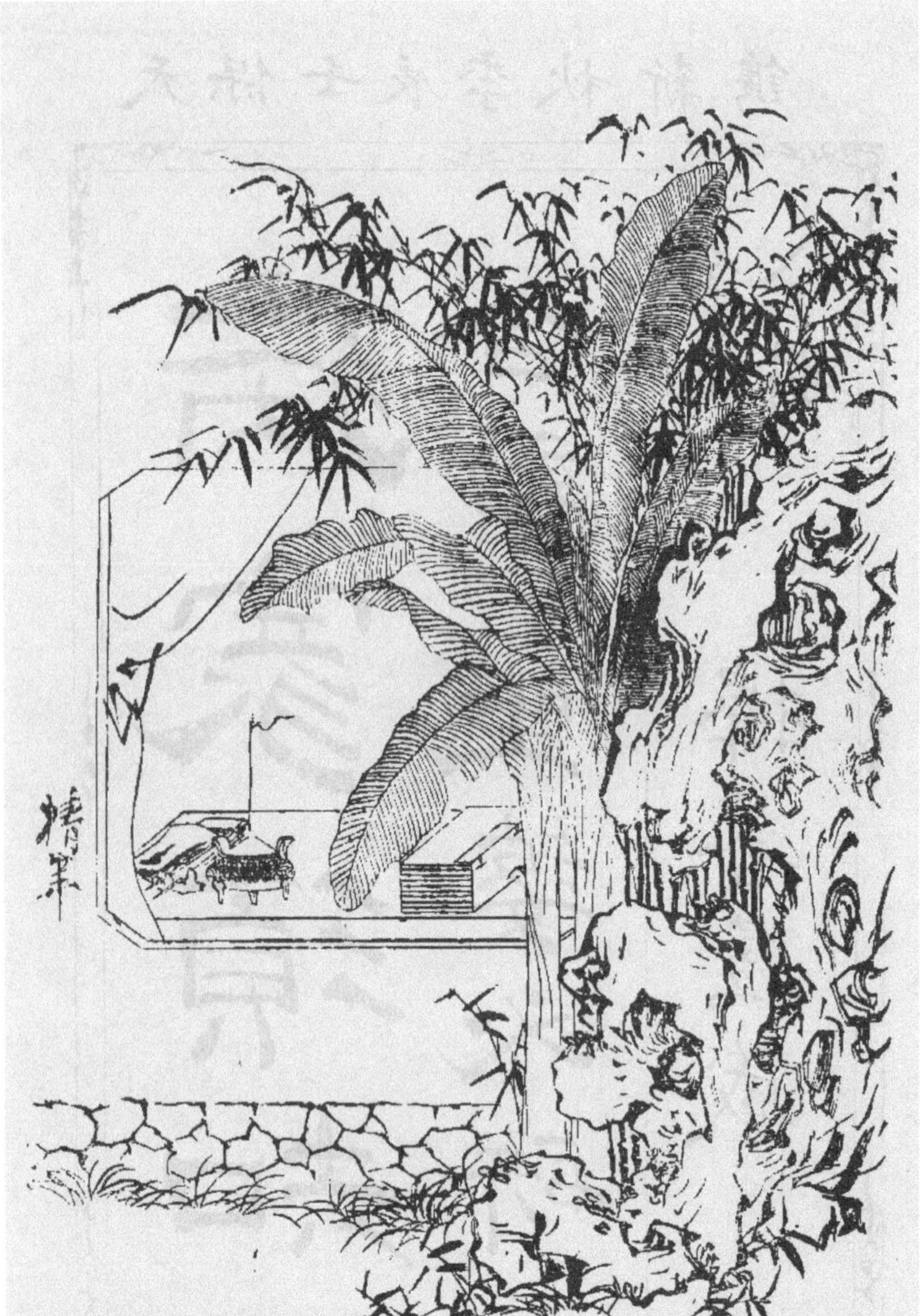

病家須知巻之一

目録

攣及息を臍下に至しむる簡易まて行やすき術を記し病を愈すに便きしむることと并に圖ウ廿五 ○妄に藥を服ほべからざる心得ウ二十 ○卜筮鑯の病者に損あることとオ卅一○病因の明ならぬものも自然に委て益あることオ卅二 ○醫者に病家うけのよたいひろり辭あることウ卅六 ○富貴の家の大病ハ真の治法を施ぬことオ卅八 ○諸侯の儲君及臣下醫官の心得あしれることウ卅八 ○諂ひ醫者の大病を治をるハ僥倖なることとオ卅九 ○學醫ハ匕の論もうぬことオ三十 ○紅毛醫學の世に害あること同 ○醫に應對もる心得オ卅一○病家の醫按たてハ大に害になることオ卅二 ○しゆうせ醫者ハ病因をもて先病家の心をとらることと同 ○大小便の通しかぬるみもいろくの病因あることウ卅二 ○容體とよく

の便閑に心を用ゆべきこと同ウ　○父母病あるときに心得あること五十一オ　○必死ぬべき病人を看侍するに心得あること同ウ　○祈禱を出家山伏に託すこと多ハ無益なること五十二ウ　○誠の心より祈あらば神佛も感應あること五十三オ　○陰徳にて病を治すること同

病家須知卷之一

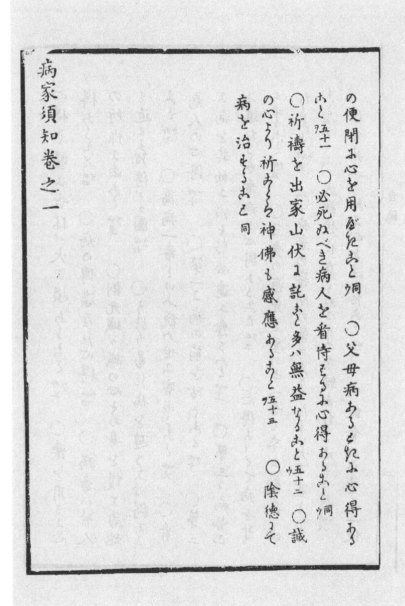

病家須知巻之一

大凡《オヨソ》病《ヤマヒ》ハ皆《ミナ》自《ミヅカラ》為《ナセ》る孽《ワザハヒ》ふあらざるそのなし氣候《コウ》の變《カハリ》ふ行《ハヤ》る病《ヤマヒ》より。傷寒《シヤウカン》。疫癘《エキレイ》。瘧《オコリ》痢。痘瘡《ハウサウ》。麻疹《ハシカ》の類《ルヰ》ふいたるまでも避《ヨケ》く避《ヨケ》らざるもあらバ。恀しく黴瘡《カウカサ》肥前瘡《ヒセンカサ》などの連染《ウツリ》やされ。食傷《シヤウ》霍亂の攝養あしされより發《オコリ》過飲《ノミスギ》多房《ヲンナスキ》の病《ヤマヒ》となる類《ルヰ》ふ於《オイ》てとや。の假寐《ウタヽネ》の感冒《ヒキカゼ》。酒食労碌《ホネヲリ》の身《ミ》を害《ソコナフ》など。人ごとに知《シラ》ざるふもあらぬと。時疫《ジエキ》痘麻《ハウサウハシカ》の類《ルヰ》ふ至《イタリ》くも。避得《ノガレエ》ざるものとおもふ輩《トモガラ》今《イマ》の世《ヨ》の醫家《イシヤ》ふも多《オホ》し。況《マシテ》其《ソノ》道《スヂ》ふあらぬ人の意注ぬる宜《モツトモ》なることゝ覚《オボユル》るが故《ユヘ》ふ。今《イマ》ことゝらの為《タメ》ふ。未病《イマダヤマヌ》ものゝふ疾《ヤマヒ》の避《サク》べからざるものなれの理《ワケ》を知《シラ》しめ。既病《スデニヤム》もののふる其

巻一　一

處置《テアテ》の宜《ヨロシキ》を得《エ》せしめんと思《オモフ》こゝろの止《ヤメ》がたく已《オノレ》が拙《ツタナキ》をも顧《カヘリミ》ず。おもひ出《イヅ》るまゝを述《ノベ》て遂《ツヒ》に一編《ベン》の書《ホン》と成《ナシ》ぬ。もしこれを讀《ヨマ》ん人其《ソノ》好悪に偏心《カタヨルコヽロ》をすてゝ看過再四作者《サクシヤ》の苦心を知《シル》ことあらば。おほ予《オレ》が衆人《オホクノヒト》に望《ノゾム》ところなり。第一之巻《マキ》に養生《ヤウジヤウ》の心得《コヽロエ》より。食事《シヨクジ》。語黙。坐臥《オキフシ》。呼吸。心意《コヽロモチ》の五の調《トヽノフ》不調《トヽノハザル》より。健《スコヤカ》にもなり病《ヤマヒ》も發《オコル》ことを論じ。妄《ミダリ》に藥《クスリ》を用る害《ガイ》を擧《アゲ》。病《ヤマヒ》あらば。醫《イシヤ》を招《マネキ》藥《クスリ》を乞《モラフ》にもその意得《コヽロエ》あることを示《シメシ》。次《ツギ》に一切《サイ》の病《ヤマヒ》の傳染《ウツル》なれ道理《ワケ》を述《ノベ》終《ヲハリ》に看病人《カンビヤウニン》の心得《エ》に三等《シナ》ありく。その萠《キザシ》なきにふせぎ初發に治《ヂ》し險重に心をつくし死期に至までのこと及病《ヤマヒ》のために禱をする輩の心得と辯《ベン》して病家《ビヤウカ》の便《タヨリ》とす。

第二の巻には。食物《シヨクモツ》能毒《ノウドク》の親験《コヽロミ》より。此方《ワガクニ》に獣肉《ケモノヽニク》を禁《キン》ずる理《ワケ》を述。大約《アラマシ》病者《ビヤウニン》に與《アタフ》べき穀肉《コクニク》菓菜《コノミヤサイ》の宜忌及。病《ヤマヒ》とその飲食《タベモノ》に任《マカセ》て治《ヂ》すること併記。尾《シモ》に薬《クスリ》の性効を臆料に謬認《アヤマリタル》ことの大《アラ》要《マシ》を論じて。俗家《シロウト》の心得《エ》とす。

第三の巻には。小児《コドモ》を養育《ソダツ》べき用意《コヽロエ》より。母《ハヽ》の自身《ジシン》乳《チ》を喫せべき理とす。乳《チ》によりて其児《ソノコ》の氣質を轉ことあることを述。自乳養ことのならぬものは。乳媼を撰《エラブ》にその計較《コヽロエ》あるべきよと併辨《ベン》じ。乳媼の攝養。初生《ウマレタテ》に乳《チ》を用ること。乳之歩にありたることかのこと。初生《ウマレコ》の涎屎の辯《ワケ》。吐乳の尤恐べき證《ヤマヒ》あるよとを説衝逆《トヤサシコミ》を救《スクフ》べき手術《シカタ》及《ト》用薬《クスリ》にこゝろえあるを述《ノベ》。小児《コドモ》の病多く父母《チヽハヽ》の遺毒《タイトク》に因《ヨル》ことを明《アキラカ》にし。俗《ゾク》に小児《コドモ》の病《ヤマヒ》に蟲《ムシ》といふことある辯《ベン》を畧《アラマシ》に擧《アグ》く。終《ツハリ》に痘疹毒《ハウサウノドク》の由來《ユライ》を詳《ツマビラカ》にし。痘《ハウサウ》兒看護《カンカウ》の致意《コヽロエ》及水痘の大要《アラマシ》までを載《ノセ》たり。

第四の巻にハ。婦《フ》人平素《ヘイゼイ》の裁量《コヽロエ》の謬執《アシキ》より。多く《オホク》持病《ヂビヤウ》といふもの、發《オコル》ことを論《ロン》し。懐妊《クワイニン》の保護《テアテ》に背《ソムク》あることをのべ。鎮帯産椅《イス》の利害《ヨシアシ》を説《トキ》。懐妊《クワイニン》中の疾《ヤマヒ》。妊娠瘤瘂病。小便通ぜざる類。俗家《シロウト》にくも救《スクフ》るべきことを。會得易《ヤスキ》やうに圖に見しくことを載《ノセ》催生薬《ハヤメグスリ》のことより。臨産《リンザン》のこゝろえ。産後《サンゴ》の所置。胞運崩漏肥衣下ざるもの、ことを惣《スベ》て俗家《シロウト》のためになるべきことを略に記坐婆必研と參考《サンカウ》べきやうにしたり。
第五の巻には黴毒《カサ》肥前瘡《ヒゼン》の毒《ドク》の異邦《タコク》より傳來《ツタヘキタリ》さる所以《ソヘ》を
論《ロン》じて避《サケ》べきこと、これを述《ノベ》。旣《スデ》に病《ヤミ》たるものも其初《ソノハジメ》に應《?》ば
毒《ドク》も蔓延《ハビコル》ことなく治《ヂ》しやすし。道理《ワケ》を明にし變《ヘン》じて諸病《?》と
成《ナル》に至《イタリ》ては。醫師《イシヤ》も誤認《ミリコナヒ》く治法《?》を得《エ》がたきことゝなる藥《クスリ》によ
まくおほきを病《ヤム》もの廢殘となることとも詳にし陰癖のことと
弁《ナラビ》に灸《キウ》の經驗《コヽロミ》を載《ノセ》次《ツギ》に傷寒時疫感冒《ヒキカゼ》の辯《ベン》古今《ムカシイマ》の名を異《コト》に
せること。陰證陽證の誤認醫俗の濫觴用藥の差失《マチガヒ》病證の難《オモキ》
易《カロキ》治《ヂ》不治《ソヂ》の候《ミカタ》を大槩《アラマシ》に示《シメシ》惣《スベ》て熱《ネツ》ある病者《ビヤウニン》の所置《シカタ》看護《カンビヤウ》の用《コヽ》
意《ロ》を述《ノベ》或《アルヒ》は天地《テンチ》萬物《バンモツ》一切《イツサイ》の條理《スヂミチ》ことごとく對法《ツイホウ》にあること

巻一　三

この大略《アラマシ》を諭《サトシ》病苦《ヤマヒ》治術《レウヂ》も亦《マタ》自然《シゼン》の道《ミチ》に順《シタガフ》べきものなるこ
とを明《アキラカ》にし。専《モツパラ》愚俗《シロウト》の疑惑《マドヒ》歩のらしめんことを欲《ホツ》す。それよ
り痢病《リビヤウ》初發《シヨホツ》の治法《レウヂフ》。毒劇《メドクハゲキ》ものゝことの弁に古昔《ムカシ》より其病因《ソノヤマヒノモト》を
誤認《マチガヘ》て。中夏《カラ》喝蘭《オランダ》の説《セツ》の今《イマ》に害《ガイ》あることを辯析《ベンベツ》し。病家《ビヤウカ》の意《ココロ》
得になるべきことを示《シメ》したり。はた今《イマ》行《オコナハ》るゝ脚氣《カツケ》の千金方
外臺秘要《ゲダイヒエウ》などいふ書《ホン》に載《ノセ》たるものとも其別《ソノワカチ》あるが故《ユヱ》にて
古來《コライ》より用來《モチヒキタリ》し脚痺《カツケ》の藥劑《クスリ》にも成効《シルシ》なきもの多《オホ》く一應《オウ》も
愈《イユル》がごとく見《ミ》ゆるもたゞ氣候《ジコウ》に從《シタガヒ》て發歇《オコリサメ》あるまでにて歳《トシ》
を經《ヘ》て治《ヂ》しがたく。遂《ツヒ》にも變《ヘン》じて諸病《モロモロノヤマヒ》となるに至《イタリ》て猶《ナホ》悟《サトル》も
のなく。その初《ハジメ》より治術《レウヂ》に差別《シヤベツ》あることを知《シラ》ざることゝ辯《ベン》

ドて俗家の教《ヲシヘ》とん。第六の巻ふ名傷食《シヤウシヨク》霍亂の心得より。一切《サイ》毒《ドク》ふ中《アタリ》たるもの。其《ソノ》急卒劇甚《ハゲシキ》ものの名醫《イシヤ》を招《マネク》間もなく怨《タチマチ》ふ命《イノチ》を隕《オトス》ことあれバ。平《ヘイ》素《ゼイ》ふ記得《コヽロエ》べきことども一々ふ説明《トキアカ》し。次《ツギ》ふ卒暴ふ發《オコ》る病の類沈睡急痱緩痱僵厥昏冐。眩運睡驚癲癇狂氣肩項卒痙。衄血吐血脱肛蟲病洋轎舩湯火傷咽梗犬咬傷蛇蟲咬傷鼠咬傷ふいたるまでも皆《ミナ》其初發《シヨホツ》ふ速治《ハヤクレウヂ》を施《ホドコセ》バ救《スク》得らるべき術《シカタ》を俗家《シロウト》の了解《ワカリ》易《ヤスキ》やう直捷《テミヂカ》ふ示たり。その中犬咬傷《イヌニカマレタル》ごときハ尤輕易《テガルキ》證《シヨウ》なるを醫俗《イシヤシロウト》ども其《ソノ》知見なきゆゑふ大患《オホゴト》ふ到しむることを嘆く多年の自驗《コヽロミ》を記《シルシ》く遺《ノコス》ことをなし。次《ツギニ》ふ舉《アゲ》るところ金創《キリキズ》攧撲《ウチミ》の心得。正骨《ホネツギ》の術《ワザ》のごときは。武家《ブケ》非常《ヒジヤウ》の用意《ココロエ》にもなることなれば。専門《セン》にあらねども。少壮《ワカキトキ》より諸家《アチコチ》の秘訣《ヒデン》を受得《ウケヱ》たるものを。簡約《ツヾマヤカ》に其要《カナメ》を記《シルシ》たるまでなり。上に列《ツラ》るところの数目《モクロク》。その次序《シダイ》錯置などもあれども。もと思いたるまゝを記《シルシ》たる書《ホン》なれば。前後《アトサキ》の差別《シヤベツ》にふれぬ意旨の漏落もあるにもあらねば。故《ユヱ》に此《コヽ》に洩《モラ》せしをば彼《カシコ》に記《ノセ》く。漏落もまた多《オホシ》。こゝを以《モツ》て前後《ゼンゴ》通覧《ノコラズミテ》て參攷《マジヘカンガフ》るにあらねば解《ゲ》し得《ウ》べからざるところあるべし。讀者《ヨムモノ》その支離《ミタリ》なるを哂《ワラフ》ことなかれ。第七の巻は坐婆必研の上冊《サツ》なり。それはもと俗家《ゾクカ》のためにこゝに編たるにはあらねど。末限《カタイナカ》などには坐婆《トリアゲバヽ》にも乏《トボシ》く難産《ナンザン》にく死ぬる婦人もまた多《オホ》かるべし。故に此に述る意を得ば俗家《シロウト》なりとも人を救《スクフ》ことあるべきなり。此編初《ハジメ》に子藏《コツボ》胞衣の形状《カタチ》より。懐姙《ハラミタル》胎位《タイ》のことを説《トキ》て、姙娠《クワイニン》を知《シル》こと。鎮帯《ハラオビ》産椅《イス》の利害《ヨシアシ》惣《スベ》て坐婆《トリアゲバヾ》に諭《イヒキカセ》たることどもを詳《ツマビラカ》に載《ノセ》て。それより胎《タイ》の倚側《カタヨリタル》を整復《ナホス》べき手術《シカタ》探宮《タンキウ》のこと。坐草分娩《サンニカヽリコウマル》および胞衣《ノチザン》を下《オロ》すべき秘術《ヒデン》五條《イツトホリ》を記載《カキノセ》臨産《サンノトキ》の用意《コヽロエ》までを詳《ツブサ》に記《シルシ》。惣《スベ》て坐婆《トリアゲバヾ》の會得《トク》し易《ヤス》きやうを旨《ムネ》としたるものなり。

第八の巻は。坐婆必研《トリアゲバヾコヽロエグサ》の下冊《マキ》なり。此《コヽ》には産前後《サンゼンゴ》の病《ヤマヒ》悪阻《ツハリ》。小便閉《ベンツマリ》癃病姙癇崩漏眩運《メマヒ》の類《ルヰ》を救《スクフ》べき術《シカタ》の病家須知《ビヤウカコヽロエグサ》に載《ノセ》て俗家《シロウト》の施やそれものは彼《カレ》に譲《ユヅリ》。此《コヽ》には専《モツパラ》坐婆《トリアゲバヾ》に教諭んことを要とするが故《ユヱ》に。其手術《ソノワザ》の簡約《ツヾマヤカ》にして行易《オコナヒヤスキ》ものを拾《ヒロヒ》て説《トキ》著彼《アラハシカレ》と此《コレ》と参互《カンガヘ》講究《アハセ》して。其術全備《ソノジユツマツタクソナハル》ことを得《エ》せしむ。此編《コノヘン》の要《カナメ》とするところは。難産《ナンザン》の頭《カシラ》を露《アラハレ》横産《ヨコザン》の先手《マヅテ》を挺脚を出或《イダシアルヒ》は背《セ》を探得《サグリエ》ていかにとも為《ナシ》がたし。及《オヨビ》孿胎《フタゴ》の古今《ムカシイマ》の説《ヒツ》の誤《アヤマリ》を辯《ベン》じ。いかなる難理《ムツカシキトコロ》の産《サン》なりとも。いさゝかも傷損《キズツクル》ことなくすらくと分娩《ウンベン》せしむべき秘訣《ヒデン》。古今未曾有《ムカシヨリナキトコロ》の術《ワザ》のしかも行《オコナヒ》やすく明易《アキラメヤス》きことをことごとく記《シルシ》。説《セツ》の盡《ツクサ》ざるものには圖《ヅ》を以《モツ》て明《アキラカ》にす。其原意《ソノモトヨリノヱイ》を廣《ヒロク》天下の收生嫗《トリアゲバヾ》に傳《ツタヘ》て。世間産母生児《セケンノハヽヤコドモ》の横夭《ヘリジニ》を救《スクハ》しめんとすることを旨《ムネ》としたまへ。この書《シヨ》にいふ置くを一坎《ダイ》載《ノセ》て遺《ノコス》ことなし。

通計《スヘテ》八巻の目録其提要《ソノテイエウ》かくのごとし。病家須知《ヒヤウカコヽロエグサ》もと蒼卒
に成《ナリ》たる書《シヨ》なれバ。洩《モ》らすことも辭短《イヒタラヌ》ことも多かる往《カレ》往《コレ》謬《アヤマリ》
處も有《アリ》ぬべけれバ。それらを後《ゴ》日に摭拾《ヒロヒアツメ》て續編《ゾクヘン》となすこと
もあるべし。坐婆必研《トリアゲバヾコヽロエグサ》にいれざる。の祢くより別行《ベツニハンギヤウ》をなく
思《オモヒ》く筆記《カキツケ》おきしとが。の收生嫗《トリアゲバヾ》の輩《トモガラ》が如此《カヽル》籍《ホン》ありと知《シル》よし
もなく。又求《モトメ》て讀《ヨマ》んと思ものも稀《マレ》なるべく。さらぬだに我慢《ガマン》
偏執《ヘンシフ》は婦女《フヂヨ》の常態《モチマヘ》なれバ。邂逅《タマサカ》に病家に相遇《イデアヒ》すれども。教諭《ヲシヘサトス》
べき方便《テダテ》もあらざれバ。假令《タトヘ》偶《タマ／＼》教《ヲシヘ》を受《ウクル》ものあれども。天下の廣《ヒロキ》
は一人の力《チカラ》の及《オヨブ》ことにしあらねバ。孕婦《ハラミヲンナ》ある家《イヘ》をして招《マネキ》た
る坐婆《トリアゲバヾ》に如此《カヽル》書《ホン》ありと告知《ツゲシラ》しめ。また文字《モジ》を知《シラ》ぬ輩《ヤカラ》にも讀《ヨミ》

きゝせもしく誘《ミチビキ》なべ。其説《ソノセツ》を聴《キヽ》く開悟《ハツメイ》をとることありもをべし。もし然《シカラ》んふるたゞふ其家《ソノイヘ》の幸《サイハヒ》でなるのミならば。世間《セケン》孕《ハラミ》婦産児《ウマレコ》の禍《ワザヒ》を免しむることもはさ鮮からず。おもひ立《タチ》ぬる老婆心よりぞ。遂《ツヒ》ふへこの後《アト》ふ合《アハセ》て刊行《ハンカウ》せる其志《ソノコヽロザシ》を助《タスク》るものあらんことを弘世ふ普《アマネク》廣幾《ネガフ》なり。

時天保二辛卯歳秋九月廿二日擇善居主人自誌

攝生《ヤウジヤウ》の意得《コヽロエ》を説《トク》

古昔《ムカシ》の人《ヒト》の語《コトバ》ふ。人惰《ヒトオコタリ》く侈《オゴレ》バ貧《マヅシ》く。力《ツトメ》て倹《ツヽマ》なきバ富《トム》といひしを。もと身を修《ヲサメ》家《イヘ》を保《タモツ》の緊要《カナメ》とをる所《トコロ》ふしく。攝生《ヤウジヤウ》の道《ミチ》もまさ此《コレ》より外《ホカ》ならば。故《ユヱ》いゝふとなきバ。朝夕《アサユフ》の作業《ツトメ》怠惰《オコタリ》ねバ。身體《カラダ》の運化《ウンクハ》も快楽《クハイラク》遊居《ユウキヨ》なけれバ厚養《コウヤウ》美食《ビシヨク》の妨害《ハウガイ》もあらじ。諺にも言《イフ》ごとく。流水《リウスイ》は腐ず。戸枢ハ蠹《ムシバマ》ず。みな動《ウゴク》ゆゑなり。かゝれバ無病《ムビヤウ》にしく後《ノチ》の福《サイハイ》を祈《イノル》にハ。力《ツトメ》と倹《ツヾマヤカ》の二《フタツ》を行《オコナフ》にしくはなし。此二《フタツ》を守《マモル》んにはより畏《オソル》るにしくことあるべからず。畏《オソル》るとは天命《テンメイ》と畏《オソル》なり。萬《ヨロヅ》の事《コト》畏慎《オソレツヽシム》意《コヽロ》あれバ。危《アヤウキ》こともなからず。過失《アヤマチ》あるべきやうもなし。酒《サケ》を過《スゴセ》バ體《カラダ》の害《ガイ》と為《ナル》ことを畏《オソレ》。美味《ウマキモノ》に飽《アク》バ腸胃《ハラワタ》の化《コナレ》熟進滞ことを畏。色慾《シキヨク》を肆《ホシイマヽ》にせバ精氣《セイキ》の衰耗《ヘル》んことを畏《オソレ》。これらに耽《フケリ》く恒産に疎《ウトク》ならバ。家《イヘ》の敗喪《ホロビ》んことを畏《オソル》。衆多《アマタ》の銭財《キンセン》を貴《タフトム》バ。産の傾覆《カタムカ》んことを畏《オソル》。かくなりゆけバ貪婪《ムサボリ》の念《コヽロ》窮極《キハム》ことなく。他《ヒト》の富《トミ》を羨《ウラヤミ》。人の金銭《キンセン》を債《カリ》く購《アガナフ》こともならぬが故に。世の誹謗《ソシリ》を致激憤《イキドホリ》を來《ウケ》ことを畏《オソル》。子孫《ソン》も己《オノレ》が轉行《アシキオコナヒ》を學なば。後《ノチ》の衰凶を招《マネク》ことを畏《オソレ》。如此《カヽル》所行《オコナヒ》に生を誤《アヤマラ》ば。病軀《ヤマヒビト》となるのみか。天の譴君父の責世間《セケン》の非評《ソシリ》を一身に取く。漸次《シダイ》に衰敗《オトロヘヤブレ》遂《ツヒ》になる體毀家を滅に至《イタラ》んことを。このへをくも畏《オソル》べれことにあらばや。この、る道理を審辨ば。深畏慎く倹と力とを護持《マモリ》べし。身になる稟得て定る天祿といふものあり。ぞ是を倹嗇やうにをる計較《ハカリコト》ぞ攝生《ヤウジヤウ》の第一《ダイイチ》なり。世間《セケン》に常《ツネ》の食ことをるものと。此《コヽ》ハ性《シヤウ》なし彼なる人に益《エキ》ありと。病《ヤマヒ》もなきに喫慣《クヒナレ》たる品《ヒン》を厳禁《キビシクトヾメタチ》をることになあらば。倹約《ケンヤク》に心《コヽロ》を安《ヤスン》どる人な。常の食、薄味《アツカラヌモノ》にく車足《ニタリ》偶芳羞を喫《クヒ》な殊に甘美《ウマ》なぞえく平素《ツネニ》甘醲《ウマキモノ》に飽足《アキタル》ものよりも大に身體《カラダ》の滋養《ナヒ》となるなり。家道《カゲフ》に怠《ヲコタラ》ず努力もの、餘一日の閑《ヒマ》を得て其《ソノ》嗜好《スキコノム》に心意《コヽロ》を娯《タノシム》るとれにる。の晝夜《チウヤ》歡樂《クワンラク》を極《キハム》ものよりも情意《ジヤウイ》を暢身體《カラダ》の益《エキ》となることと浩大《ヲホヒ》なり。假令《タトヘ》ば外襲《ホカヨリヲソフ》邪毒《ジヤドク》ある城《シロ》を圍敵《カコムテキ》なし。攝養《セウジヤウ》に背《ソムキ》て發病《オコルヤマヒ》ある麾下《ミカタ》にして吾《ワレ》に倍《バイ》ものなり。この叛心《ヤシン》のもの城中《ジヤウ》に在《アル》ときにある。敵《テキ》に内應《ナイオウ》して城《シロ》を陥る。恐《オソル》べきことなり。何《ナニ》なる邪毒《ジヤドク》の敵《テキ》の外《ホカ》を圍《カコム》ものありとも。保守《カタクマモリ》嚴《キビシ》く城中《ジヤウチウ》心を一致《ヒトツ》にして米粟《ヒヤウラウ》彈矢《タマヤ》に缺乏《トモシ》からず藥《クスリ》の援兵《カセイ》その圖《ヅ》にあさらば。内外《ウチソト》より責《トリコメ》て敵《テキ》を却《シリゾケ》んこと何《ナン》の勞《クラウ》もあるべからば古《イニシヘ》の善戦《ヨクタヽカフ》ものは勝《カチ》やすきに勝《カツ》といへり。その未萌《キザシナキ》に防禍《フセグワザハヒ》の來《キタラ》ざるに供《ソナヘ》を爲《ナス》を。謀《ハカリゴト》の優《スグレル》ものとれば、に入の初《ハジメ》に強《ツヨ》く慾《ヨク》を忍《コラエル》にあ

巻一　八

至《シ》慾《ヨク》と思《コヽロ》は為《ナシ》がたきやうなれど。慣《ナレ》て常《ツネ》となれバ至《イタツ》て易《ヤスキ》ことなり。後《ト》の害《ガイ》を畏《オソル》る心存《アレ》バ微物《イサヽカモノ》もその程量《ブンリヤウ》を較《ハカリ》て恣《ホシイマヽ》に喫《クラハ》ず。況《マシテ》女色と飲酒とや慾てのこと其《ソノ》初《ハジメ》に畏慎《オソレツヽシム》これにへ。過失《アヤマチ》あることを更《サラ》にあるべからず。莫大《バクダイ》の禍《ワザハヒ》は。須臾《シユユ》の忍《シノビ》ざるにありとはこれをいふなり。世《ヨ》に吾《ワレ》は養生《ヤウジヤウ》のことに疎脱《ヌケメ》なしといふ人も真《マコト》に知《シリ》たるは歩《マレ》なり。烏喙《ウブ》の状《カタチ》は青芋《イモ》に類似たれども毒《ドク》あるものとあるが故《ユヘ》に。強ものあまくも敢《アヘ》て啖《クラハ》ず。五穀《ゴコク》は體《カラダ》を滋養に缺《カク》よトれものと思《オモヘ》べこと。求《モトメ》て食《クラフ》にはあらばやごとし烏頭と五穀《コク》とを真《マコト》に知《シレ》バなり。人よく善悪《ゼンアク》の分を知《シル》ことゝ烏頭と五穀《コク》とのごとくならバ。過失《アヤマチ》あるはトけれども。真《マコト》に知《シル》人歩《マレ》なれバ。小《スクナ》

の慾《ヨク》をも忍《シノ》得《エ》ば遂《ツヒ》には害《ガイ》を招《マネキ》く悔《クイ》ことも及《オヨバ》ぬ禍害《ワザハイ》に罹《カヽル》は。愚《オロカ》に
もはゝ哀《アイ》に嘆《ナゲキ》ことにあらむや。今それらの弊《ツヒエ》を救《スク》んが爲《タメ》に眞《マコト》
の攝生《ヤウジヤウ》の梗槩《アラマシ》をふゞ説諭《トキサトス》こと左《サ》のごとし。
夫《ソレ》人の冨貴《フウキ》を慕《シタフ》も。書《シヨ》を讀《ヨミ》道《ミチ》を明《アキラカ》んと思《オモフ》も。英雄豪傑《エイユウガウケツ》の大業《タイゲフ》を
成就《ジヤウジユ》せんと欲《ホツス》も。躯《ミ》に病苦《ヤマヒ》あれくは。其志《ソノコヽロザシ》を果《ハタス》ことと能《アタハ》ば歡樂《タノシミ》の
るべきことも娯《タノシミ》みらば。故《ユヘ》に病苦《ヤマヒ》ある躯《ミ》にくハ。冨貴榮利《フウキエイリ》も才《サイ》
德《トク》あるもなにゝのへせん。人は唯壮健《タヾスコヤカ》なることそ世《ヨ》に存《ナガラフ》る第一《ダイ》
の福《サイハヒ》なれハ。其志《ソノコヽロザシ》あらんものは先《マヅ》之《コレ》を知《シラ》んことを庶幾《コヒネガフ》べし大《オホ》
凡《ヲヨソ》身體《カラダ》ハ飲食《インシヨク》の力《チカラ》に託《ヨリ》く生《イキ》とし活《イケル》ものなれハ。先《マヅ》飲食《タベモノ》の攝養《ヤウジヤウ》
最要《サンエウ》也《ナリ》。食《シヨク》もし過《スギ》て飽《アキ》されは。腸胃《ハラ》膨脹《フクレ》。消化《コナレ》頑鈍《ナシクヽ》。身體《カラダ》漸《シダイ》に弛弱《ヨワル》

巻一　九

ゆゑに。氣血《チ》の運行《メグリ》遅慢《オソク》なり。腹中《ハラノウチ》閉塞《フサガル》とおろてきく。癥瘕《シヤク》を結《ムス》成。精神鬱冒く。坐臥安《ヤス》からず。大病《ビヤウ》の原由《モトヰ》となる。其他《ソノホカ》麤硬粘稠。肥膩物。惡臭ある物《モノ》。及至酸。至鹹品。辛辣《カラミ》の過《スギル》ものなどを。皆《ミナ》偏《ヘン》味と稱て常に多喫《オホククラフ》べきものにあらねど。是を好《コノ》く嗜喫バ。暗《ワレシラズ》に其《ソノ》毒の爲《タメ》に身を損害るゝ。また體《カラダ》の大熱したるとれに寒冷物《モノ》を多食《クラヘ》べ。運輸の機關を阻て宿病《ヤマヒ》を動《ウゴカス》こともあり。體寒《カラダヒエル》ときに至熱《アマリニアツキ》品《モノ》と喫《クラフ》もまさゐのなり。又平素温飲熱食を好《コノム》ものハ。歯牙の早損ぜるのみならず。大に身の害《ガイ》となることなり。さらバとて冷物《モノ》のみにても。身《ミ》の滋養に缺ことあれバ。常の食も寒温必適其中やうに用意べし。況性質とも辨《ワキマヘ》ず喫慣《クヒナレ》ざるものを。珍羞《チンミ》なり。

ごて喜《ヨロコビ》で食《クラフ》こと。鼻害《ハナダカイ》あることあり。口腹《クチハラ》の為《タメ》に身體《カラダ》を損害《ソコネ》し一生《シヤウ》を破過《アヤマリ》て。世《ヨ》の笑柄《モノワラヒ》となること。不孝《フカウ》不忠《フチウ》これより大《イ》なるはなし。利害を辨ずして食《シヨク》を貪《ムサボル》は。禽獣《トリケダモノ》の所作《シワザ》なり。禽獣《トリケダモノ》すら己《オレ》に害《ガイ》あるものは自然《シゼン》と退《ヨケ》て喫《クラハ》ず。馬《ウマ》の野草《ノクサ》を辨別《ワカチ》。狗猫《イヌネコ》の食品《シヨク》を嗅知《カギワケ》を見ても察《シル》べし。人と生《ウマレ》て禽獣《トリケダモノ》にも劣《オトリ》たる行《オコナヒ》を愧《ハヂ》ざるはいかにぞや。酒は最偏味《トリワケヘンミ》の甚《ハナハダシク》其《ソノ》性《シヤウ》猛烈《ハゲシキ》物《モノ》にして。嚴寒の候《トキ》にも冰《コホリ》ぞ。之《コレ》を過喫《スゴシテノメ》ば益少《エキスクナク》害多《ガイオホシ》。體《カラダ》に害《ガイ》あるのみならず。人の家《イヘ》を亡し國《クニ》を傾《カタムク》るも。十に八九は酒の害《ガイ》なり。慎戒《ツヽシミイマシメ》ざるべけんや。飲食《インシヨク》を節省《ツヽシム》は格物《オコナヒ》の門《イリクチ》にして。身《ミ》を修《オサメ》生《イノチ》を保《タモツ》の尤先《モツトモサキ》とする所《トコロ》なれば。必放縦にすることなく。忍で慾《ヨク》を制《セイ》すべきことなり。

次《ツギ》には眠《ネムリ》を制《イマシム》べし。喜眠《アマリネムル》ハ怠惰《オコタリ》の心より發《オコル》ことよりして諸病《シヨビヤウ》を生《シヤウ》ずる因《モトヰ》となる。多眠《オホクネムル》ものは精神《セーシン》漸《シダイ》に昏闇《クラク》なりて。善心《ゼンシン》沈没《ウトク》なりゆくものなり。畏《オソレ》て劼慾《フカクイマシム》べし。然《シカリ》とて過《アマリ》に睡《ネムラ》ず強《シヒ》て忍《コラユ》るはあし。適中《コギホド》に規則《キマリ》を定《ツケ》て過不足《クワフソク》なかるべし。冬《フユ》の夜《ヨ》は二時《トキ》或《アルヒ》は二時半。夏《ナツ》は四時《ヨトキ》を其度《ソノホド》とも。夜《ヨル》ハ早寝《ハヤクネ》朝《アサ》は日の出ぬ前《マヘ》に起《オキル》およし。昼寝《ヒルネ》こと尤《モツトモ》よろしからば。飽食《ハライツバイクウ》ハ眠《ネムリ》を引《ヒク》の媒《ナカダチ》となる。喫《クラフ》て直《スグ》に枕《マクラ》に着《ツク》こと、尤《モツトモ》身《ミ》に害《ガイ》あり。酒《サケ》に酔《ヨヒ》て臥《フス》ハ壽《イノチ》を短《チヾムル》の理《リ》あり。故《ユヘ》にもつとも戒《イマシム》べきなり。

その次《ツギ》には先《マヅ》體容《カラダカタチ》を正《タヾシク》しく。後《ノチ》に息《イキ》を調和《トヽノフ》べし。體《カラダ》を正《タヾシク》するには。坐《スワル》に端直《マツスグ》なるを要ともも。脊骨《セボネ》の前《マヘ》へ曲《カヾム》はあし。後《ウシロ》へ聳《ソル》も良《ヨロシ》からず、頭《カシラ》は平正《マツスグ》に鼻《ハナ》と臍《ホゾ》との準《トホリ》相對《アヒタイ》し、偏《カタヨラ》ず斜《ナヽメ》ず仰《アフムカ》ず伏《ウツムカ》ず、頸《クビ》を昂《ノケ》たるがよし。肩《カタ》は低《タレ》たるがよく、急《イカル》ことあし。眼《メ》は定《サダメ》て物《モノ》を視《ミル》ことは、頭《アタマ》とともに顧《カヘリミル》べし。両手《リヤウテ》を牽來《ヒキヨセ》て身《ミ》に近《チカ》き膝上《ヒザノウヘ》に安《オク》べし。臍《ホゾノ》下《シタ》に鶏卵《タマゴ》一個《ヒトツ》を容《イレ》る程《ホド》になりたるをよしとす。惣《スベ》ての用意《コヽロヘ》は、腰《コシ》を以《モツ》て小腹《シタハラ》を前《マヘ》へ推《オス》やうにもすべし。臍下《ホゾノシタ》に力《チカラ》入て下腹《シタハラ》に氣《キ》充實息も臍下《ホゾノシタ》に至《トヾキ》て、胸肋《ムネアバラ》心下《ミヅオチ》に支《サハル》ものなく、週身《サウシン》の力臍下《ホゾノシタ》腰髎に在《アル》ことをおぼゆべし。漸《シダイ》に習慣ての後《ノチ》はおのづから力を用《モチ》ず。自然《シゼン》にかく為得《ナシウル》やうになりて、息《イキ》の喉《ノド》を出入《イデイル》を自《オレ》と知《シラ》ざるやうになるべし。吸呼《イキ》は鼻《ハナ》より出《イデ》て臍下《ホゾノシタ》に納《イリ》まり、臍下《ホゾノシタ》より出《イデ》て鼻《ハナ》へ泄《モル》る。後《ノチ》には耳《ミヽ》よりも發騰理《タチケアナ》よりも出《イヅ》るなり。長壽《チヤウジユ》の人の耳《ミヽ》に毫毛《ホソキケ》の生《ハユル》る。吸呼《イキ》調《トヽノヒ》て精神《コヽロ》の撿束《ヲサマレル》符驗《シルシ》也。口を一切《サイ》閉《トヂ》たるがよし。行住坐臥《タチサオキフシ》とも常《ツネ》に上下の脣《クチビル》へ合《アヒ》たるをよしとす。癇癪《カンシヤク》諸《サマ〲ノ》症《シヤウ》。肩背《カタセ》強急《コハリ》。上衝《ノボセ》。眩運《メマヒ》。胸腹《ムネハラ》支懣《ツカヘ》。心氣鬱結《キノフサギ》。癥疝《シヤクセンキ》。拘攣《ハラヒキツリ》。及《オヨビ》婦《ヲン》人《ナノ》子藏諸病等《サヽカタノワヅラヒナド》へ。此《コノ》術《ジユツ》を持《タモチ》て其《ソノ》患《ウレヒ》漸《シダイ》に治《チス》べし。坐《スワリ》て行《オコナフ》ことゝのみ思《オモフ》べからず。行住坐臥《タチサオキフシ》ともにこの意《コヽロモチ》を用てぞよし。歩《アユム》にも手《テ》を體《ミ》に牽來《ヒキツケ》て下に垂《タレ》。四指《ユビ》に力をこめて拇指《オヤユビ》を掌中《テノヒラノウチ》に握《ニギル》やうにすれば自然《シゼン》と臍下《ホゾノシタ》に氣充實《ミナ》きたり。腰胯《コシノアタリ》に力入て。脚歩輕利《カロクナリ》て躓《フマヅク》ことなく。習慣《ナラヒ》止《テヤヘ》ことなきに至《イタレ》ば。運歩《アユミ》の機會《ハタラキ》へ腰胯間《コシマタノアヒダ》にあまく。脚《アシ》にあらざることを自覺《サトル》べし。寢《イヌル》にも右を下にして右の脚《アシ》を伸《ノバ》して左を上にして左足を曲《カヾメ》。手も牽來《ヒキヨセ》て腿《モヽ》のうゑへ垂《タ》。に

腹を前《マヘ》のかたへ張出《ハリイダ》し足心《アシノウラ》に心《ココロ》を至《イタラ》しめ足《アシ》の大指《オヤユビ》を運轉こ
を七八度其中《ソノウチ》他《ホカ》の念慮《コヽロ》を發《オコス》ことなこの時他念《タノネン》もし發《オコラ》ば呪文ま
たる佛名《ブツミヤウ》題目《ダイモク》にても心中《コヽロノウチ》に誦なから睡もよし或《アルヒ》は寢《イヌ》るに先《マヅ》
仰て両脚を伸《ノバシ》両手《リヤウテ》を以て胸肋《ムネアバラ》より小腹《シタハラ》に至まで平心に撫摩《ナデサスル》
こと數十遍それより腰臏《コシノツガヒ》より髀《モヽ》の方へなるべくだけ両手を
伸《ノバシ》てまた撫摩《ナデサスル》ことを數《ス》十遍《ヘン》して後《ノチ》足の拇指《オヤユビ》を徐々《ソロく》と動轉べし
惣て胸肋《ムネアバラ》を按にハ輕《カロク》鳩尾より臍旁までも中に小腹《シタハラ》へ至ては
重そのときを撫摩意向《コヽロエ》なり。假令《タトヘ》ば畫師《ヱカキ》の五彩《ゴシキ》を設がごとく沸《ニエ》
湯を盛たる器《ウツハ》を持がごとく。このにも靜《シヅカ》に踈脱《ソンダイ》ならぬをよし
とも其後《ソノノチ》右を下にし腹《ハラ》を充張《ハリ》て睡《ネムリ》なり。これらの法《ホフ》もまたよ

し。朝起《アサオキル》には卒《ニハカ》に臥床《トコ》を出《イデ》ず。先《マヅ》端坐《スワリ》して身體《カラダ》并《ナラビニ》諸支節《フシブシ》を搖動《ユリウゴカス》こと數遍《スヘン》の後《ノチ》兩手《リヤウテ》掌を膝上《ヒザノウヘ》に安《オキ》。さして口を開《ヒラキ》て綿々《ユルユル》と濁氣を吐《ハク》こと三四遍《ハン》。それより口を閉《トヂ》て鼻《ハナ》より清氣を納《イレ》て臍下《ホゾノシタ》に至《イタ》らしむることはた十數遍《スヘン》にして放解《ヤメ》。徐々《ソロソロ》と床《トコ》を離《ハナル》るやうにせること殊《コトサラ》よし。癇症《カンシヨウ》癥瘕《シヤクモチ》。或《アルヒ》る婦人《フジン》の子藏病《ナノカタノワヅラヒ》皆《ミナ》此術《ジユツ》を護持《マモリ》朝夕《アサナユフ》行《オコナヒ》て歇《ヤマ》ざれば藥《クスリ》を服ずして歳《トシ》を經《ヘ》たる病《ヤマヒ》を治《イヤス》べし。世に難治《ナンチ》とする痱病。瘻躄及《オヨビ》一切廢殘病《ヤマヒ》もまたこの法《ハフ》に從《シタガヒ》て間效を見ものあり小兒の搐搦《ヒクツキ》癇疾の類《ルヰ》にも此意《ココロ》を擴充《オシヒロメ》て。藥劑《クスリ》を退《ヤメ》。ただ按腹《アンプク》の法《ホフ》を授《サヅケ》て愈《イエ》たることありすべて持病あるものゝ寝ときにも最精神を平定《オチツケ》して雜慮《オモヒゴト》を放臍下《ホゾノシタ》に氣の充實やうにしく眠《ネムリ》に就にも其効尋常の藥《クスリ》に優ことゝとほし此に演《ノブ》るもその梗槩《アラマシ》なり。技藝勤仕《ツトメムキ》のわひざも飲食《ノミクヒ》應接《ヒトマジハリ》のむまにもこの旨趣《コヽロモチ》を離《ハナレ》ず修習《ナラヒ》て止ざれば。威儀《ヰギ》も自嚴整。身體《カラダ》も壯健《スコヤカ》になるのみならず。智慮《チヱフンベツ》も漸《シダイ》に增發《マシ》て。勇氣《ユウキ》も出《イデ》ぬべし。これ形《カタチ》より心を調和《トヽノフル》る法《ハウ》なり。

これに續《ツヾキ》て心を調《トヽノフ》ることを學《マナブ》べし。これ放散氣《ホカヘチリタルキ》を收《ヲサメ》て身内《ハラノウチ》に充實《ミタシ》めて心意《コヽロモチ》和靜《ユツタリ》安定《オチツキ》て。妄《ミダリ》に外物《モノ》の爲《タメ》に眛《クラマ》されて。轉倒《テンドウ》せることなからしめんが爲《タメ》なり。惣《スベ》て人の體《カラダ》は上部《カミ》輕清《カロヤカ》に。下部《シモ》寬裕《ユツタリト》なれば必《カナラズ》壯健《スコヤカ》にして病《ヤマヒ》なく。假令《タトヘ》外襲《ソトヨリ》邪毒《ジヤドク》の侵刦《ワヅラヒ》ありとも多《オホク》は大患《ダイビヤウ》に至《イタ》らずして平治《ナホル》べき分《ハヅ》なれども。平素《ヘイゼイ》この心の攝錄《ヲサマリ》がたく轉倒《テンドウ》するによりて漸《シダイ》に胸腹《ムナハラ》を上のかたへ攣引《ヒキアゲ》て。諸藏《ザウフ》の位置《ハシマヒ》あしくなし。癥瘕《シヤク》を結成《コレラヘ》。拘急《ヒキツリ》を作發《オコシ》。經脉《ケイミヤク》上部《ウヘノカタ》に逆流《サカノボリ》易《ヤスキ》が故《コヽ》に藥石《クスリハリ》の力の及ざるにもいたるなり。抑《ソモ〳〵》人の心を轉倒《テンドウ》せしむる其《ソノ》起原《オコリ》ちの貪欲《ムサボリ》の念《コヽロ》相續《アイゾク》で止《ヤマ》ず。求《モトム》るに苦《クルシ》み。得《ウル》ざれに怖失《ヲソウシナ》へば瞋《イカリ》。一切《サイ》心を惱《ナヤマ》しむるにあらざるものなく。日を逐年《オヒ》を經《フル》に從《シタガヒ》て。昏闇になりゆき。調和《トヽノハ》ざるに至《イタ》ち。漸《シダイ》に飲食《シヨクモツ》の消化《コナレ》を礙《サマタゲ》。氣血の運輸《メグリ》遲慢《ノロク》なるが故《ユヱ》に。吾《ワガ》一身《シン》を主宰《ツカサドル》ところの元氣《ゲンキ》其職《ソノヤクメ》を失《ウシナヒ》。内の守固《マモリカタ》からず。外を防《フセグ》力微《ヨワク》なりて。外襲邪毒《グワイジドク》その隙《ヒマ》を伺《ウカヾ》ふをし。加之《シカノミナラズ》懊熱《アフネツ》嗔沮《ハラダチ》。執拗躁放相續《アイゾク》て斷《タエ》ざるに至《イタル》べきこと を己《オノレ》が性格《モチマヘ》なりと自裁量て放肆《ホシイマヽ》なるが故《ユヱ》に。痼癖失治疾痾其根《ネ》を固《カタウ》しくいふなる治術《ヂユツ》も効《シルシ》を奏《ソウス》ことなきに至也《イタルナリ》。予今世間《セケン》に所謂《イハユル》癇《カン》證《シヤウ》癥瘕《チヤウカ》及《オヨビ》一切《サイ》廢殘《ハイザン》病《ヤマヒ》の其《ソノ》所由《オコリ》を詳《ツマビラカ》にすることなきもの。この心の調和《トヽノハ》ざるより藥《クスリ》治の効《シルシ》なきものなることを的實《シロ》に知《シル》が故《ユヱ》に。それらの爲《タメ》に。暫權《シバラクカリ》に體《タイ》と息《イキ》とを調形《カタチ》より之を治《ヂ》をることを人に教《オシヘ》く多《オホク》其《ソノ》効《シルシ》を得《エ》ず。さ庸人婦女《ヲンナ》などにも。歌《ウタ》を誦《トナヘ》く身體《カラダ》を按摩《ナデサスル》法《ホウ》を授《サヅケ》くこれを行《オコナ》しめ。多年《タネン》の病《ヤマヒ》を愈《イヤ》し藥《クスリ》に優《マサ》る驗《シルシ》を得《エ》しもの。もと是《コレ》捷要便宜法《ハヤマハリノシカタ》にしく其實《ソノジツ》をいふときは體《カラダ》といひ息《イキ》といふもそこより吾《ワガ》心の外表《ウハオモテ》なることを假令《タトヘ》ば影《カゲ》の形《カタチ》に從《シタガ》ひ響《ヒビキ》の聲《コヱ》に應《オウ》ざるがごとく相離《アイハナル》べきものにあらず。この心をだに調得《トヽノヘウレ》ば。體《タイ》と息《イキ》とは別《ベツ》に調《トヽノ》ることを用《モチヒ》ずし

て。自然《シゼン》に其則《ソノリ》に協《カナフ》こともとより論《ロン》なし。心廣《ヒロ》けれバ體胖《タイユタカ》なり

との古言《フルコト》も。この心の外物の為《タメ》に動《ウゴカ》されず寛裕《ユルヤカ》なれバ其内《ソノウチ》に

充實《ミツル》となるの氣宇《トシヤウ》が外表《オモテ》に形《アラハ》れ。身體《カラダ》の運為《ハタラキ》動作《トリマハシ》自然《シゼン》に安泰

舒暢になり。容貌《カタチ》嚴整《タヾシク》言行《モノイヒ》詳愼《ツヽマヤカ》なるといふ旨《ムネ》大が此《コヽ》に同く

また觀相師の傳《ツタフ》るを聽《キク》に。心に沈憂罣慮あるものは。頭前《カシラマヘ》に垂

て。眉間準頭《マユアヒダハナガシラ》に闇昧《クモリ》色を現《アラハ》し。失意《ノゾミハヅレ》坎壈なるものは。背曲《セスヂマガリ》て坐容《スワリヤウ》

正しからず其息胸《ムネ》より出《イデ》て臍下《ホゾノシタ》空洞《カラツボ》なるがごとしかくのごと

く相あるものは性質《キシヤウ》依様模糊しく一切《サイ》果斷《ケツダン》なく。もし病《ヤマヒ》など

に罹れハ危篤《アヤウキ》にいたるなりまた時《トキ》に乗《アフ》ものは。面《オモテ》御項長。肩《カタ》

張背直《ハリセスヂスグ》て眼口光澤《ヒカリ》ありて起坐《タチヰ》ともに穩重《シトヤカ》に。智慧《チヱ》ふかきものは

眼光清爽胸腹舒暢《ノビヤカ》に見ゆるなり。かくのごとき相あるものは、いかなる危難に逢こともありても屈撓ことなく忍耐。遂には禍《ワザハヒ》を轉《テン》じて福《サイハヒ》を得《エ》萬事《バンジ》成就《ジヤウジユ》をといふがごとき。惣《スベ》て心裏《コヽロノウチ》の所有《モチマヘ》の外表《オモテ》に現《アラハル》ものを相《ミ》て知《シル》こと。醫家《イカ》に所謂《イハユル》四診《シシン》の一《イツ》に望《バウ》といふものあるが、まさ病《ヤマヒ》の色相に顕《アラハ》る者《モノ》を診知の意相似たり。如く外候の著《イチジルシ》きものなれば。假令《タトヘ》心内に邪慝《ヨコシマ》を挟《サシハサミ》外表は慝懋の人とかもれせ。庸人《ナミノヒト》を欺得るとも。十手の指ところ畏べきのみならば。達者《スグレタルモノ》はその眸子を視《ミ》ても。その心裏《コヽロノウチ》の正邪を察すべし。且己《オノレ》が心の欺得《アザムキウ》べからざることを試《コヽロミ》に獨居《ヒトリヰ》て他の見るめもなく聴《キク》こともなきに。吾《ワガ》心中何事《ナニゴト》をり思。何等を欲《モトム》るを省《カヘリミル》べし。

第一術

昔より傳ところの華陀が五禽の戯も婆羅門の導引法も善ならざるにはあらねども婦女子などには施しがたければ今こゝに擧ところハ歌を誦し身體を撫摩術にしくごとく一此所作にもちゐれバ婦女子老人體弱たるものといへども行やすく効を見ることもまた優れりその法ハ所作ことごとくをはりてのち廁へゆき寢衣を着心をしづめて臥褥に入仰に臥肩と頸の間をゆるくしくつろげ両手を身に着て下にたれ両脚を伸て惣身にいさゝかも滞ところなくたとへば死たらんをかくやとおもふやうなる形軀になりて先口を開て臍下より息を吐出すこと七過にして口を閉眼をふさぎて心をつぎに両手を以て胸脇より小腹にいたるまでを撫おろすを七と歌三七へんを吟る間ごとくに撫る是第一術也後両腿のつけねより腰のほねへのけ内外を膝のかしらへのへるべく力といふごとく掌のごとくにてあまく操おろすこと歌十七遍のあひだ是第二術なりそれより両脚をそろへ足の大指をゆりうごかすこと歌十七遍のあひだ是第三

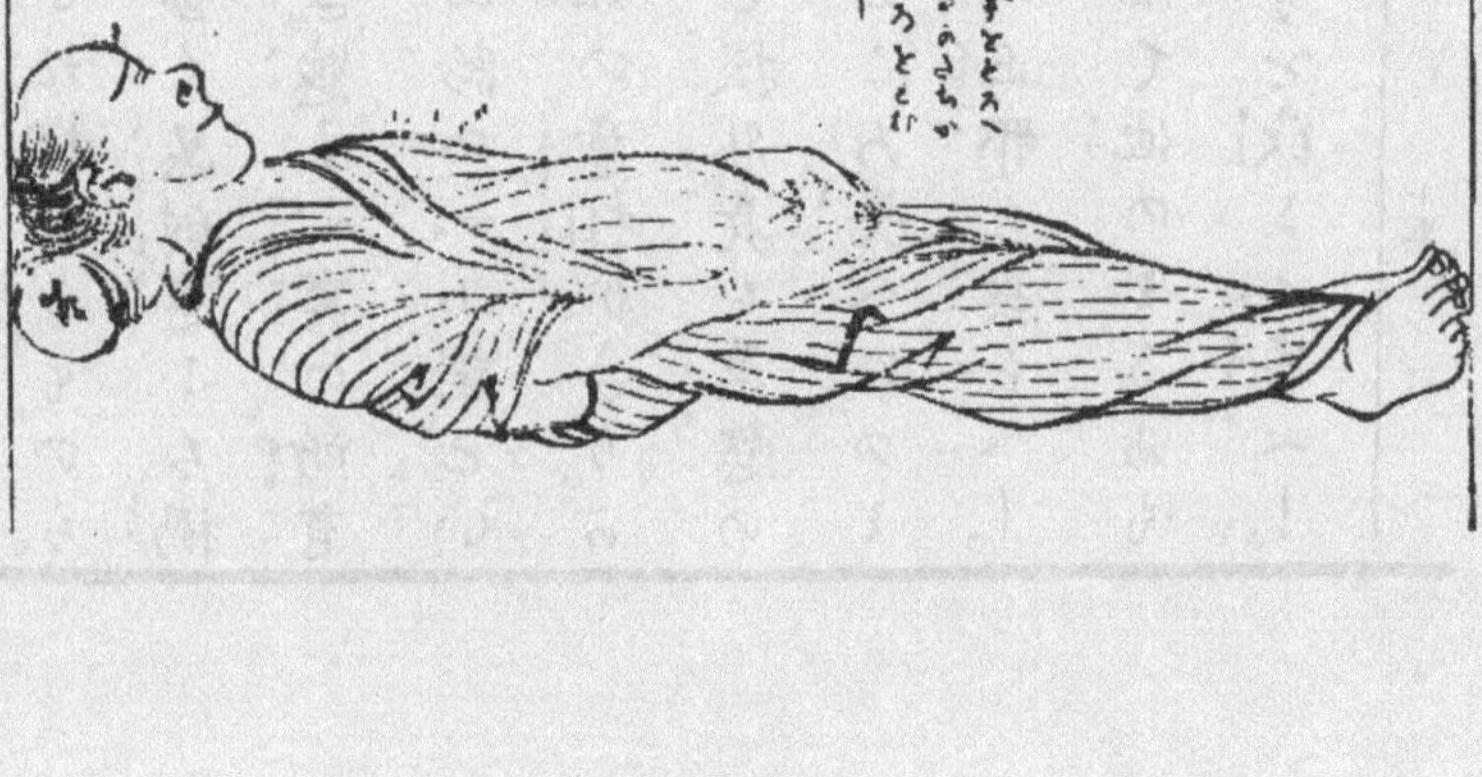

術《じゆつ》なり。以上歌三十五遍《へん》もなくふと誦数てとへば
たらば。そのまゝにまつく以前のごとくに数身
をゆるやかにして。いさゝかもそりたるところ
とゞこほりたるところなからしめて鼻《はな》より息《いき》
を納《いれ》てゆるくと臍《ほぞ》下にいたらしむること三十
遍《へん》ほどそれにてさてその息《いき》の臍《ほぞ》下にいさること
とふのみこゝろをもちひて他《ほか》の念慮《ねんりよ》をそぶき。
数《かず》のごとくに息《いき》をいるゝたびごとに鼻《はな》より出
してはき一切閑ことなるべし。痛痒《つうよう》あるもの。
やゝもすればこの息の。その塊《かたまり》あるところに走《はし》
らせて臍《せい》下にいきはさしといふものあれど
も日をかさね積つとめ行しむれば必《かならず》臍《ほぞ》下に及ざ
るものなし歌へ萬葉集に出たる旧い益人《ますひと》大夫
の詠《えい》たる。いはむらのきよをかさ元のみわのう
らいかさけきみつゝ。もののひもなしといふ歌
なり。この句中にものおもひなしといふことを
につきておもひつゞくるに。およそ心識《しんしき》にあづ
かる病自余《じよ》の諸蔽《しよへい》も三因《いん》ありとへいへど。まづ
そものたもふよう。識神《しん》のつゝの耗減《かうげん》窒塞《ちつそく》ても
ろくの病をひきいされことなきば。この歌こそ

第二図

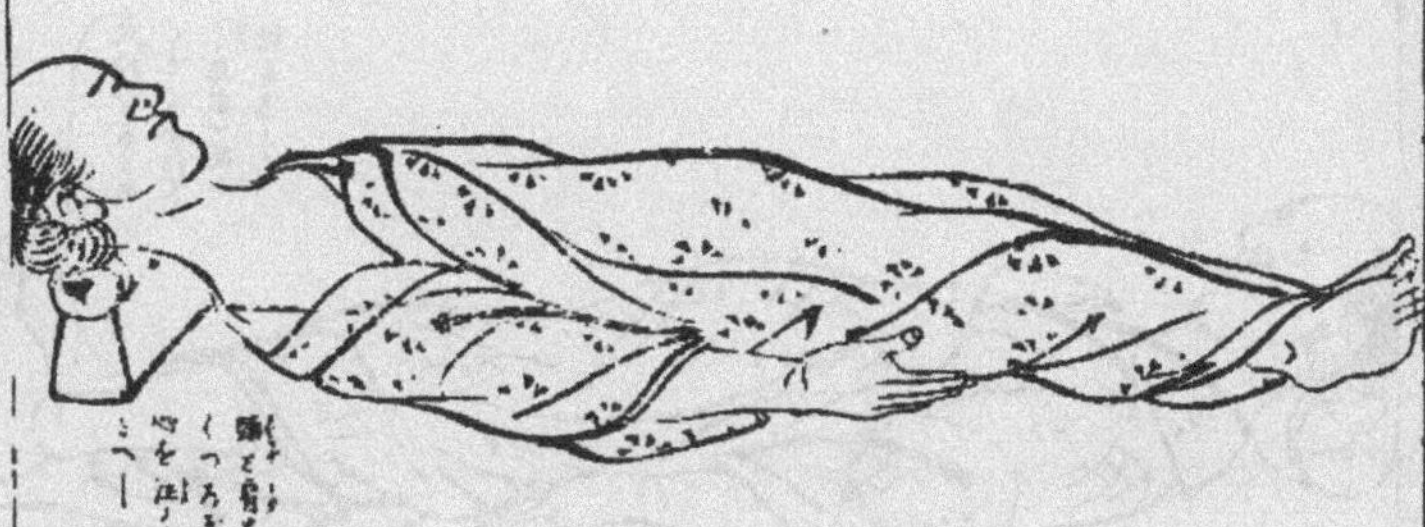

臍と背との
くつろぎある
心を注ぐ見
ことへし

よき歌勝ならめど、人にさづけ受持しむるに。験もまた多し。かの明の龔廷賢が医書に載たる道家の暮臥呪も。そのこゝろえちかおなじこと也。すべて呪文はこなさの歌のごとく。彼西竺の陀羅尼といへるも。韻響のあること頌にひとしく歌にかなはゞなほによくその旨を得て此術を行んには。頌にもあれ歌にもあれ。人々の好樂にまかせてよし。此法をとめハ稱讃にて後穫ことゝ安からざるもの、ためにまうけし。その後て也と婦人藏躁。子藏攣急および癥瘕にて心下苦滿胸腹脇下に動悸ありて。眩運頭痛なとに發し。年をかさねて癒ざるものあるひは長病羸疲。心氣乏しきもの。またハ留飲。諸藥効なく年久しく惱むの。及癖の漸なるもの。腹痛腰痛の治しがたき類に施して藥に優れる効を得ることあり。あるひは姙娠胎動にも。胎衝側て腰脚攣急起ぶに惱みのにもちひく効あることあり。孕婦無病なるものといへども。その孕ことゝ知てのちハ毎夜怠なくこの法を行へば母子ともに大なる益あることなり。その意を得るのちへばの色く

第三術

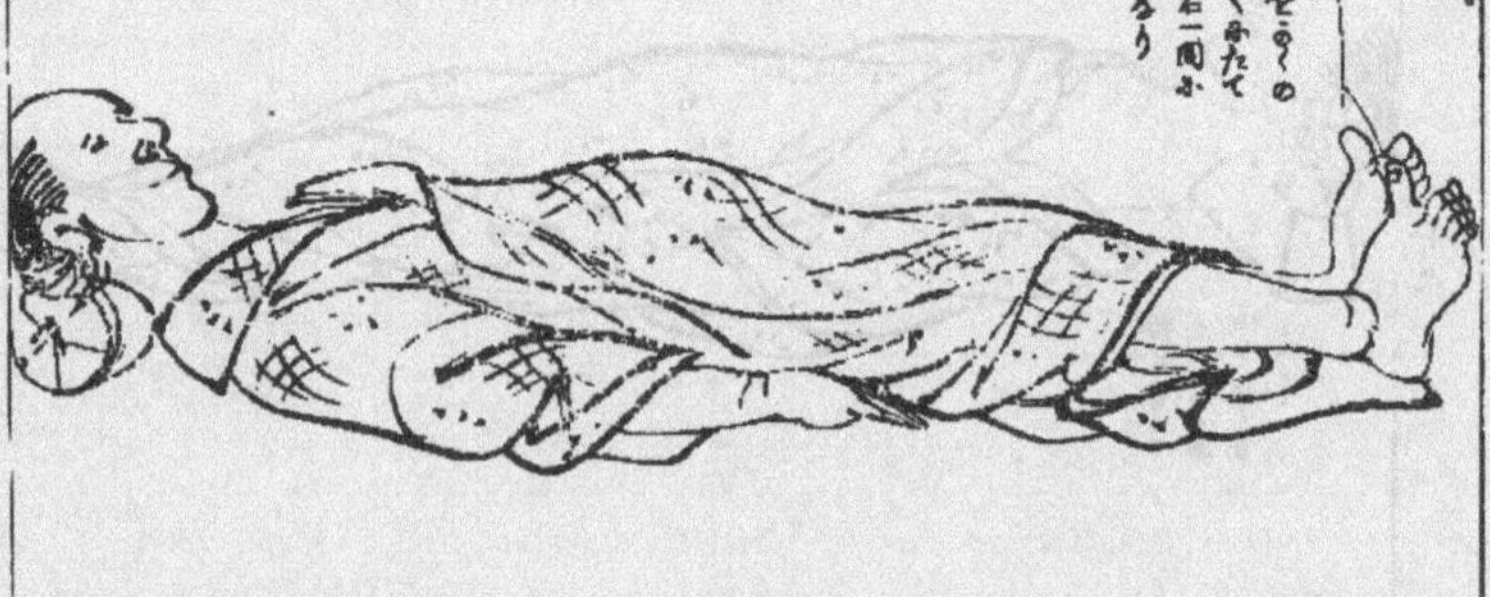

に作略にさへはなやうにも便宜にまかせてよろしき也。されはむかしよりこの旨趣をもちひ。その人の機根にしたがひて癇證の治術に効を得、その氣質までをも轉ぜしめたることを挙てはかぞへがたく藥をもちふるにも大なる助となることありぬべく臥寝安からば睡て覚る、甚まるは夜ごとに眠かねあるひは夢に人のかの色とこゝろさんとするを見ておどろきまどふる死華のことをゆめみてはなはだもしくは臥たる足を人にそらへらさゝとゆめみまたは高きところより墜落てこそくめさめあるひは人に逐れて逃にゆめさめて惣身に汗出るど悉く驚ごとかこころの安からざるもの皆癇證に屬ものなれば予がこの按腹の法を怠ず行なハ必愈べし。その船心平かなる時はかゝる症は自發ぬやうになるものなればひろく是を人にも傳て多年の患を除しむべし。そのこと淺近なることのやうにおもへるべけれど、こゝにふかき意味のあるところなく其効を爲にいたりては尋常の醫師の藥を用るにもまさるべきことあるべきなり。

三ノ術行て患を救る訣

これハ先々との病患の舉より人臍下ふいたり竅からうき小腹に氣の滿るところを圖したるまでなれバその心をくみるべし

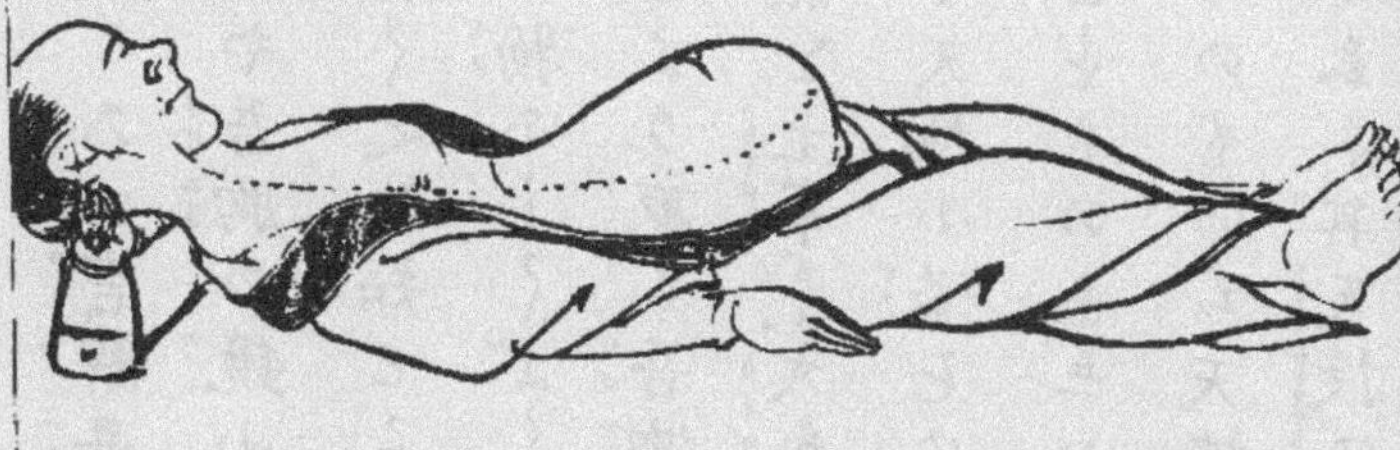

巻一　十七

また人に交の應對《オウタイ》をせしめ。口より出ところの言辭《コトバ》吾意裏《ワガコヽロノウチ》に思念《オモフ》ところと一致なるか一致ならざるや。吾胸《ワガムネ》の鏡に照見《テラシ》てば。善惡《センアク》黑白《コクビヤク》既《スデ》に明《アキラカ》に之を知《シル》。その心に在《アリ》て之を知《シル》ところの靈妙なるものを識神《タマシヒ》なり。是《コレ》乃《スナハチ》不生《フシヤウ》不死《フシ》の物《モノ》にしてよく形《カタチ》なれに視聲《コヱ》なきに聽幽冥《カスカナル》測《ハカリ》知《シル》べからず。もとより取《トリ》て吾物《ワガモノ》とせしども。たゞしむらく此軀殼《コノカラダ》に寄寓《ヤドリ》て元氣《ゲンキ》を主宰《ツカサドリ》て。大氣《タイキ》を吸呼《スヒハク》しめ。暖《アタヽマリ》と命《イノチ》と識《ハタラキ》とを保《タモタ》しむる。その德《トク》を天地に溢《アフレ》その體《カタチ》を鬼《キ》神《シン》に同くしもし吾心《ワガコヽロ》に塵埃《チリホコリ》も惡念《アシキコヽロ》の根《ネ》ざすものあれば己《オノレ》が智《チヱ》辯《ベンヅ》を以《モツ》て掩隱《オホヒカクス》こととあたへど吾知《ワガシル》ところのものを天地も鬼神《キシン》もこれを知《シル》天地鬼神既《スデ》にこれを知《シル》がゆゑに其天授の數《スウ》の盡《ツク》るを待《マツ》て。必《カナラズ》其報《ソノムクイ》を與《アタフ》ること。もとより一氣《キ》の感應《カンオウ》あるところにして。更《サラ》に怪《アヤシ》むべきにあらず。かゝる靈妙不思議《レイミヤウフシギ》の識神《タマシヒ》なれば。此《コヽ》に在《アリ》て彼《カレコ》を知《シリ》。既往《スギオハリ》を識《オボエ》て誤《アヤマラ》ず。未然《ユクサキ》を察《サツ》して違《タガハ》ず。善《ゼン》を聴《キク》ば善《ゼン》と知《シリテン》。惡《アク》を視《ミ》れば惡と思《オモフ》。これあながちに賢愚《カシコキオロカ》の差別《シヤベツ》に出《ヨル》にもあらず。われと吾《ワガ》心を欺得《アザムキウ》べからざるものなれども。眼耳《メミヽ》鼻舌身《ハナシタミ》といふ隔礙《ジヤマ》があつて。喫《クハ》ねば死《シニ》、被《キ》ねば寒《コヾユ》るといふこの軀殻《カラダ》を保《モチ》たれば。假令《タトヘ》大德《タイトク》の人なりとも。この慾《ヨク》なしとはいふべからず。この眼耳鼻舌身《メミヽハナシタミ》は。もと心の使役《ツカハレ》にしてその命《イヒツケ》を待《マツ》ものなれども。眼《メ》には美色《ウツクシキイロ》。耳《ミヽ》には淫聲《ミダラナルコエ》。鼻《ハナ》には芬芳《ヨキカホリ》。口には飲喫《ノミクヒ》。體《カラダ》には輕暖《ヤハラカモ》の欲《ヨク》を具《ソナヘ》て。厭足《アキタル》ことを知《シラ》ず。遂《ツヒ》には浮雲之榮《ハカナキサカエ》に怙《タノミ》て、世《ヨ》に誇《ホコリ》權威《ケンヰ》を弄《カリ》て人を輕《カロ》しむるにいたるハ。譬《タトヘ》バ雲霧《クモキリ》の中に在《アリ》て。四《レ》隅《グウ》を辨《ワキマフ》ることをなく。燈炬《トモシビ》なくして。闇夜《ヤミノヨ》に險路《ケハシキミチ》を行《ユク》がごとく。遂《ツヒ》にハ人の善惡《ヨシアシ》を察《シル》こともなれにもいさりてハ。その危《アヤウキ》ことまさいのにぞや。かくてハ却《カヘツ》て心を以て形《カタチ》の使役《ツカハレメ》となし。君臣その位《クラヰ》を換《カユ》るものに似《ニ》たり。かゝる心の轉倒《テンドウ》より。遂《ツヒ》にハ胸腹諸藏の位置を失。沈痾痼癈病《コヂレタルヤマヒ》に身《ミ》を苦て。其天年を全《マツタフ》するを人世に歩《スヽキ》ことゝまさ知《シル》べし。今この心の調和《トヽノハ》ざるより發病《オコルヤマヒ》の大槩をいへバ。もへて瞋恚《イカリ》の心に絶《タエ》ざるものおよび喜怒の情欲に動《ウゴキ》やすきものを。やゝもすれバ狂。癎。癡騃。痙。瘈。昏冒。頭痛。肢運腹痛拘攣。沈睡諸病を發《ハツ》しやすく。或《アルヒ》は肩背《カタセ》強急《コハリ》。癰疽發背。まさ

ハ急癇痿癖腰脚痺痿等病を生じ。さなれも吐血。下血をすることと
あり鬱悒思想の遣こぬるこのも癥瘕をいふまでもあらば瀬
症癇病足痺痿躄喘嗽労瘵皷脹翻胃膈噎胸痛背痛。婦人も子蔵
諸病蔵躁崩下半産《ハンサン》不孕月信《ツキヤク》不順及産子不育の類あるにいた
る。世に所謂《イハユル》留飲といふものもまたこれより生じ飲食不化など
ましく霍乱等を発するもあり。なほ巻尾の看病意得の條と一の
巻の飲食禁忌の編《ヘン》に記たることとも参互て其大要を察べ
しその他の病心の調和ざるより発もの頗数つくしがたし。も
し其心調和て身體《カラダ》舒寛《ユツタリ》したるものを恣に発揚て過喜暴怒の
氣血を鼓動《サハガス》こともなく抑鬱《オシウツ》ら乏て憂愁驚怖困迫疲憊の腸胃

の運輸《コナレ》を礙《サマタゲ》昇陽《ハダエ》の機關《ハタラキ》を遮《サヘギ》ることもあらねバ。元氣《ゲンキ》の主宰を
の職を遂《トゲ》く。上諸件の病《やまひ》も一切《サイ》發《オコル》こともなくぱさ足《タル》ことを知天
命に任。吾身の榮辱世間の毀譽のためふ情意《コヽロモチ》を動《ウゴカ》ざるものを。
其心安定《オチツキ》く靜《シヅカ》なるが故に。體《カラダ》も息《イキ》も自然《シゼン》に調和《トヽノヒ》て。喜怒哀樂《ヨロコビイカリカナシミタノシミ》の
境に逢といへども決《ケツ》して眛《クラマ》さを動《ウゴカ》さるゝことなく。身を毀天
年を損ぞるやどのことをあるべからば。これをもつて病《やまひ》の原《モト》
を塞《オサヘ》く健《スコヤカ》ならんことを希《ネガ》ハヾ。慾念《ヨク》を省《ハブキ》て心意《コヽロ》を調ふ優さ
ことあるべからざるをいふ也。然を肆欲のためふ身を過宅も
つかぬ病を得て。世に存るのひもなく困厄をするものなる高《タカ》
位重祿の人なりとも尊《タフトミ》とするに足《タル》ざいのふとなきバ其志禽

獣《ケダモノ》に近《チカ》ければなり。此《コノ》編述《ヘンジユツ》するところなり。聖人《セイジン》の身《ミ》を修《ヲサメ》心《コヽロ》を正《タヾシフ》するの教《ヲシヘ》なるがうへに食眠《シヨクミン》體《カラダ》息《イキ》心《コヽロ》を合《アハセ》て五《ゴ》調和《テウワ》と稱《トナフ》るものとす。に新《アラタ》に構《カマヘ》たることにはあらず。おもふに醫《イシヤ》の病《ヤマヒ》を治《ヂ》するもまたこの道《ミチ》の外に出《イデ》ることにあらざれば。今《イマ》庸俗《ヨウゾク》の爲《タメ》に。その梗槪《カウガイ》の尤《モツトモ》淺近《アサチカ》にして通《ツウ》じやすきものを記《シル》して諭《サトス》ところなれども猶《ナホ》解《ゲ》しがたく及《オヨビ》がたしとおもふ輩《ヤカラ》もあらば。先《マヅ》飲食《インシヨク》睡眠《ネムリ》の則《ノリ》と節《ハカリ》のまたるは體容《カタチ》と呼吸《イキヅカヒ》との二を調《トヽノフ》ることを學《ナラフ》で試《コヽロム》るの。各《オノ〳〵》其《ソノ》行易《オコナヒヤスキ》に由《ヨリ》好《コノム》ところに從《シタガフ》べし。それもなれ爲《ナシ》難《ガタキ》ものなり。歌《ウタ》を誦《トナヘ》て體《カラダ》を摩擦る術《ジユツ》ありとも。又《マタ》經久《ヒサシク》行《オコナヒ》て止《ヤマ》ず。其《ソノ》効《カウ》を成《ナス》にいたまでなり。五事《ゴジ》ともに自然《シゼン》に調《トヽノフ》ことを得《ウル》ことあるべし。故《ユヘ》如何《イカニ》となれバ。此《コノ》五車ハことごく吾體裏《ワガカラダノウチ》のものにして別《ベツ》ならバ。相離《アイハナ》るものにあらず。唯《タヾ》知者《チシヤ》ハ實理《ジツリ》を明《アキラカ》にして。内より之を外に及《ヲヨボ》すが故《ユヘ》に易《ヤス》く。庸人《ナミノヒト》ハ權道《レカタ》を守《マモリ》て。外より之を内に達《タツ》せしめんとするが故《ユヘ》に難《カタシ》と雖《イヘドモ》。いづれにも人々の便宜《ビンギ》に任《マカセ》。麓《フモト》の徑《ミチ》を異《コト》にして。遠近遲速《トホキチカキヲソキハヤキ》ありといへども。歩《アユミ》を運《ハコビ》て止《ヤマ》ざれバ。遂《ツヒ》に其巓《ソノイタヾキ》に陟《ノボ》る。真《マコト》の攝生の道《ミチ》を得《エ》。よく其天年を保全《マツタフ》し。病《ヤマヒ》なくして死《シ》を善せん人の世に多《オホ》からんことを欲《モトム》れバなり。

妄《ミダリ》に藥《クスリ》を服《モチフ》べからざる心得を説《トク》

病《ヤマヒ》ありて醫《イシヤ》を招《マネク》に。その説《トク》ところ人ごとに一致ならバ。病家《ビヤウカ》も何《イヅレ》を是《ゼ》とも非《ヒ》とも辨知《ワキマヘシル》こと能《アタハ》ず。疑惑《ウタガヒマドフ》て決《ケツ》しがたきなり。切當《アタラ》ぬ藥《クスリ》を服よりも先消息て病の轉化と肴の懸に絶ことわり。然ど識してを後卜筮などにて決斷《ケツダン》せんとするは尤失當《シツタウ》なることなり。其故《ソノユヱ》はこのにとなるときは。その請んと庸醫師《ヨウイシヤ》が皆《ミナ》麁工にして病因《ヤマヒ》を察得《サツシエ》ざる所措《クスリ》的當《テキタウ》ならぬ輩《トモガラ》ならんに。其名《ソノナ》を記載《カキシルシ》て卜筮《ウラナヒ》に決《ケツ》しるは。その中必《カナラズ》一人は其撰《ソノエラビ》に應《アタ》べし。さればその定らぬたる醫士《イシ》もかなる卜賤工のうちなきた。藥《クスリ》を服《モチヒ》て効《シルシ》なきにまさもや惑《マドヒ》を發《オコシ》て再醫《サイビイ》を換《カヘ》んと慮《ハカル》べし。その時《トキ》に至《イタリ》ては初の卜筮《ウラナヒ》は虚構《イツハリゴト》となる。この神明《カミホトケ》を輕蔑《カロシムル》の罪《ツミ》何《イヅレ》にか歸べけれ。もし止《ヤム》ことを得ば卜筮《ウラナヒ》に決《ケツ》せんとおもへど。微《カスカ》も我意《ワガココロ》を加《サシハサマ》ず。世に名望あ る醫士《イシ》の見識《ケンシキ》ありて治術《ヂジュツ》に心《ココロ》を潜《ヒソムル》もの數輩《アマタ》を擧《カキノセ》て。その應を

卷一　廿一

ころの醫士已《オレ》が意《ココロ》に満《カナハ》ずとも小も疑《ウタガハ》ず。病者《ビヤウニン》の死生とその人に委《マカセ》て天命に任《ユダヌ》る心ならば。神佛《シンブツ》の感應もあるべきことなりと されどかゝる決斷《ケツダン》ある人ならば。卜筮を用るにも及ず事《コト》を一心に決《ケツ》べければ。いづれにも卜筮の無益なること知《シリ》ぬべし。故《ユヱ》に病のなまめきをさらなり。術《ジユツ》に精き醫《イ》とも知得《シリエ》ず。但庸工《ヘタイシヤ》の述《ノブル》ところ多途《マチマチ》なるに惑《マドヒ》て其處置《ソノテアテ》を錯《アヤマラ》んより。まづ此時間《シバラク》藥を投《モチヒ》ずして。その動靜を察《カンガヘル》にしくことなし。これを古人は病ありて藥《クスリ》せざれば中醫を得といへり。中醫といふは中等の醫といふことなり。上醫は病のいまだ發《オコ》ざるさきに治《チ》し。病としては發しめず。中醫は病ありて藥《クスリ》を用るに過失《アヤマチ》なく。必驗を得ものといふといへバその中醫といふものも凡庸の醫士といふにはあらバと知べし。これ妄なる藥を用て害《ガイ》あることを戒さる語にして。凡人の病《ヤマヒ》は天命《メイ》に由《ヨル》ものなれバ。理《リ》に背《ソムキ》さる療治を爲《ナサン》よりも廢置《ハイチ》て自然《シゼン》に從べきことを諭しなり。俗家の了解しがたきことながらも今其大旨の道理を此に述るを聽惣て病の熱を催《モヨホス》も腫瘍《デキモノ》の膿《ウミ》を成《カモス》も悉皆一身の元氣《ゲンキ》の其病毒を驅逐して體外《ソト》へ排除んとする自然作用力の爲《ナス》ところなれど醫はたゞ其足《タラ》ざる力を戮《タスケ》て病毒に對抗元氣《ゲンキ》を負《マケ》ざらしめんがために藥石鍼灸を用る也。作用力よく病毒を排逐に有餘は強に灸藥の力を頼《カル》に及《オヨバ》ざしく。病は自然《シゼン》に愈《イユ》べきなり。但氣血の運輸に滯

次定限《イカギリ》あれバ。頓病《キウビヤウ》を頓《キウ》に治《ヂ》すべけれども。漸病を漸に治《ヂ》する
にあらねバ。効なきものあり凡《スベ》て病に日數《カズ》の定期《サダマリ》あること。は
とり痘瘡《ハウサウ》麻疹《ハシカ》の眼に見えやすきものゝみにあらず。傷寒《シヤウカン》瘧《オコリ》痢
および一切の病に皆其定限あれバ。いのに強て遄に治《ナホ》さむと
癒ども。その期を經《フ》るにあらねバ。決して愈《イユル》ものにあらず。竹木
刺の肉中《ニクノウチ》にあるものを見よ。自然作用《ハタラキ》力の膿《ウミ》を釀《カモ》して排除に日
數を經るごとし。又蒼卒《ニハカ》の微感冒《カロキヒキカゼ》を曲肱假寐《ヒヂマクラウタヽネ》より得《エ》て。そのあ
たき喫煙一二口《イチニフク》にハ過《スギ》ざれども寒氣に腠理を犯されて後を
週身に微汗を得るにあらねバ治ることなれぞその時刻を經《フ》るを
も苦みな況惡寒を水を沃ぐごとく。大熱を燬《ヤ》くがごとくにして

食味も失起臥安からど輕易ならぬ疾《やまひ》の速《すみやか》に愈《いゆ》べき理なんどあらんや。或《あるひ》は下疳瘡《げかんさう》より漸《ぜんぜん》に蔓延《はびこり》たる黴毒《かさ》また手掌《しゆしやう》より惣身《そうみ》に浸淫《ひろがり》たる肥前瘡《ひぜんがさ》等《など》或《あるひ》は數年《すねん》腹中《ふくちう》に鬱結《うつけつ》する癥癖《ちやうへき》のごとき其佗《そのほか》一切《いつさい》年月を累《かさね》する疾《やまひ》の卒《にはか》に治《いゆ》べき術《てだて》ときのば難壁の類《たぐひ》は暴《にはか》に發《おこる》やうなれども。皆《みな》内藏《ないざう》に損害《そこね》たるところありて以漸發動が故《ゆゑ》に。頓《にはか》なるやうに見えても頓《にはか》には治《なほら》ぬなり。世人は此理《このことわり》を知《しら》ば。この賣藥《くすり》偽醫《かりいしや》の詞《ことば》を信《しん》じ一週《ひとまはり》二週《ふたまはり》の日數《かず》を限《かぎり》て治《いや》さんといふを喜《よろこび》まする遊辭《いひまはしことば》裝證《きやうしやう》なる醫生《いしや》の劑《くすり》を用ひて。治《いゆ》べき期《ご》を失《うしなひ》或《あるひ》は巫祝《みこかんなぎ》の言《こと》を信《しん》じ。無言《むごん》脉《みやく》を實《まこと》とおもひ。夢想《むさう》の妙《めう》藥名炙《やくめいせき》の等《たぐひ》を嬉《よろこび》醫者《いしや》の方角《はうがく》を撰《えらび》あるひは俗家《ぞくか》の一知半解《なまものしり》なるる醫按《イアン》だくに。妄意《ミダリ》なる治療《ヂレウ》を施《ホドコ》し。再得《フタヽビエ》がたき父母の遺體《カタチ》を毀傷《ソコナヒヤブル》こと。大なる過失《アヤマチ》と知《シラ》ざるや。故《ユヘ》に藥《クスリ》は病《ヤマヒ》を治《イヤ》すべきものなれども。其應否《ソノサウオウフサウオウ》をも辨《ワキマヘ》ず妄《ミダリ》に服《モチフ》べきものにあらず。俗人《ゾクジン》は此理《コノリ》に昧《クラク》して藥《クスリ》とだにいへば。死《シヌ》べき齢《イノチ》も延《ノベ》やうにおもへども。穀肉《コクニク》果菜《クワサイ》の常《ツネ》に喫《クラフ》ものゝ外に。藥《クスリ》と名《ナヅケ》く疾《ヤマヒ》を治《イヤス》べきものゝ偏味ならぬ毒《ドク》のなき品《シナ》はなきことなり。故《ユヘ》に病《ヤマイ》に應《オウ》ずれば効《シルシ》を奏《ソウス》ごとく。應《オウ》ぜざれば其害《ソノガイ》を生《シヤウ》ずべし。无妄《ムバウ》之藥《クスリ》を試《コヽロム》べからずとは。古聖人《イニシヘノセイジン》の戒《イマシメ》なり、世間《セケン》の麤工《ソコウ》の所措《シワザ》を見よ。頭痛《ヅツウ》をといへば。方書《ハウガキ》の頭痛門《ヅツウモン》にて藥《クスリ》を調《トヽノヘ》て與《アタフ》れどもおなじ頭痛《ヅツウ》にも傷寒《シヤウカン》感冒もあり中暑もあり。黴毒もあり癥瘕もあり蛔蟲もあり。乃至經行不順も。子藏病も留飲も。酩酊も。停食も。洋車船も癲撲も。痘瘡麻疹の痄熱もありて。病因各異なり。仍て藥もその病因をさへ治もどへバ。頭痛を支症なとへバ。別ふ頭痛の藥とてあるべき道理をなきと。その病因を正ふ認ことのならぬゆゑふ。先《マヅ》頭痛門ふて藥を與《アタフ》るを。たとへバ劇場を看て泣ものふ弔をいふがごとし。故ふ脾運をといへバ。脾運の加味とて藥を加へ腰痛と訟どバ。腰痛の加減といひて一二味を増《マシ》ざゝその證ふのゝ拘て方を處ふゆゑふ。患症多岐《オホキ》とゆふを。一方二十餘《ヨ》品ふ過《スグル》ものあり。大小洒べきことをならバやがゝる拙伎を捨んと專人の氣を釣口給を壯時《ワカキトキ》より熟《ナラヒ》て世事ふ偎《カシコ》き雄辯饒舌ふ眩惑

卷一　廿四

これ悟《サトリ》がしく。や、才智《サイチ》あるものといへども。遂《ツヒ》にはその穽《オトシ》に陥《オチイリ》て害《ガイ》を招《マネク》にいたるなり。故《ユヘ》に病因《ヤマヒノモト》を確知《シカトシル》ことなく。痰積《タンシヤク》血積。風勞《フウロウ》血勞《ケツロウ》など、。詮《セン》もなき名《ナ》を婦人の病《ヤマヒ》を一切《スベテ》血の道《ミチ》といひ。あるひは瘀血《フルチ》の所爲《シワザ》となし。小兒《ニ》の病を惣《スベ》て蟲《ムシ》または疳《カン》とよび。知ぬ病は留飲《リウイン》とし。肝火《カンクワ》の亢《タカブル》ゆゑぞ。または肝經《カンケイ》の濕熱《シツネツ》あるひは昔《ムカシ》の疲弊《ツカレ》の出《イデ》たるなり。心氣《シンキ》の損耗の所爲《シワザ》など、遊説《ゼイ》の類《ルイ》皆《ミナ》世間《セケン》の醫者《イシヤ》の通弊《ツウヘイ》にて。これを病家《ビヤウカ》うけのよき詞と はいふなり。されども實相を告《ツクル》とも辨知《ワキマヘシル》ましきとおもひて。脚害なきに似《ニ》たれども醫師《イシヤ》も自覺《ジカク》ぬまゝの遁辭《ニゲコトバ》にのゝる醫按に氣をとるにたかあるべし。自己も若《モシ》のく失慮《コロ》ては投藥《トウヤク》に効の有べき道理《ダウリ》なくぞの愈るは自然作用力の運爲《ハタラキ》なることを知《シル》べし此旨《ムネ》を了解《ガテン》ざれば。庸醫《ヤブイシヤ》の為《タメ》に幻されし君親の病にもおもはぬ不忠《フチウ》不孝《フカウ》の罪《ツミ》を得《ウル》ことあらん。されば孝子《カウシ》忠臣《チウシン》の尤《モツトモ》知《シラ》ざんばあるべからざることなり。親《オヤ》に事《ツカフ》るものは醫《イ》を知《シラ》ざんばあるべからずといふ古人の教《ヲシヘ》はこゝにあり。この意向を會得せることきには世に所謂《イハユル》攝生《ヤウジヤウ》藥《クスリ》とて病《ヤマヒ》なきに常《ツネ》に藥《クスリ》を用るはたとへば泰平《タイヘイ》の世に干戈《タテホコ》を事《コト》とし晴天《セイテン》に傘《カラカサ》を執《サシ》屐《ゲタ》を着《ハク》がごとく損《ソン》多く益《エキ》は決《ケツ》してなきことゝも知《シル》べきなり。鍼灸《シンキウ》も病なくては用べからず。況《マシテ》や火熱《クワネツ》に耐《タヘ》がたき小児《ニ》のさせる病もなきに養《ヤウ》生灸《ジヤウキウ》といふ類《ルヰ》は尤《モツトモ》弊習《アシキナラハシ》なり。いかなる術《ジユツ》ありとも定《サダマ》る人命《メイ》を灸藥《きゆうくすり》のいかで續延《ツギノベス》の理《リ》やあるべき。故《ユヘ》にかの延年益精藥《トシヲノベセイヲマスクスリ》といふの類《ルヰ》ぞ。皆《ミナ》人に淫慾《インヨク》を進《スヽ》む。奸佞者の所爲《シワザ》にぞや。志《コヽロザシ》あるものゝ用《モチ》ゆることにあらずと知べし。この理《リ》を明《アキラメ》て。疾《ヤマヒ》あらバ命《イノチ》を天に任治を醫に委《ユダネ》ていさゝかも貳《ウタガヒ》なきを。眞《マコト》に天命《メイ》を知たる人とぞいふなり。いたづらに庸醫《ヘタイシヤ》の辯舌《ベンゼツ》。俗人《シロウト》の異議《マチ〜》に昏迷ぞ。譬《タトヘ》バ船中《セン》に在《アリ》て汐路《シホヂ》も知ぬものゝ支揮《サシヅ》を容《モチフル》がごとく忽風濤《カゼ》の難《ナン》に逢《アフ》ぞ。覆没《クツガヘル》を免《マヌカ》れし。故《ユヘ》に船中《チウ》にくぞ。天氣《テンキ》海程《カイロ》に熟たる舡人《センドウ》のいふことならざるを取證《モトヅク》べからず。醫《イ》もまた然《シカ》なりと知ざるハ愚《オロカ》なることにあらずや。

醫《イ》を選《エラ》ぶべき意得とたく

親《オヤ》に事《ツカフル》ものは醫を知ざんバあるべからずと古人《コジン》の言しは醫術《ジユツ》を學《マナ》べといふごとにはあらず。其世《ソノヨ》に聞《キコユ》る醫《イ》の巧拙《コウセツ》を預知《アラカジメシリ》べく親《オヤ》の病《ヤマヒ》あるときに治《ヂ》を乞《コフ》ふ。錯失《アヤマチ》なきやうにとの論なり。醫《イ》の術《ジユツ》は人命《メイ》に係《カヽル》ところの重任にしく。いかほど才智《チ》ある人の精修《フカクマナビ》て其道《ソノミチ》を明《アキラカ》にし。且《カツ》病者《ビヤウジヤ》を數多《アマタ》診察《シンサツ》し療治《レウヂ》に意《コヽロ》を研《ミガキ》てもなほ得《ウル》ところと得《エ》ぬところあるべく。其妙境《ソノメウキヤウ》に到《イタル》ことは尤難《モツトモカタキ》ここなり。されバ季康子《キカウシ》の饋《オクリ》し藥《クスリ》を。孔子《コウシ》のいまだ達《タツ》せずとのたまひく。服《フク》たまはぬを見よ。況《マシテ》や凡庸《ボンヨウ》の人をしく。親《オヤ》に事《ツカヘ》んがために醫術《イジユツ》を學《マナ》しめバ。その見聞《ケンキウ》ところの醫説《イセツ》を心醉臆斷偏見にまかせ。或《アルヒ》はたゞ紙上《カキモノヽ》の理《リ》を的《マト》にし。經驗《ケイケン》もせざる藥《クスリ》を自《ミヅカラ》匕《サジ》とりて。その親《オヤ》の病《ヤマヒ》に進《マヰラ》せることもがうもあるべし。かくても害《ガイ》のなきを僥倖《コボレザイハヒ》にくぶのく考《カンガフ》れば大に畏懼《オソル》べき所為なり。これを孝《カウ》子仁人の所行《オコナヒ》といひがたかるべし。然《シカレ》ばその、條理《スヂミチ》に疎《ウト》き儒者《ジユシヤ》の此語を謬解《アヤマリトク》したるが却《カヘツ》て害《ガイ》あることさへなり。たるなり。今俗家《シロウト》にありて醫《イ》の巧拙を知《シラ》んことは難《カタ》きことのやうなれども。たゞ己《オレ》が内心《コヽロ》に我といふものを徹も蘊ことなく。贔屓《ヒイキ》偏頗《ヘンバ》の念を去《ステ》て病の初發よりその以前《イゼン》のことまでも熟と考へ醫《イ》の述ところを檢査。その醫《イ》の辭に飾なくて媚《コビ》を要る薄情のものが信實《シンジツ》にして治療を専《モツパラ》にするものゝを鑒察べし。誠慤《マコト》の醫師のいふところは。俗家の思惟したることとは大に相違すこともあるものにく。心に合ぬこと多阿諛を旨《ムネ》とし容を取る輩《トモガラ》ゞ専此方《コナタ》の言詞《コトバ》に従て浮説病按を的中《テキチウ》したりと思《オモフ》より事《コト》を誤るき端《ハシ》を発なり。且医の巧者なりと称さるゝ。壮より老にいたるまで数《スウ》千人の重病を裁量《トリアツカヒ》たるものなりとも毎事《コトゴト》に的中の医按はあらざるものぞ。病といふものはいかなることより発《オコル》といふ理《リ》だに知ぬ俗人は冒寒《ヒキカゼ》停食の軽易《カロキ》證にもせよ。真《マコト》の條理の辨《ワカチ》べきことにはあらぬを偶に讒論を聞《キヽ》て却《カヘツ》て己《オノレ》が思慮《シアン》と背《ソムク》を疑《ウタガフ》て。愚昧《オロカ》なることにはあらじや医《イ》の明察懸断事に臨て過失《アヤマチ》なれ人ぞできに國《クニ》天下の政《マツリゴト》を委任《マカス》ともよく治《ヲサム》べき道理ありじ一のにとなきべ。事《コト》の理《リ》に明に仁愛を心《ムネ》としく勇毅果敢のものにあら袮ば。その妙境《トコロ》に到《イタリ》がたければ。世に其人なれも亦宜《マタムベ》ならばや。外表《ホカ》より臓内《ウチ》を察《サツ》し。病の所在《トコロ》を知《シリ》て薬を與《アタ》ふるの難《カタキ》を慮《オモンパカ》ればつ常《ツネ》に効験《シルシ》を見《ミ》て信用をる醫《イシヤ》のいふところ。どりにふれて微失ありとも。それより退棄べきにあらず。術仰《セジ》に儇巧《サトク》治術《ナレ》に精を研ざる黨《モノ》よりも醫道にのみ心を潜《ヒソメ》て誠一樸素なる者《モノ》の過を。却《カヘツ》て俗家《ゾクケ》の眼《メ》にも見《ミ》ゆるものなり。されば醫《イ》の巧拙を知得《シリエ》んにをいはにも己《スヘ》が腔内《ハラノウチ》におる私見《レウケン》を一掃《ステ》て。時醫《ハヤリイシヤ》の矜飾《カザリ》と、辯語遊辭に起惑《マドフ》こと無《ナ》きべ。始接《ハジメテアフ》たる醫師なりとも。その巧拙をいふべきの辯《ワカチ》がたからんや。昔《ムカシ》の良將は數萬の英雄《エイユウ》の心を一言《ゴ》の下《モト》に知得《シリエ》て。これに大事《ジ》を委《ユダネ》て使令してし。己が手足の如《ゴトク》なるとおもひ見よ。これらに比てゑ醫《イ》を業とし、生涯《シヤウガイ》を事足《コトタレ》りとおもふ小量者の心中を察《サツ》し知《シラ》んとし。何《ナニ》の難《カタキ》こともあるべし。然を今の諸侯《ダイミヤウ》の病あるときに、醫を擇《エラブ》こと其宜《ヨロシキ》を得ず。卑賤《イヤシキ》ものにもまさりて錯失多。處方的《テキ》實《タク》をることと少《スクナキ》。其故《ユヘ》いかにとなれば、勢《イキホヒ》に乗時醫の糀點《カザリ》し。華說の爲に眛さし阿黨醫者の雷同合按なるを唯左右近侍《キンジユ》の辭に從《シタガヒ》其實否《ソノヨシアシ》をも糺《タヾ》さず採用るが故《ユヘ》に、偶其非を知醫師ありといへども其徒《ソノトモガラ》の爲《タメ》に廢棄《ステ》らをて。事情《オモフコト》を通べきよしもなく默止を以て。遂《ツヒ》に的實《アタリマヘ》の治法《レウヂ》を得ることと能《アタハ》ず。貴人《キニン》に篤疾あれバ、必《カナラズ》死ぬることこのやうになりたるぞ。尤歎べき弊習《ナラハシ》ならずや。假令《タトヘ》諸侯《ダイミヤウ》へ尊

巻一　廿八

といへども醫伎《イシヤワザ》は賤《イヤシ》といへども。親《オヤ》の死生に係《カヽル》一大事《ジ》を任《マカセ》んには。儲君《ワカトノ》自醫に應對《オウタイ》し。その病按を照管《キヽタヾシ》したまふべし。もし親《オヤ》の病を患《ウレフ》る志《コヽロザシ》の深《フカク》ば。顔之推《ガンシスイ》といひけん人の教《ヲシヘ》のごとくに。自身に醫《イ》を送迎《オクリムカヘ》したまふとも。何《ナニ》の辱《ハヂ》とすることのあるべき。それ君父の至重《タイセツ》なる命《イノチ》を託《マカ》する醫師は。大役ある人の都督をする將軍よりも。其《ソノ》任重《マカセオモキ》ことにして。其支撐《サヽヘ》は國家《クニイヘ》に係當《カヽハル》大事《ジ》なれば。これを軽視《カロシムル》る君《クン》子の行《オコナヒ》にあらぬなり。然《シカル》を儲君《ワカトノ》は其臣下《ケライ》に委《オホセ》て顧《カヘリミ》ず。臣下《ケライ》は之を醫官に任。醫官へ之を他の虚名ある醫師に託く。互《タガヒ》に自己の後責を逃《ノガレ》んとするぞ。不孝不忠不義これに勝《マサル》ことやあるべき。もし戦場《センジヤウ》にて君父の敵《テキ》に圍《カコマ》れ。或《アルヒ》は單騎にて難《ナン》に逢《アヒ》たまゝんに孝子忠臣《チウシン》の心を以てせバ身を捨《スツ》て赴援せざるあるべからざる然を今《イマ》病《ヤマヒ》といふ巨敵《タイテキ》に偏られたる君父の艱厄《ダイナン》をよそごとに見物して。それを恥《ハヂ》と思《おも》はずこれ禽獣の所行《オコナヒ》なるべし。かゝる不忠《チウ》不孝《カウ》のものの戦國のときに會なら。我軍《ミカタ》といふとも宥《ユルス》べきにあらず。まづ其罪《ソノツミ》を正《タヾシ》て他《ホカ》を懲《コラス》べきぞ。累世《ルイダイ》の恩遇《オングウ》をあだにして。たゞその俸禄を失《ウシナ》んことをのみ懼《オソレ》るをなにごとぞや。また醫の病家の迎意を專《セン》一として。人に譽られ名を鉤んとおもふ輩《ヤカラ》の。緩急の用に當《タウ》べき道理《ダウリ》あるべしとも思《オモハ》れず。さやうの徒《ヤカラ》は。危篤證《ムヅカシキシヤウ》にて駃藥など與《アタフ》べきにもたえて投《アタヘ》ず。たゞ辯舌《ベンゼツ》にまかせて人を詐《タバカ》し。藥苦《クスリニガシ》といへど

卷一

廿九

方を轉《カヘ》澁《シブレ》をきけバ加減《ゲン》してこそ辭巧《コトバタクミ》のかためてこのし。外見《グワイケン》は君子《ヨキヒト》のやうふ見ゆれども。其《ソノ》内心《コヽロノウチ》の穢《キタナキ》ことは錦《ニシキ》ふ糞《ク》丸《ソ》を裹《ツヽ》たるのごとし。また醫《イ》の術《ジユツ》ふ巧《タクミ》ありといへる、ものも青雲《セイウン》を仰《アフヒ》。權門《ケンモン》ふ媚《コビ》を要《モトム》る心發《オコル》ときは。從《ソレヨリ》て伎《ワザ》は拙《ツタナク》なるものなり。また茶《チヤ》の湯《ユ》誹諧《ハイカイ》連歌《レンガ》蹴鞠《ケマリ》その他《ホカ》の百伎なふゝても。一途《ツ》ふ耽樂ものは。醫《イシヤ》伎は蹤放ことゝ倚のおさりあり。況く酒色ふ身を溺《オボラ》し。或は醫業《イゲフ》の旁《カタハラ》ふ貨殖《カネマウケ》のことを營《イトナミ》。賣藥《バイヤク》などを専《モツパラ》ふし。或は富商《アキビトノカネモチ》大賈を崇《タツトム》ことその法《ホフ》ふ超《コユル》るものなと。其術《ソノワザ》の拙《ツタナキ》はいふまでもあらず。抑《ソモ》醫は小伎《イヤシキワザ》なりといへども。至童人命《イノチ》ふ係大任にて。他の憂苦を己《オノレ》ふ分心を勞るものあると。たとへ富王侯ふ比《ヒトシキ》ものをいふともその非禮《ブレイ》をなすにても思《オモ》ず。奴隷のごとくに其門戸に出入をするを喜輩《ヨロコブトモガラ》に。阽危《タイヒウ》の病者を委託ことも輕忽なることにあらず。また世《ヨ》の口實《コトワザ》にも學醫《ガクイ》は匕《サジ》がまはらぬといふは。さることにて醫《イ》の伎倆《ワザ》は。學問講究《ガクモンニホネヲリ》たるのみにて。煉磨の功《カウ》を經るにあらねば。上工には成らぬもののあることなり。米賈《コメヤ》の米を一見して其州郡《ソノクニコホリ》を辨《ワキマ》へ。兌舗の掌中《テノウチ》にて金銀の真贋を知《シリ》。帛商《ゴフクヤ》の絹紬を手に握《トリ》て。其所産《ソノデドコロ》を證に差ことなきが。書籍《シヨモツ》口訣《クデン》に据《ヨル》ものにはあらで。累歳《タネン》の習慣にあるがごとく。醫《イ》もまた然《シカ》なり。書冊上《シヨモツノウヘ》にて理を談。實驗を經《ヘ》たることは少《スクナキ》ものへ。其論たる典籍《シヨモツ》ども害《ガイ》となし。却《カヘツ》て事《コト》を誤《アヤマル》こと多《オホ》し。況專儒釋の書《シヨ》を好《コノミ》或《アルヒ》は運氣《ウンキ》五

卷一　三十

行なぞと醫の原意《ホンイ》とする輩《ヤカラ》ハこのぐこの治術を為得《ナシウ》べき。はゞ近《チカ》頃喝蘭《ヲランダ》の醫學《イガク》大に流行《リウカウ》して。その風土《トチ》の我邦《ワガクニ》に異《コトナル》をも辨《ワキマヘ》ず。ただ其説《ソノセツ》の奇異《メヅラシキ》を喜《ヨロコビ》。纖巧《タクミ》なるに昧《クラマ》されて。ごときを愛慕《シタフ》醫士も。唯《タヾ》狄鞮の飜譯《ホンヤク》せる醫書《イシヨ》を疎に看過して。この虚《キヨ》を吠《ホユル》狗《イヌ》に同《ヒトシ》く。其《ソノ》説ハこのにと研窮べきにもあらず。當否ハこのにと疑慮も發《オコラ》さば。喝蘭人《ヲランダビト》の説《イヘ》ことゝ皆《ミナ》妄言《イツハリ》のなきものぞと謬執。切に之を唱《トナフ》ふべ。俗人《シロウト》もはさ珍異《メヅラシキ》ことに聴《キ》なし。病者を附託《アツケ》。蘭藥《ヲランダグスリ》の倣希にならしめて。遂《ツヒ》にる害《ガイ》を冒《ヲク》るもの多し。才高識明者に遇《アハ》ば。ま、採《トリ》用《モチフ》ることもある西洋《ニシノクニ》の學《ガクモン》も。今る徒《イタヅラ》に世の害《ガイ》とのみなりて。益《エキ》あることの少《スクナ》きを彼《カ》一偏《ヒトヘヨリ》に陥《オチイリ》て。向《ムカフ》ところを察《サツ》にせで古人の所謂好ものども其悪を知人の世に鮮《すくな》に出バなりはしく西戎學《オランダガク》の大本《オホモト》とするところ四十二元行の穿鑿その塞ところ多を知るぞ。又無を有となしらぞ。有を無とあることとなしなどいふ説の類なり。甚き左道《ヨコシマ》にして。大に害《ガイ》あることどもなりまた今此《こ》らの非を辯析たりとも。固俗家に於て用なきのみならず了解がさきことと多けれバ。其預ざることを喃も論ず。たとひなにごとも新奇を好む人情の常なれバ。遠慮とも致ずして。衆人雷同之を唱和に至なり。尤嘆息ことどもなり。ささかもいふごとく。醫を言行一致にして忠實仁愛を其志とするものにあらねど。大患ハ委がたく。病家ハ醫を延に敬を致て。吾意必を毫も執ず。一切著見なく。讖方位《ホウガク》日の吉凶等《ナド》の凝ことに拘忌《カヽハラ》ず。誠懇を以て醫に對《ムカフ》にあらざれバ。良醫《ヨキイシヤ》にも遇《アヒ》がたかるべし。醫術《イシヤノワザ》の尤修得《ナシエ》がたき。晨夕《アサユフ》に思《コヽロ》を苦《クルシメ》て其過歩《ソノアヤマチスヽミ》ならんことを庶幾《ネガヘ》ども。猶《ナホ》其域《ソノサカヒ》に到《イタリ》えざるを。況《マシテ》其難《カタキ》を知《シル》醫人《イシヤ》もなき世に歩なるを。かゝる昇平《タイヘイ》の世の一大《ヒトツノ》厄にして嗟嘆《ナゲカハシ》なもふあまりに。他《ヒト》の毀譽《ヒハン》にも拘《カヽハラ》ず。今その槩略《アラマシ》を記《シルシ》て自戒《ミヅカライマシメ》。のさへら衆人《セケン》の意得となもにぞありける。

醫《イ》に相對《アイタイ》する心得を説

病證《ビヤウシヤウ》を醫《イ》に告《ツグ》るになる。病の發《オコリ》一端《ハジメ》のことより漏落《オチ》もなく。第一《ダイ》になる飲啖の多寡と。饑飽の難易《ヤスキトカタキ》と。便下の利否《ヨシアシ》と。今まで服する藥の次第《シダイ》平素《ヘイゼイ》の宿疾をも纖悉《ツマビラカ》に告《ツゲ》て。治を乞《コフ》べきなり。久痾になれては。以去《イゼン》のことハ忘失こともあるものなれバ。よく回心し嘗《カツ》て肥前瘡。黴毒。下疳。瘡癬。痔。陰癬。臁瘡。或ハ痛痺《ツウヒ》。足痺《カクケ》なるど患ふる。打撲。損傷《ケガ》なとしたることまでも。巨細《イサイ》ニ省慮て説《ハナス》べし。たゞへ隠諱《カクス》べきことなりとも。病ニ與《アヅカリ》たることを秘てハ。大小損《ソン》のあることなり。是《コレ》の彼《カレ》のと醫士《イシヤ》のゝさにも病因《ビヤウイン》を採媒《モトムルタヨリ》になるやうになすべし。前章《マヘ》ニも述《イフ》ごとく。己《オノレ》の私心《ヒトリコヽロ》ニ病按だてしく。さと先醫師《マヘノイシヤ》ニ語《ハナス》ハ。不可《ヨロシカラズ》ことなり。求售醫師ハ其辭《コトバ》ニ從て。真《マコト》の病因《ビヤウイン》とハ探えさ。先病者《マヘノビヤウニン》の意《コヽロ》を飾を主とをさべ。其説《ソノセツ》を聴て。己《ワレ》ニ諂《ヘツラ》ふ耳言ことをつゆも覺ず。唯《タヾ》其心ニ投《アフ》を好《ヨロコ》ぶ惑亂《マドヒ》より。遂《ツヒ》にハ其係蹄《ワナ》にかゝるなり。これ意得きんバあるべからざることなり。はた拗戻褊心《カタマシクヒガメルコヽロ》の病者は。醫の伎倆《ワザ》を検《コヽロミ》んと。病状《ビヤウジヤウ》を詳説《クハシクトキ》せしく醫者の方より揣度しめ。その論辯《イフトコロ》を聴《キカ》んとするものあり。こと大なる左過也《コヽロエタガヒ》。醫の脉《ミヤク》を診《ミ》色を察《サツシ》腹《ハラ》を按《オシ》て。外表《ホカ》より腔内《ウチ》の疾苦《ヤマヒ》を知《シラ》んとするは。鹵莽《ソフ》にしては修得《ナレエ》がたき術《ワザ》にて。沈痼《オモキヤマヒ》になりては。百般《サマぐ》の證候《シヤウコウ》参査《マジヘカンガヘ》にあらねば。其道《スヂ》に僕利《サトキ》醫者なりとも。漏失《イキ》なしとはいふべからず。然《シカル》をましく士郎中《ハタイシヤ》をや。詳《クハシキ》なうへにも悉告《クハシクツグル》にあらねば。過《アヤマチ》あらんことを懼《オソル》べきを。隠《カクシ》て語《カタラ》ざるは愛重《タイセツ》なる己《オノ》が身を玩物《ヒネクリモノ》にするがごとし。同《オナジ》大便の泄下といふにも其色相《イロアヒ》と臭氣《カザ》によりて。天地《ハルカ》の隔《ヘダテ》あり。秘結《ヒケツ》をといふにも。蘊熱《ウンネツ》ゆゑに燥《カハイ》て結《シブル》するあり、津液《カルオ》耗《ヘリ》て結《シブル》するあり。癥瘕《ビンジヤウ》なとよし攣引て結せるあり不遂になりたるところ膀裏になりて結せるあれば強《しきり》に快樂ばこの事を一髁に投べきにあらば小便の通しも亦《また》爾然と俚醫《いしや》にても同一《おなじ》に裁量《こゝろえ》たる輩《やから》なきにしもあらば最喘氣咳嗽胸脇牽痛等の腠理昇陽に支障《さはり》ある及小便不利より来《きたり》或は婦人《ふじん》小腹《したはら》に癥塊《かたまり》の患《なやみ》ある者に唯内部子藏の水腫《すいき》たるのごとくなれども其治法にて効《しるし》あるもの、頻に偶見ところなれども此等《これら》の病者は必《かならず》其小便平素《へいぜい》に異《ことなる》ことあるものにて患者《びやうにん》の心《き》を注て自致にあらざれば醫の診候に遺失《もれおち》なきことを能其佗《ほか》小便不利より浮腫《むくみ》をも發《はつ》せしを内藏の患《なやみ》となるものありて病者にもそれより醫師《いしや》もそれと覺《さとら》して治術を誤《アヤマル》ことおほし。俗家にもよく其意得をべきことなり。はた婦女《フジン》の暗疾《シモノヤマヒ》を恥《ハヂ》て告《イハ》ざるもの多《オホシ》。もし然《シカラ》ば母氏《バシ》の夫主《ヲツト》またハ女奴《メシツカヒ》などより陰《ヒソカ》に醫《イ》に傳語《ツタヘ》やうにをべきことなり。これも自告のことなり。これも自告の優にハ志のばと知べし。其他《ソノホカ》小兒の病を乳媼《ウバ》に委《マカス》るも大に不《ヨロシ》可ことにて過《アヤマチ》を致《イタス》基本《モトヰ》なり。乳哺《チタベモノ》前後溲《ダイセウベン》のことまでも其母自檢て醫《イ》に語《ハナス》べし。最《トリワケ》小兒の醫とミて啼《ナク》ものゝ腹診《ハラミル》も精に爲《ナシ》がたきものなれば。其患狀《ヤウダイ》を巨細に談《モノガタリ》て治《ヂ》を乞《コフ》にあらねば大に損《ソン》のあることなり。たとへ良醫《ヨキイシヤ》なりとも。衆病者《オホクノビヤウニン》を一身《ヒトリ》に擔負《ヒキウケ》て四方に奔走《カケマハル》に間《イトマ》なければ。蒼卒の應對《オウタイ》にを見聞《ミキヽ》に遺ことなし。さをいふべこのらば。故《ユヱ》によく記得《コヽロエ》て説話《モノガタル》こと緊要なり。孝悌仁

憂の志深らん人は尤意を注べきことなるはさ薬味の口に適
ぬを妄に醫に訴るは屢劑の掣肘となることあり。良薬《リヤウヤク》口に苦《ニガ》
けれども病に利《リ》ありといふにはあらじや。さるなれども其《ソノ》
強《シヒ》く服毎に。胸膈《ムネ》に拒く吐逆を促し。或は服後なにとなく平穏《オダヤカ》
ならば。薬汁泥滞ものなり。これ作用力の容受ざることあるもの
なまじそれを強《ムリ》に服《ノマ》せんとするは可《ヨロシ》ならぬことなく。却《カヘツ》て害《ガイ》
を得ことあれば其由《ソノヨシ》を速《スミヤカ》に醫《イ》に告《ツゲ》て。薬《クスリ》を更しむべし。とはい
へ的當《テキタウ》の薬《クスリ》なり。瞑眩《メンケン》して捷効を見ことあれば。一槩《ガイ》に論ずべき
ことにはあらじと知べし。又惣《スベ》ての薬は空心《スキハラ》に嚥《ノム》を可《ヨシ》とす。食
後直《ゴスグ》に服は佳《ヨロシ》ならば。はさ下焦《ゲブ》の病には食前。上焦《カミ》の病にへ飧

巻一　卅四

後《ゴ》を良《ヨシ》とをといふなどなり。大愚ことゝふく藥ハ何《イカ》なる理ふて効あるといふことだふ辨知ぬもの、いふことなるなれバ。必拘執《カヽハル》ところふあらバと應《オモフ》べし。

病の傳染なき理を説

大凡《ヨソ》一切の病轉化《クワツ》ざるものなし。其《ソノ》轉化《ウツル》べき理を明ふ知《シラ》ざれへ。之を避《ヨケ》べきことゝも。治をべき道《コト》とも得ることのさし。たのそなれども。其《ソノ》深義《フカキギ》ふいさりてなら。このやうふ説示《トキシメス》ども。俗家の容易會得《エトク》をべきこととならねバ。今ハ唯其《ソノ》大要《オホムネ》を記て衆人《モロヒト》ふ告《ツグ》るものならし。先《マヅ》第一《ダイ》ふ了解《コヽロエ》べきハ人身《ヒトノミ》ハ天地間《アヒダ》の萬物《バンモツ》の理《リ》を具へ遺ところなきものなれバ。世間無量《ヨノナカニアルトアラユルトコロ》の病ハ悉皆《コトゴトクミナ》内と外と

相應して發《オコル》ゆへ故《ユヱ》に傷寒時疫瘧痢瘟麻癥毒。肥前《ヒゼン》瘡および脚痺《カツケ》
黄疸《ワウダン》癆瘵《ラウサイ》癎疾などいふ病のあるとあらゆるものまでも。傳染《ヘツ》
ざるを一切なきものぞと知べし。其中《ソノウチ》貴にして知易《シリヤスキ》と隱《カクレ》にし
て察《サツ》しがたきとありて。正にそれと辨《ワキマヘ》がたく認《ミトメ》がたきものも
有《アレ》ども今其顯著《イチジルシキ》ものを知得べ。他《ホカ》へ自了解べし。今此《コヽ》に一人の
傷寒《シヤウカン》を患《ヤム》ものあらんに。其初外因より轉輪たるにもあらず。内
因より釀成たる熱病の類にもあらず。偶寒冷に觸《フル》ことありて。
肌膚昇陽を冒塞て腠理發泄あしくなる故《ユヱ》に。これに對抗べ
き惡寒發熱を促之を汗《アセ》より解し得ざれば。其患漸に内藏に及《オヨボ》
し。經脉腸胃の運輸平素と大に異ゆへ故に。此に於《オイ》て一種の毒を

醸造《カモシナス》。それより之を人に傳化《ツタフル》ときは。初《ハジメ》に寒《カンキ》に觸《フレ》て皮表《ハダヘ》より病を得《エ》たる人となる。其發病異にして惱苦《ナヤミ》劇《ハゲシク》其患速傳變して内藏に及ぼ。こゝに至《イタレ》ば其毒《ドク》を傳輸たる人の病と其證相似たり。偶異なるものあるは。其人の性質《ウマレツキ》の各別なるによればなり。それよりして其毒《ドク》を人より人に轉化て患なり。然《シカレ》ども初發《シヨホツ》に病を得《エ》し人はたゞ一時皮表《ハダヘ》を壅塞《トヂフサギ》たるより來《キタル》に過《スギ》ざるの或は陰濕の地壁《カベ》のいまだ乾ぬところに臥たるなど一時《イサヽカ》の妨害に由の。病因は各異なれども何にも蒼卒の事《コト》なるを。鬱熱日を累《ツミ》て一種の傳化べき病毒を醸成が故なり。かの瘡麻肥前癩疾の類の異域より轉輸ものもはさ此に同く。其病の本源は天地開闢の太古より有にも悉て全く異邦、蠻夷の氣《キ》候《コウ》正からぬ地《チ》に生育《ソダチ》たる人の體《カラダ》より一種の惡戾たる病毒《ドク》を結成て傳來《ツタヘキタル》ものなること明なることなり。次の痘瘡癥疾肥前瘡の條下に述《ノブ》べければ。参攷べし。はた總て傷寒と稱べき熱《ネツ》ある病にも内因より來ものもありて。所由に區別あることなり。後の傷寒の條《トコロ》に於《オイ》て分析べし。さべくこれらの毒《ドク》を轉輸になり肌膚よりきる、口鼻《ハナ》より吸呼に従て致ものになり。熱ある病者の側に睡《ネムリ》を催或は掲腹薄衣を忍。又な〻疾に由て體《カラダ》に蝕乏あるなどの人能《ヨク》之に當なり。故に轉化《ウツリ》やもしも熱病と思るゝものを看護せんになり。其用心《コヽロヘ》あるべきこととぞのし。睡《ネムリ》て風を感やすきがごとく。臥たると之に傳染《ウツリ》易ものの

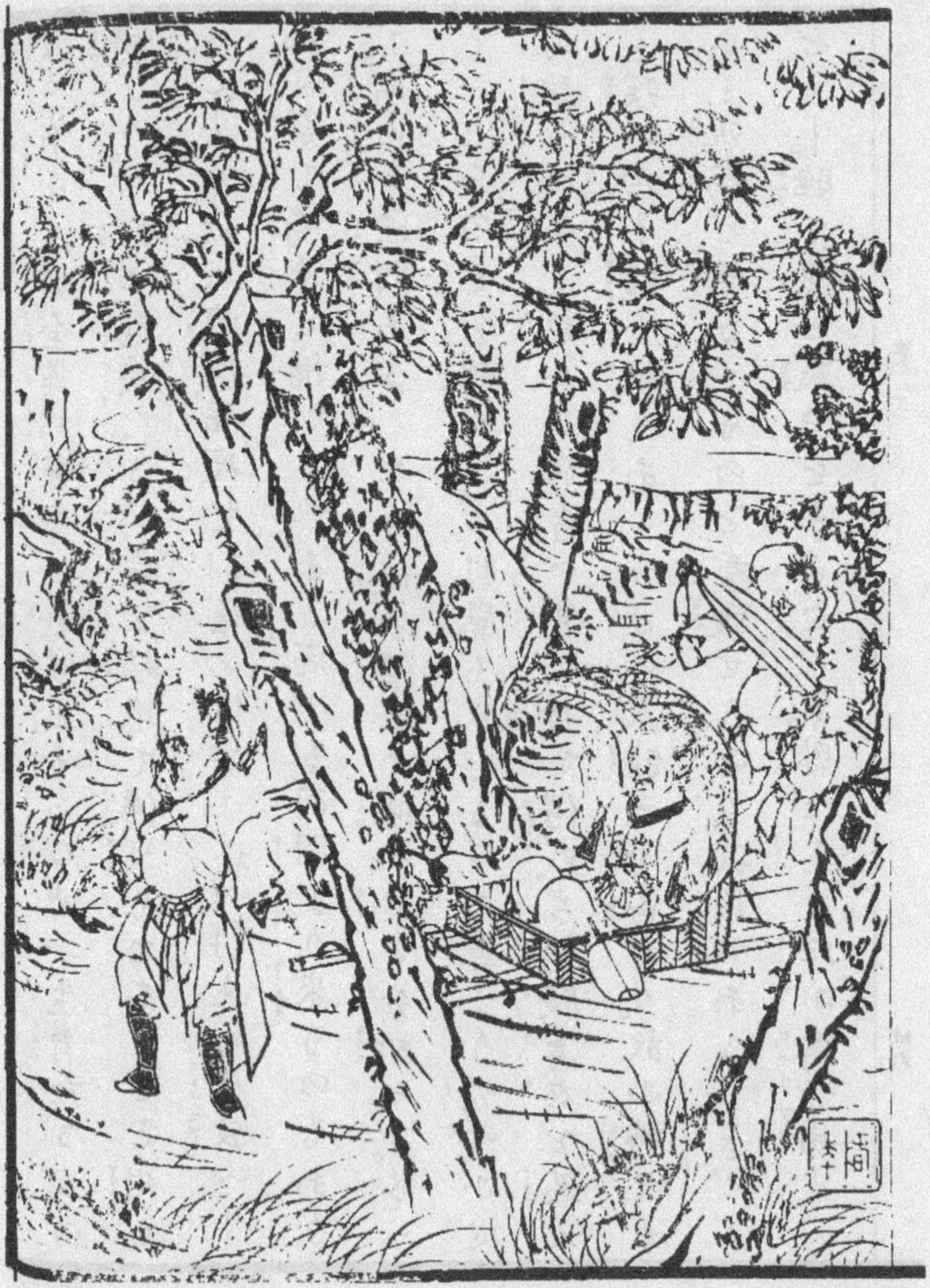

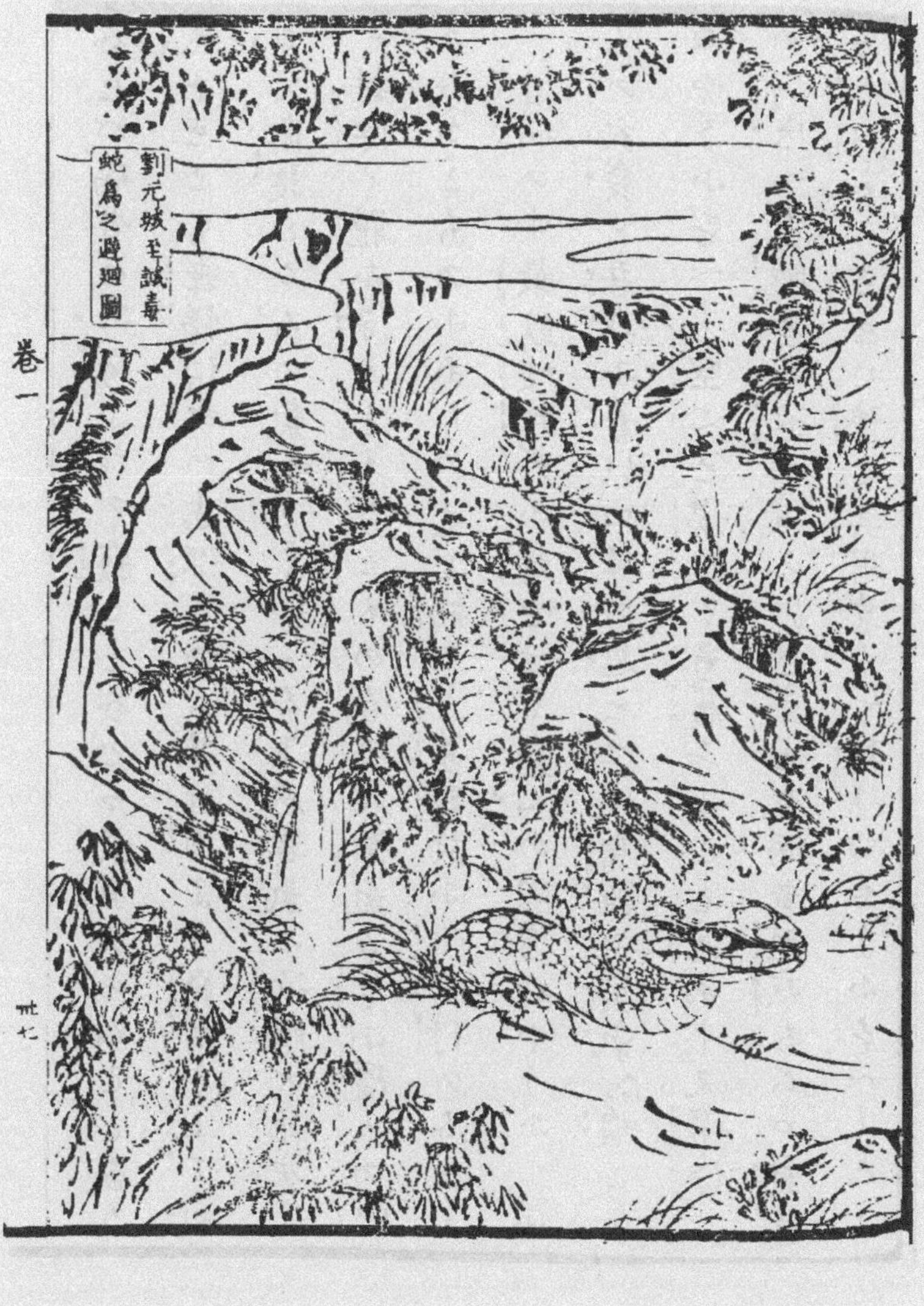

卷一

卅七

なれバ。病者の近傍《カタヘ》に在《アリ》て寝《イネル》ことなどハ最宜《トリワケヨロシ》からぬことなり。然《シカ》れども孝悌仁愛《ナサケ》の志《ココロ》深《フカキ》ものハ。其身《ミ》内《ウチ》より發出《ハツイデ》て上下四方ぐ衛護ところの氣《キ》ありて。いかなる惡毒氣に近觸と雖決して排除《ハラヒノゾキ》て體に染《ソマル》ことハなきものなり。此衛氣ハ妄《ミダリ》に庸人の眼にみゆるものにあらず。之を知《シル》こと甚難《ハナハダカタシ》。故に此修行のなき人ハ看病の中最飲啖起臥に意《ココロ》を注《ソソギ》て身心《カラダ》の困憊《ツカレ》ぬやうにし病人の衣衾《キルモノ》を吾身《ワガミ》に着《ツケ》ず。口鼻《ハナ》の息《イキ》と二便身體《カラダ》の臭氣を嗅《カガ》ざぬやうにすべし。空心と渇睡て看護すること甚《ハナハダ》あし。又癆瘵のハ病床《トコ》へ虚聴者ハ近べからず。されども病者至感ならバ看護を欠べからざれバ。豫《カネ》て其用意《イ》して轉染ぬやうにすべし。

も炎熱の頃など其疾にて斃たる人の冢塋へ上べ死氣に觸ぬやうに戒べし。又痘麻を避《ヨケ》ことは至《イタリ》て難《カタキ》ものなることなれ後《ノチ》の巻に言及べく。肥前瘡黴毒の避易《ヨケヤスキ》も其條下に於《オイ》て詳《ツマビラカ》に說諭を讀《ヨミ》て辨《ワキマフ》べし。これら其轉染《ウツルコト》を禦《フセグ》べき梗界を談《カタル》なり。また忠孝慈仁の志篤身を抛《ステ》て看護をる人の熱毒等に傳染ざるなれ昔より和漢とも其證少《スクナ》からざれ。今の世にも多《オヽ》見るところなり。然《シカ》をへ情の淺やからなる。己《オノレ》が懿親眷屬なりとも傷寒熱病の類を患《ヤム》ときなる傳染ことを懼《オソレ》て。看護を他人に託て病床に近ことをせざるものあり。是《コレ》人倫の所行にあらず。殊《トリワケ》父母の病にる命《イノチ》にも代べきに傳染を懼《オソル》るはなにごとぞ。さきべとく吾兒《ワガコ》の病時にへ通宵《ヨモスガラ》寝もやらず看侍鍼《ハリスル》ことにする己身《オノガミ》を刺《サス》がごとく。灸《キウ》をするごきを吾體《ワガカラダ》を炳《ヤク》がごとく思《オモフ》べし己《オノレ》が生《ウミ》たる子故《ユヱ》ならずや。然《シカレ》は己を生たる父母の病を踈放《ナホザリ》にすることあるべからず。兄弟《キヤウダイ》ごくも吾親《ワガオヤ》よりい出は同《オナジ》子なり。吾親族《ワガシンゾク》を曩祖《センゾ》よりい出は同《オナジ》孫子《マゴヒコ》なり。然《シカル》を路視《ヨソゴトニミ》なして。或《アルヒ》る身《ミ》に閑《シヽマ》なし。彼を看病《カンビヤウ》に慣《ナレ》ざりなどいひて。人を雇《ヤトヒ》て侍たくひ。豈《アニ》憎《ニクム》べきことにあらずや。懿親《イシン》ともかく待べ。奴婢《シモベオンナ》の病をいのに苦悩《クルシミナヤム》のも知ず。醫師に藥をとたるぞのりにて。服《ノム》に不服《ノマヌ》も問《トハ》ず重《オモ》るべし延日《ナガビカ》て聽と即落籍を干陸の情も恩もなき行天譴《テンバツ》豈畏《オソル》べきことにあらずや。此論なく且閑さて彼病毒《ヤマヒノドク》を其本因各異にして。一ごしなく同《オナジ》ものななきことなり故に痘毒を輸て麻疹にもなれば肥前瘡が癩毒にも變《ヘン》ぜば瘧痢《オコリリビヤウ》併病《ヒトツニヤム》もの、瘧《オコリ》へ截《キリ》ても痢《リビヤウ》はもとのまゝなり治《ヂ》せも。燃腫眼《ヤニメ》を傳《ウツ》せば必《カナラズ》燃腫眼《ヤニメ》を患《ワヅラ》ふ一切《イツサイ》皆然《ミナシカ》ものなり。病《ヤマヒ》所種《シユ》なれば毒《ドク》も百種《シユ》千萬種《シユ》なれば毒《ドク》もまた千萬種《シユ》にして同からざること草木の種子《タネ》の各異《オノ〳〵コトナル》がごとし。草木の種子を土地を得て蕃茂病の種子《タネ》を人の體《カラダ》に植く發生ことと其理《リ》相同きのことなれば。凡《オヨソ》一切萬物各種各異にして天地の間に一として同ものなきの理《リ》を推《オセ》べ。尤明《モットモアキラ》め易《ヤスキ》ことなればや然を萬病一毒《ドク》といふ説を唱たる醫師ありくより爾來《コノカタ》其言《コトバ》の弊によりて妄意に人を誤徒今の世に多けれべ。俗家にも審辨あるべきことなり。又人身《ヒトノカラダ》の衆理《モロ〱ノリ》を具《ソナヘ》て萬事《ヨロヅノコト》に應《オウ》ずることを明《アキラカ》にせバ内外ことごとく患《ウレヒ》く遺《ノコス》ところなき病なり。一生《シヤウ》の間《ウチ》に一患《イチドヤミ》て再感《マタヤム》ものにあらぬことじ自知《オノヅカラシレ》るべきなり。其尤《ソノモツトモ》顯著《イチジルシ》して知易《シリヤスキ》ものハ痘瘡《ハウサウ》麻疹《シカ》の類《ルイ》なり。黴毒《カサ》のごときも根治《ネコゲミ》さるの後《ノチ》ハいかなる黴毒《カサケ》ある男女に會《アフ》と雖《イヘドモ》決《ケツ》して傳染《ウツル》ものにあらざ。俗《ゾク》にこれをかさぬきたるといふこともあり。其再患《フタヽビヤム》もののあるハ根治《ネコラセ》ざるが故《ユヘ》なり。傷寒《シヤウカン》などの初《ハジメ》悪寒《サムケ》發熱《ハツネツ》より。腹滿《ハラハリ》直視《メヲミツメ》舌胎《シタキバミ》黄黒《クロミ》譫語《ウハコト》等《ナド》になりて治《ヂ》し得《エ》たるの後《ノチ》ハ必《カナラズ》再患《マタヤム》こともなきものなり。たとへ類似《ニ》たる證《シヤウ》ありとも暴《サキ》に病《ヤム》ときと比校《クラブ》せバ病因《ヤマヒノタネ》異《コトナ》る故に證候《ヨウタイ》決《ケツ》して同からざ。これらの事《ジ》に至《イタリ》ては微細《コマヤカ》に意《コヽロ》を注《モチヒ》さるべし。其理を明《アキラメ》がたく信《シン》じ難《ガタ》ければ其急勢ならぬことなる愁も語《イハ》ず世人深《フカキ》理《スヂミチ》を解し得れども唯《タヾ》一《イツ》切《サイ》の病を傳化《ウツル》べきものぞと記得《コヽロエ》く後なつ之を避べきことを慮べきことなり。

看病《カンビヤウ》人の意得をとく

看《カン》病といふことは醫《イシヤ》に病者の飲啖《ノミクヒ》坐臥《オキフシ》の介抱《カイハウ》をし薬を服《ノマ》しむることのみをいふにあらず是に三等あり先其第《ダイ》一といふは病の萌を塞こと也それは何《イカニ》といふに凡《オヨソ》人何にくも望慮て抑鬱經久《ヒサシ》ければ血《チ》脈の運輸《カヨヒ》艱澁《シブル》が故に顔色《カホイロ》青黧昏冒《ウツラくし》敗意其知見愁依違精神蘊結《ムスボレ》に従く元陽の循環《メグリ》怠慢《ニブク》なりゆき軀殻平素に比ハやゝ冷ことを知この悒鬱起原《モトヰ》と爲ものは悲傷《カナシミ》恐怖

愛著《カハユイ》戀慕の思念發動て歇《ヤミ》かたきに由《ヨレ》バなり。傍觀者《ソバニミルモノ》述其情を察知バいかにも意を致辭を軟く慰諭《ナグサメサトシ》その蘊結の排遣《ハレユク》やうにをべきことなり。もし然《シカラ》ずして鬱悒《キワフサギ》日久《ヒサシク》夜眠《ネムリ》を妨《サマタゲ》に至るハ心識漸に減耗昏闇運輸消化《チノメグリハラノコナレ》の機を失遂次《ダンダン》に腹裏《ハラノウチ》に癥塊を結成の成る勞瘵のやうなる病發《オコル》の又は癲疾とも爲《ナリ》狂氣とも發《ハツ》し百態の病に變成て遂に危險《アヤウキカタ》に至ものあり。如此類《ルイ》は必其初を輕視べきにあらず。兎角《トカク》に喜《ヨロコビ》も怒《イカリ》も。それが爲《タメ》に每夜《マイヨ》睡眠を妨《サマタゲ》ことありといへど必後に害《ガイ》あるものと用意て疾に心すべきことなり。又何《ナニ》の故もなく。憂悲恐怖沈思望慮或は暴怒劇くの素《ツネ》に異たる状《ヤウス》ならバ癇證狂亂の漸なり。又瞋恨ること久け

れバ。氣逆故に周身攣引し頭中熱し面色赤。又は筋惕肉瞤する
もあり。怒氣《イカリ》は神氣《タマシヒ》を壓迫ものなれバ。甚きときハ卒厥て僵《タフル》る
こともあり。故に沈深に熱中やすく。世《ヨ》にかいふかんしやくもち
といふ類は。癇疾癇病。狂氣勞瘵などになり易《ヤス》く。或は素《モト》に脾運
頭痛《ヅツウ》などを患《ウレヒ》。又は年老《トシヨリ》て卒排などにもなりやすし。又逸樂《タノシミ》の
度《ホド》に過《スギ》。酒色に耽。或は晝寢《ヒルイネ》て通宵《ヨモスガラ》睡《ネムラ》ず。或は讀書伎藝の爲《タメ》に精
神を勞こと。その人の量に過《スギ》さるなど。皆制《イマシメ》ずんバあるべから
ず。さのへあれども學問伎藝の爲《タメ》に意識を勞動こともは。憂愁酒
色の爲《タメ》に身體《カラダ》を損害などの害《ガイ》あるものなれバ。強《シヒ》て禁戒に
もおよばざれバことは其人に從て簡裁あるべきこともあり。これら

卷一　四十一

皆疾《ミナヤマヒ》の漸《キザ》ざるに防《フセ》べきといふあり。其第《ソノダイ》二といふは。既《スデ》に病《ヤマヒ》あるものは。其病の由《ヨツ》て來《キタ》るところを考《カンガヘ》。速《スミヤカ》に高手《ジヤウズ》の醫師《イシヤ》に診察《シンサツ》を乞べきなり。病を初《ハジメ》の處置適《ヨロシ》けれバ。十が七八を劇甚《ハゲシキ》に至《イタ》らずして治《ヂ》するものなり。其梗槩《アラマシ》をいへバ。黴毒の初下疳瘡より患《ヤム》もの。肥前瘡《ヒゼン》の先指掌に五六顆《イツヽムツバカリ》發《デキ》て。外には癢《カユキ》ところなきもの。傷《シヤウ》寒《カン》の表證に發汗法のごとくして愈《イユル》もの。吐血下血の速止べきもの。將狂まへのたに夜寢ぬるものを。施治《テアテ》して睡《ネムラ》しめて可も。の。昏睡病の邊に覺《サメ》をべきもの。卒痱の漸を自己に悟《サト》りて其御を為べきもの。婦人崩漏の藥《クスリ》に効《カウ》なきを術《ジユツ》に託して治《イエ》べきもの。痢病の初發溏瀉の期に汗して速効あるもの。己《スデ》に裏急後重劇な至たるに駃下く宜もの。霍亂の吐下なきハ適に吐下しむべきもの。また吐瀉甚に早《スミヤカ》に止ねバならぬもの大小便《ベン》の不利よりの病を發《ハツ》することあるに意を注《ヒトツ》べきもの。妊娠產後《サンゴ》の諸患の藥の効《シルシ》を詑ど。手術《ワザ》ならでハ治せぬもの。金刄傷の血を迅疾に止べきもの。打撲の瘀血を急卒に瀉去べきもの。閃挫たる骨節腫出ざる先《サキ》に快捷其治を為《ナス》べきもの。瘋狗咬傷其他一切の走獸惡蟲に咬螫たるに即時に其毒《ドク》を去バ。後の害ハ決してなれもの。小兒の吐乳の輕怒にならぬもの。蚘蟲の腔裏に生じたる候あるに大人《オトナ》小兒《コドモ》に拘ど。疾其蟲《ムシ》を下ざれバ番息患害を為《ナス》ものの。母者に乳嫗の病を乳より轉輸て兒《コ》の患を發るるに其兒よ出も早母及乳媼の疾苦《ヤマヒ》を治すべきもの。如此《カヽル》類《ルヰ》多方《アマタ》なれバ。其初起に意《コヽロ》を致て。治術肯綮に中《アタ》れバ。速《スミヤカ》に害《ガイ》を遁《ノガル》ることなるべく此に纏縛がたしもしかゝる病の大患に至ても遂に治《ヂ》されど。さして醫の奇勲を屢ねどもその酌用を醫者《イシヤ》の大に巧拙あることにて。俗家の尤知がたきことなれども誠實の志深技術《ワザ》に意《コヽロ》を用ることその無漏醫士《イシヤ》に。直之を誇ず。必其過失《アヤマチ》はなきものなり。迎意取容なる醫人《イシヤ》を。此間《コノトコロ》に隱効を收《トル》ことを欲ざるのみ。自己も意向ざれバ。其機を失。晴に後《ノチ》の害を醸ことと多《オホ》けれども。この文繡華說。木に竹を接《ツギ》たる醫按《イアン》を壹信用して體を損らるることを知ざるは嘆息ことの極ならずや第三等は病勢既に進《ススミ》く氣力《キリヨク》衰耗《オトロヘ》飲喰も減《ゲン》し。坐臥《オキフシ》に人の扶《タスケ》を頼ものは藥《クスリ》の力を待べきこと固然《モトヨリ》なれども。看侍者の用意の可《ヨキ》と否《アシキ》とにて懸《ハルカ》に隔《タガヒ》のあることなり。醫者《イシヤ》三分看病《カンビヤウ》七分と諺《コトワザ》にも言習ども看護《カンビヤウ》をよく領知たる人は少《マレ》なく無《ナキ》には如《シカ》ざるもの多故如何《イカニ》となれバ。食事《シヨクジ》にも與《アタフ》べき時《トキ》あり。藥にも用べき度《ホド》あり。頻藥を服《ノマ》しめ強《シヒ》く食を與《スヽメ》くは。病者《ビヤウニン》の腹力《ハラノチカラ》こゝに耐《タヘ》がたく藥も食も泥《トヾ》滞《コホリ》下降がたきが故《ユヱ》に。皆《ミナ》適害となるとも。効《シルシ》あることはなきなり。藥《クスリ》はもと味の偏たるものにて。平素《ヨノツネ》無病の人といへども腹力弛弱《ヨワキ》ものゝ多服くは食事《シヨクジ》まても進難《スヽミガタ》くなるものなるを。今病苦《ヤマヒ》ありて。腸胃《ハラ》の運轉《メグリ》も常《ツネ》に異バ。偏味の藥《クスリ》其度《ソノホド》を過《スゴシ》ては。

妨《サマタゲ》なきことを能《ヨク》す。故《ユヱ》に藥《クスリ》と食事《ショクジ》と混一《ヒトツニ》ならぬやう。水飲も心して嚥《ノマ》しめ。其腹裏《ハラノウチ》に空隙《スキマ》ありと知《オボユル》これに。藥《クスリ》を服《ノマ》しむべし。藥氣《ヤクキ》な周身《カラダヂウ》に轉輸《メグリ》て效《カウ》を奏《ナス》ものなれば。腹中《ハラノ》に餘裕《スキマ》あることなら ねば腸胃より遍體へ普達《メグラス》力《チカラ》なき故《ユヱ》に絶《タエ》て效《シルシ》あるものにあらず。又惣て食事《ショクジ》を病人の分量《ブンリヤウ》よりも少殺《スコシヒカヘ》たることよし。病人をもと生熟藏《ハラノウチ》の機動違常て。飲啖《タベモノ》味を失ものなれば。それを強《シヒ》て與《アタヘ》て程度《ブンリヤウ》を過《スゴ》さすべし。ぬの利《クチ》さる臼《カス》に穀《コク》を多容《オホクイレ》て。屑《コニ》せんとするがごとく停滞《ツカヘ》て害《ガイ》をなすことを必《カナラズ》なり。况《マシテ》藥《クスリ》を服《ノマ》しめて間《ホド》なき小食《ショク》を與《アタヘ》。湯水を喫了《ノミヲハル》や否《イナ》や湯液《センヤク》を用《モチヒ》んとすることを。假令《タトヘ》平和《ヘイワ》壯健《タツシヤ》な漢《ヒト》なりとも。いかでかこれに耐《タヘ》ん。况《マシテ》病者《ビヤウニン》の精力《イキホヒ》虚耗《オトロヘ》たるものとや。然《シカレ》ば薬とだにいへば多服《オホクノミ》こそ宜《ヨキ》ものと思《オモヒ》。動《ヤヽモスレ》ば別煎《ベツセン》薬用《ヨウ》の丸散《グワンサン》其員《ソノカズ》晝夜《チウヤ》數《ス》十貼《フク》にも及《オヨブ》もの有《アル》は何《ナニ》ごとぞや。いかなる方劑《ハウザイ》にても五七貼《フク》を限《カギリ》とすべし。沈痾胃弱ものには三四貼《フク》を過《スグ》べからず。それをも用捨《ヨウシヤ》すべきものあると。彼《カノ》黴薬《バイヤク》土郎中《イシヤ》に唯《タヾ》貼數《フクスウ》を増《マサ》んがために薬《クスリ》を多投《オホクアタヘ》病家《ビヤウカ》に強《シヒ》て速愈《ハヤクイヘ》んと欲《オモヒ》更《マスマス》に貪喫《ノマ》しむ。故《ユヘ》に初《ハジメ》に食氣《シヨクキ》もあらば有《アリ》しものも。腸胃《ハラワタ》に偏味の薬《クスリ》を多容受てどもに對抗《ハリアフ》力《チカラ》の堪《タヘ》ざるが故に。喫《クフ》べきものとも漸《シダイ》に憔《ヤツ》れやうになりゆきて絶《タエ》て食事《シヨクモツ》を進《マサ》ねば。萎頓《オトロヘ》あり加減をべしといひく所措《アタフルクスリ》をみれば。蔓菁芋の尤《モツトモ》泥滞《ナヅミ》易《ヤス》き品《モノ》を饒多《オホク》配《クバ》合《アハセ》たると。又更《マスマス》に喫《ノマ》しむれば。腸胃《ハラ》の轉化《メグリ》遅慢《アシク》なり。宿飲《タン》粘痰《リウイン》胸《ムネ》

卷一　四十四

腹に充満《ジウマン》し。機関頑鈍《ニブク》なるが故に。皮肉《カラダ》は漸《シダイ》に羸痩《ヤセオトロヘ》。元気《ゲンキ》益《マス〳〵》虚疲《ヨワリ》ゆきて遂《ツヒ》には不治《フヂ》の病《ヤマヒ》となれバ。医者《イシヤ》は厚顔に初《ハジメ》よりかくあるべしと慮《オモヒ》ぬれバ。専《モツパラ》滋補《オギナヒ》の剤《クスリ》を投《アタヘ》しに。治《ナホ》ぬは天命なりといひ。病家《ビヤウカ》も韓蔆諸品の高價《タカネ》をも嗇まず。多服《オホクモチヰ》して力を尽《ツクシ》ぬる功《カヒ》なきは。死《シ》ぬべき定命ならんなどいひて。遂《ツヒ》に其初《ハジメ》の処置《シアテ》の失錯たることをさらく悟《サトル》もののなきは。何《イヅレ》にも定《サダマ》まる天数《テンスウ》に出《イヅル》ことにてあるべけれども。さしあたり愚人の為《タメ》にはまた哀憐なることゝに慮る也。俗人《シロウト》はともかくも。医《イ》を業《ゲフ》とするものが此用意《コヽロヘ》もなく徒《イタヅラ》に病者《ビヤウニン》を苦悩《クルシマ》しむるはなにごとぞや。其《ソノ》心貪婪にあらねべ蒙昧なり。かゝる医《イシヤ》の薬《クスリ》を用んより。薬《クスリ》せずして中医《チウイ》に得《ウレ》ふる若《もし》しこれ禳法秘符の驗《しるし》ありと執も是故《このゆゑ》なり。又其次《つぎ》に識得べきは季候の寒暄《サムサアツサ》とも別て炎燠《アツサ》の時《とき》にも襖隔《フスマ》屏風《ビヤウブ》閉つら祢蓐を重衾を厚《アツク》し病者《ビヤウニン》暑熱《アツキ》に困苦《クルシミ》て汗多洩とみて汗多《アセオホキ》ものを風に中《アタル》ことを禁ず醫者《イシヤ》が説《トク》つればいかさまにも風に觸るゝをあしゝのみなんず厠《セツイン》へ登る病人をも強て蓐上《シトネノウヘ》にて虎子《マル》を用て便《リヤウベン》せしめ。飲食《タベモノ》も湯藥《センヤク》も温熱物《アツキモノ》をのへるぐ進て。内外《ナイグワイ》より熱をそふれば。衰弱《オトロヘ》たる病人いかでか是《コレ》に堪忍べきぞ今無病《ムビヤウ》なるものをして試《コヽロミ》に數日かゝる狀態《アリサマ》を爲《ナサシ》めてみるべし。いかなる健夫《タツシヤモノ》なりとも。病苦《ワヅラヒ》の發ぬことやあるべきぞと愚昧なる所爲《シワザ》ならずや。然ば世間《セケン》の大病《ビヤウ》も十に七八は皆醫者《イシヤ》と病家の用意《コヽロエ》あしくて不治《ヂ》の證《シヤウ》にさたつるなり。凡常《オヨソツネ》に忍《コラエ》らる丶ことも病《ヤマイ》ありても堪《タヘ》がたきものなれバ。其氣候《ソノジコウ》に應《オウ》じ病人の體《カラダ》に適《カナ》やうにしく其側《ソノソバ》に在看病人《アルカンビヤウニン》も爽快《コヽロヨキ》やでハ患者《ビヤウニン》にも可《ヨキ》ものなり。病人なれバとて頻温暖《ヒタモノアタヽメ》て良《ヨキ》ものと思《オモフ》ハ愚昧《オロカ》なることなり。さかくに其平素《ソノツネ》に背《ソムキ》たるハ必害《カナラズガイ》あり。貴賤貧富其分《ソノホド》に從《ヨリ》て病者《ビヤウニン》の處置も異とも唯《タヾ》其身《ソノミ》に習慣まゝなるを佳《コレ》とも近屬或僻邑《カタヰナカ》にて丐嫗の瘡児の灌膿の旨なるを負《ツレ》て村里《サト》に食《ショク》を乞《コヒ》ふるを一富豪之《トミルイヘノアルジコレ》を視《ミ》て憐愍《アハレ》なることに思竈屋《ダイトコ》の旁《カタハラ》に子舎のありしに入しめて飯《メシ》なと與《アタヘ》醫《イ》を招《マネキ》て藥《クスリ》を服《ノマ》しめ瘡の收までも此《コヽ》に居《オキ》てとらせんとて懇切《ネンゴロ》なるを丐嫗《カタヰノババ》も嬉《ヨロコビ》てありしに其夜中にさしも盛に膿《ウミ》たる瘡毒に没《いり》て苦悶に驚躁騒をなして診《み》せしむれバ此醫師《イシヤ》や、儇利なるものにやありけん是《これ》は全寒風霜雪とも避ず慣きたりしものゝ卒《にはか》に室中《イヘノウチ》にて鬱閉《コモリ》さるゝが故に如斯變證も發《イデ》たるなるらん。試《こゝろみ》に露地《ロヂ》へ出《いだ》しおきなばさるべしといひて夜中に戸外《ソト》へ藁薦《ワラゴモ》を延《しき》て乞子《コジキ》の母子《オヤコ》を出《イガ》し居《オキ》させて詰旦《ヨアケ》てみれバ。豆瘡快發し。膿《ウミ》も十分に灌《ソヽギ》て夫より微の惱《ナヤミ》もなく收靨《カセ》たりと聞《キケ》り。是《コレ》其常《ツネ》に背《ソムキ》て初《ハジメ》の變證《ヘンシヤウ》も發《オコリ》さるなれバ。これらのことにても病あれバこそ蒼卒《ニハカ》に其素習《ツネ》に異《カハリ》たるも宜《ヨロシ》からぬ理《ワケ》とも推知《オモヒナス》べし。又富貴《フウキ》の家《イヘ》にても同理《オナジコト》にて春冬《ハルフユ》などの凄寒なれバこそ。病者の居室《ヰマ》の氣《キ》の鬱閉《コモリ》さるも宜《ヨロシ》からねバ。をり

卷一　四十六

とりて室隅《ザシキノスミ》の褄隔《スマシキリ》を半開《スコシアケ》て。濁氣《コモリタルキ》を洩《モラシ》清氣《ヨキキ》を納《イレ》やうにしくよし。況《マシテ》春の季《スヱ》の暄《アタヽカ》なる。又は夏《ナツ》秋《アキ》の暑《アツサ》に風《カゼ》の徹《トホラ》ぬ處《トコロ》に病者を臥《フサ》しめては。いかで害《ガイ》のなかるべき。日脚《ヒザシ》のふかくさしいるところなど尤佳からず。蚊幮《カヤ》などを垂《タル》るも好《コノマシ》からず。炎熱《アツサ》の時《トキ》風なき日などは。室裏《イヘノウチ》に扇《アフギ》を揮て病者の枕邊《マクラモト》をあふぎても。病者爽快といへど。不妨《クルシカラズ》ことなり。又四時《キ》ともに。牖室多きを患者の寝所《ド》をとりく移《トリカヘ》たるが良《ヨシ》とす。是をいふかといへど。人の天地の氣を吸《スフ》呼て生養《イキテヰル》ことはなほ魚《ウヲ》の水中に在《アル》がごときものなり。吸氣《ヒクイキ》は自然《シゼン》に體《カラダ》を榮育《ヤシナフ》べき生氣《ヨキキ》を含有《フクミ》て腹中《ハラノナカ》に入《イリ》呼氣《ハクイキ》は其《ソノ》汚濁を吐出し。氣息《イキ》に從《ツレ》て生活運爲あり。其《ソノ》動《ウゴキ》て音《オト》あるものを

風《かぜ》といへば静《しづか》にして聲《こゑ》なきものを氣《き》とよぶこと猶《なほ》水と波《なみ》との
ごとくにして。一切《イツサイ》萬物《バンモノ》の體《カタチ》を成《ナシ》用《ヨウ》を為《ナス》もの悉皆《コト〴〵クミナ》此《コノ》氣《キ》の榮養《ヤシナヒ》
に由《ヨラ》ざるものなし。但《タヾ》し呼氣《ハクキ》は生活に用《イリヨウ》なき汚濁《オリ》なるもの也。無病《ムビヤウ》
の者《モノ》の吐出《ハキイダス》ものと雖《イヘドモ》。再吸《フタヽビスフ》に善《ヨロシ》からば。況《マシテ》病者《ビヤウニン》は氣血《キチ》の運輸《メグリ》其常《ヘイセイ》
に失《ウシナ》ひ腸胃《ハラ》に穢液《アシキモノ》充滿《タマリ》して。呼息《ハクイキ》の臭氣嗅《カグ》に忍《タヘ》ず然《シカル》を其汚氣《アシキキ》を室《ザシキ》
裏《ウチ》に充塞《ミダ》しめて病者其間《ナカ》に吸呼《イキヲスヒタリハキタリ》するときは病毒增進《マス〳〵》ゆきて
治《ヂ》すべき期《ゴ》を失《シツ》のみこの。輕《カロキ》は重《オモク》重《イヨ〳〵》は必死《カナラズシ》に到《イタラ》んこと。又目前《マノアタリ》な
ることにをあらずや。假令《タトヘ》ば口より吐出《ハキイダシ》たる腐穢物《クサレタルモノ》を再喫《フタヽビクラ》ひ
盆魚《カヒタルウヲ》の水を數十日《イククカ》も更《トリカヘ》ざる類にさも似《ニ》たり。能《ヨク》此《コノ》道理《ダウリ》を發明《ワキマヘ》
く。居室《ザシキ》を移《カヘル》ことのならぬところになる。とりく病者の牀蓐《ネドコロ》を易《カユル》て

臥《フシ》たる傍《アタリ》の襖槅《フスマシヤウジ》を放開《アケハナチ》清《キレイ》に掃除《サウヂ》して。ざく後《ノチ》に故《モト》のごとくに移《ウツ》べし。諸病《シヨビヤウ》ともに此意用《コノコヽロモチ》を忘《ワスル》べからず。燭火《アカリ》と火爐《ヒバチ》を多《オホク》室内《ザシキ》に安《オク》べからず。惣《スベ》て火氣《クワキ》の過《カチ》ざること。病者の為《タメ》に可《ヨロシ》からず。甚《ハナハダ》害《ガイ》あることなり。熱《ネツ》ある病者を皆皆《ミナミナ》嚴醋《キビキス》一二合を淹焗《ドナベ》に容《イレ》て。慢火上に沸《ワカシ》その氣《キ》の室中《ザシキノウチ》に充《ミツル》やうにしてよし。醋《ス》を能《ヨク》滯氣《コモリタルキ》をも排除《ハラヒノゾク》ものなり。又病者の衣衾《キルヰ》をとりく新鮮《アタラシキ》ものを更《カヘ》しめくよし。垢汚《ヨゴレ》たる衣服臭氣《キルモノヽニホヒ》のあるものも禁《イム》ことせ。屏風《ビヤウブ》などまでも換《トリカヘ》のたまをく可《ヨシ》看侍者《カンビヤウニン》も。瘡氣《デキモノ》或《アルヒ》は熱《ネツ》あるもの。體臭《カラダノクサキ》狐腋《ワキガ》の類《ルヰ》及婦人月信時《ツキヤクノトキ》若《モシク》は娩後《サンゴ》未浴者《イマダユアミセザルモノ》或は死者《シニン》を處置《トリアツカヒ》たるまゝ。浴《ユアミ》せず衣服《イルイ》ともに更《トカヘ》ぬもの、類《ルヰ》を制《セイ》すべし。垢穢《ヨゴレテ》異臭《アシキニホヒ》ある衣服《キルモノ》を着《キ》て看護《カンゴク》するなどもまた可《ヨロシ》からむ惣《スベ》て病者を寝室《ネヤ》に衣衾《イルヰ》と飲食《ノミクヒ》の消息及看侍者の用意に随《ヨリ》て病の進退《ハヒ》に大に関係《カカハリ》あることなれバ決《ケツ》して忽諸《ナホザリ》にすべきことにあらず然《サレ》ど此患《コノワヅラヒ》貧賤者《ヒンセンシヤ》にのみ多《オホ》く富貴の家《イヘ》にハ少《スクナ》きことゝのみ思《オモ》へバさにあらず富貴《フウキ》の家の臣妾《メシツカヒ》ハ他《ヒト》の毀誉《トハン》を懼《オソ》れ身《ミ》の後患《コウナン》を厭《イトヒ》て仮令《タトヘ》知非《コヽロツキ》ことありてまた誰《タレ》発言《イヒイダス》もののもなく人まへにのみ珍敬《オンタイシン》ぞと伝語《イヒツタヘ》て炎燠《アツサ》にも襟褊辟風《ビヤウブ》たてつらね衣衾《ヤガ》いやおうへに被《キセ》まゐらせ絶《タエ》て更衣《キガヘ》の議《サタ》に及ばず唯《タダ》一切《ナニゴトモ》諺《コトワザ》に謂《イフ》ならむさされらぬの看侍《カンビヤウ》を当務《ホウコウ》なりと裁量《コヽロエ》て薬《クスリ》の煎《タキ》を奥婢《オクヅキ》に委《マカセ》患状牒《ヨウダイガキ》を飲啖《メシモノ》前後渡の記子《カズトリ》たゞ主《ヌシ》毎事《ナニゴトモ》面従《ツイセウ》のみに巽辞《イヒマギラカ》し護己《オノガミカバヒ》をこのりしてたゞ速更直《ハヤカハリ》く暇逸《キウソク》

凡眠にハ先その心を臥しめて後に眼を臥しめよと古人の教しも。眠の未出ぬ前に先その思想を断て心意を定し精神を収て後に眠につく時にハ凶夢なく臥時穏なり。睡眠に由て精神再力を得るの故に寤後身體爽快になり病も自然と發ぬやうになるといふ也。然に癥瘕氣癖あるもの及喜怒哀樂の情妄動易ものハ将に睡んとすれバ雜慮妄念まづ心頭に現起て精神の煩を爲が故に眠る疲倦て睡んとすれども心を睡こと能ずたまく瞑目すれバ幻夢を見睡中少も安となし。每夜如此なれバ心身漸に萎頓て經脉の運動怠慢て遂に不治の癥癖を醸成こと有にも至なり。かゝる氣癖ある人の長病にか、又險症や、愈て後只身體の素に復し難時に當て睡ての安からざる類ハいつも多ある事にて是をしもらをそのまゝに棄置ときにハ再沈痾の基となることあり。さすれバとく今世に聞繁ことんの燃燈剛なとちず其症をも詳に

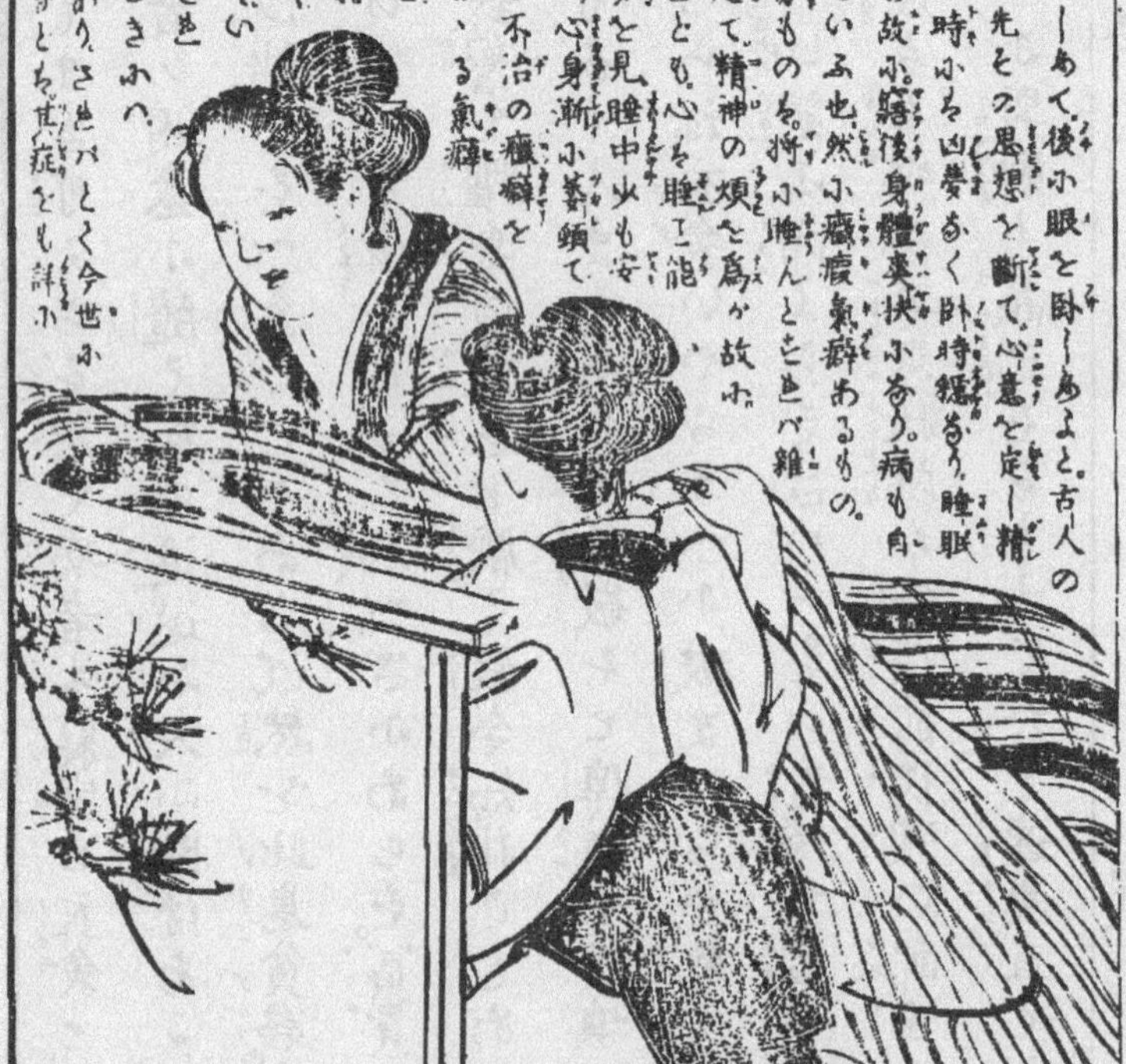

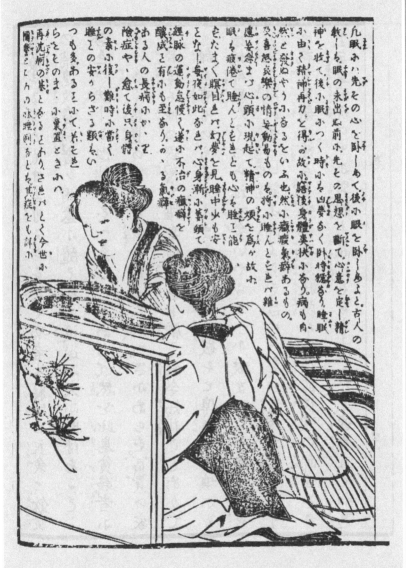

せをして妄に用べきものにあらず。病者に従《したが》て的用《てきよう》の有ことあれども、醫人もこれを研窮せざして人を誤《あやまる》もの世に多ければ、まして俗家の辨知べきことに非ず。今此に圖をなる處もそれらの類にも異にして、假令其症を詳にせずして妄に用たり共、決して害有ことなき催嚔活用の法ましく予の歴驗も久多し。其法をありあふ小桶などに、の口に簷溜の様を設て、盥などの間毎にぽたりくと滴る計を病者に聞させて、雜慮を省き心を平にしく、熟睡に着しむる術なり。尤も勞の人にも制して辯論なら使るの或を寂寞ところの室に在て施行にあらざれば、其効少し。故に世人よくその意を得て後にこれを病者に試べし。

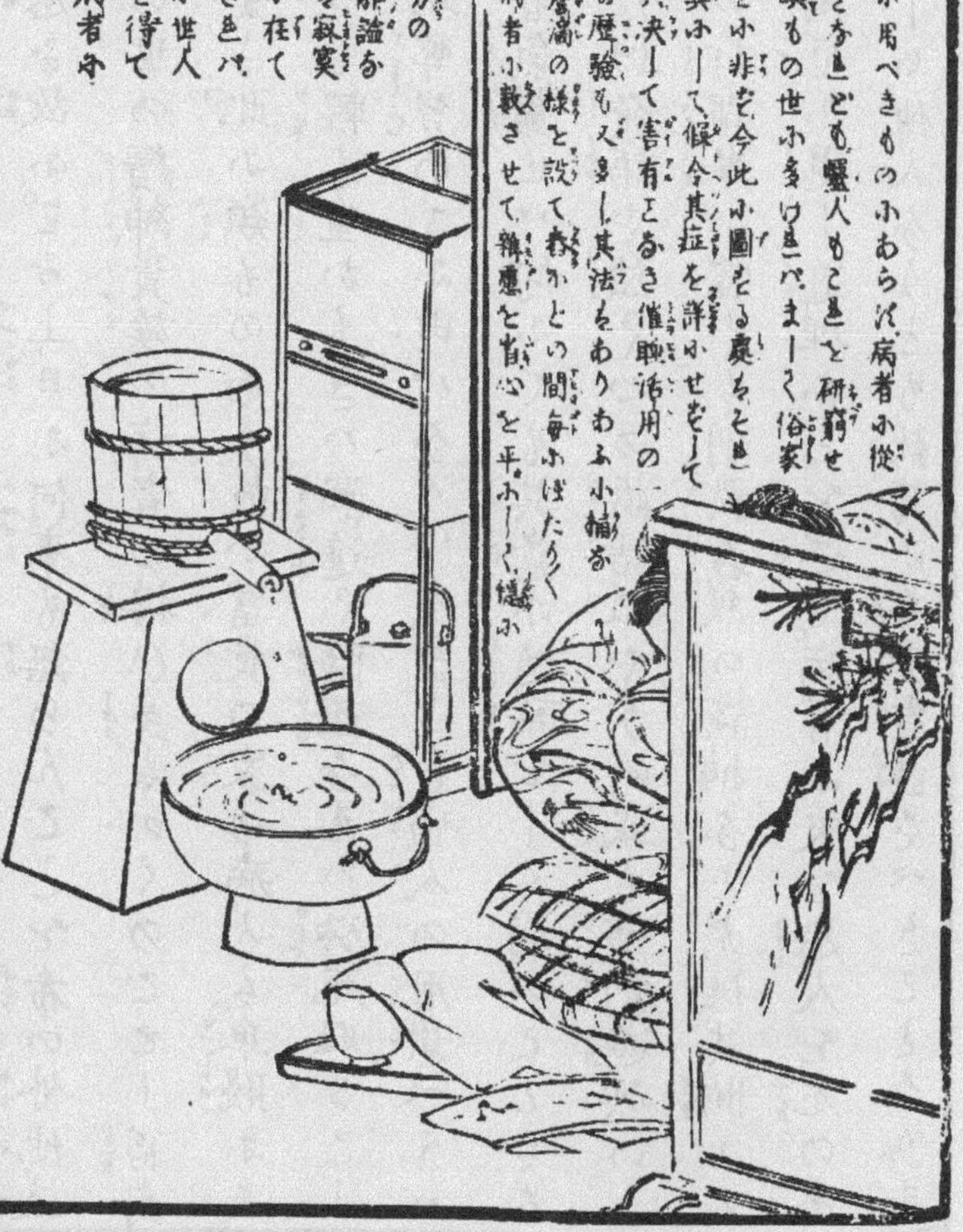

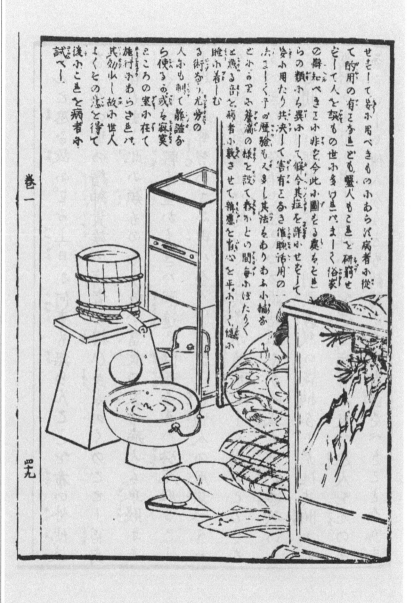

せんと思ふ故《ユヱ》にたゞ上日《バンノカナ》に何事《ナニゴト》も無《ナカ》らんことを希《ネガフ》の外《ホカ》他事《タジ》なし。今の世の縉紳貴族の病者の接ひ多《オホク》をかくのごとし、閭閻大賈もまた此に類《タグヒ》ものあり。故に富貴《フウキ》の家の病人をば卑賤にも劣《オトリ》ていつも輕《カロキ》を重《オモク》おもきへ漸進《ゼンゼンニスヽミ》て険證なれば卒死ぬることと思ふ此弊習あるに由《ヨル》ばなりけり。また看病人の用意べきはもし病者氣鬱《キウツ》せば、何にても其意《ソノコヽロ》に適諾をして病のことをなるべきだけ發語ぞ。強《ツヨ》く心の蘊結《ムスボレ》ぬやうに或《アルヒ》は演劇《シバヰ》遊興《ユサン》いこと世間《セケン》の折謔事に當《アタ》りて剛毅義烈の談柄《モノガタリ》などなし往其間にな、聖賢の困厄に處し道理《ダウリ》などを述《ノベ》て病者に天を怨《ウラミ》人を尤《トガメ》の惑なからしめ。他人なりとも款篤に善く看護をすべきことなり。夫人の腔子《カラダ》は病《ヤマヒ》の器《イレモノ》なれバ。自己《オノレ》もいつしか何《イカ》なる疾苦《ヤマヒ》を得《ウク》ん。人の抱撫《カイホウ》うけんこと預慮《アラカジメハカリ》がたし。因《ヨリ》て懿親《インシン》はさらにもいはず。朋友《トモダチ》同僚《ホウバイ》なりとも。平生《ヘイゼイ》の交誼《ヨシミ》を重《オモン》じ。病《ヤマヒ》あるときにはなるべきたけに意《コヽロ》を致《イタス》べし。己《オノレ》が厮役《シモベコモノ》なりとも。病《ヤメル》ときには分憂《イタハリ》て。毫《スコシ》も輕視《ソリヤク》にせず。汚穢《キタナキ》とも厭《イトハ》ずば。これに勝《マサ》る陰隲《インドク》やあるべき。釋氏の看病《カンビヤウ》を八福田之第《ダイ》一也と說《トキ》さるも。その慈心《コヽロ》が直に天地生成《セイヽ》の道《ミチ》に合《カナヘ》バ。福報《ヨキムクヒ》を得《ウ》べき理《コトハリ》あれバなり。殊病者は晝夜に從或は寒熱往來もあれバ。毎時《ヲリく》病者に問《トヒ》。肌膚《ハダヘ》を按《ナデ》手脚《テアシ》を搜寒温を知寤寐を察衣食の厚薄《アツキウスキ》を審口舌の乾燥《カハキ》を候湯水も適中《ヨキホド》に與《アタヘ》。痛痒《イタミカユミ》のある處《トコロ》を摩《ナデ》も捫《オスリ》も癢《カキ》もして。意《コヽロ》に應《カナフ》やうにすべし又長病人《チヤウビヤウニン》は手足《テアシ》の重《カサナリ》さるも垂たるも勝《タヘ》にくかるべし。そしらまでも意《キ》を加《クハリ》。炎燠《アツサ》にも鬱蒸《ムレ》せぬやうに。寒夜《サムキヨ》は風の侵ぬやうに。紙格褸隔《フスマシヤクヒ》の開闔《アケタテ》までも。さらに踈脱《ユダン》はあるべからず。最意を注べきは。飲食《タベモノ》の分量《ブンリヤウ》と二便《ベン》の通閉《ツウヒ》なり。一ッには。喫《クヒ》たる物《モノ》と便下《ツウヒモノ》との多寡《オホキスクナキ》を校量《カンガヘアハセ》。二ッには。長病《チヤウビヤウ》に至《イタリ》て小便《ベン》の通利《ツウリ》少は。尤《トリワケ》可からぬことと知得《シリエテ》。三ッには。い、このに食氣《シヨクキ》なくとも。數《ス》日大便《ベン》の閉は腹氣の不下降《メグリアシク》故あることと思《オモヒ》。四ッには。大便《ベン》の色《イロ》相。臭氣《クサミ》の區別《アルナシ》。五ッには。小便の晝夜《チウヤ》の多少《タセウ》色濁《イロニゴル》といふ中にも。黄《キ》なるあり赤《アカキ》あり。煤色《イロ》なると白濁《シロクニゴル》と。塗《ツチ》あると脂《アブラ》を交《マジル》やうなるあり。臭氣《ニホヒ》も各異《サマザマカハリ》なしバ唯度數《タビカズ》なり記得《オボヘ》くへ。詮《セン》なきことなり。醫師《イシヤ》もまさの、

ること繊悉問聴ぬる輕脱なり。如此意を用ゐ看病人の當務な
るべ。餘事ふ心の分ぬやうふをべし。病者の旁《カタヘ》ふありて倦《タイクツ》なり
とく書籍《ホン》なぞ讀《ヨム》べからず。況奕棊なぞの類《ルヰ》ハ嚴禁《カタクキン》をべし。就中《ナカンヅク》
父母の病あることさる。君家《シユウカ》の務《ツトメ》る是非《ゼヒ》なし。其佗《ホカ》一切家道《カゲフ》の事《コト》
なりとも緊要ならをバ。其人ふ委《マカし》て顧問《カヘリミル》べからを。然《シカレ》ども父母
病床ふ在なから家道《カゲフ》の事《コト》を挂念ふせバ然《シカル》べきことるはどよ
くむからひて。其心を安《ヤス》からしむべし。いかふ危篤の病なりと
も。父母の心ふ合《カナハ》ぬへ。志《コヽロザシ》を養道ふ背《ソムキ》て不孝《フカウ》也。また父母病あり
とも。其病の間《ヒマ》あるとりくる。親族《シンゾク》の中父母の悦ものを撰て己
ふ代《カハラ》しめ。寡時なりとも寢息て精神を鎮事あることさふ萎頓《ツカレ》ぬ

やうにをべし。まして奴婢を病者あるときには。これをさらに勞て疲《ツカレ》ぬやうに使令《メシツカフ》べし。小過《イサヽカノアヤマチ》ありとも必《カナラズ》罵詈ことなかれ。たゞ制《イマシム》べきは男女の別《ヘダテ》なり。姦通《ミツツウ》より病者の為《タメ》善《ヨロシ》からぬことを牽連ことあれば。其法令《オキテ》を慢べからず。唯《タヾ》慈愛と金銀《キンギン》を以て服使べし。且《カツ》病者の為《タメ》には其費用《ツヒエ》を厭《イトフ》べからず。常《ツネ》の貯蓄《ヨウイ》も如此時の為《タメ》なりと。力の及《オヨブ》だけは心を盡《ツクス》べきことなり。又病者の寢室《ネマ》近《チカ》く。高聲《タカゴエ》せしむべからず。妄《ミダリ》に笑語もべからず。他人の病苦死葬のこと。無聊なる談を為べからず。まして無用の人と病者の意《コヽロ》に合ぬ人は近しむべからず。若危篤にて醫士も閣手。吾人も治をべからざる病と知ば。毎事病者の意《コヽロ》に委《マカセ》。服にくき藥なりと強用べからず患人《くわんにん》の覺悟に從ふは絕て藥を止るも可然を毀譽を懼無益の醫を招病者の診察を厭とも顧ざるは何ごとぞ。もし病者覺悟あしくば。死ぬるまでは醫も迎べし。藥も用べし。又覺悟よろしからぬ人は。家人《けんぞく》の離別《りべつ》を傷。本心を失もの多。かゝる人と見ば。必死ぬべきことなど告はあし。これら尤用意《こゝろえ》あるべきことなり。其死期近《ちかき》にありとみば。幼兒孫及病者の心にかゝる血親《れんぞく》はなるべきたけ會しめざるがよし。苦痛の間《ひま》も愛着《あいぢやく》の情《こゝろ》發ば。死期の妨となればなり。臥室《ふしど》はいかにも潔淨《きれい》にして寂冥なるを良とも。近隣《ちかどなり》に琴《こと》三絃笛鼓などの音《おと》せば。親き人しく其家に告。且過んことを乞《こふ》べし。かゝる音聲《おんじやう》の耳《みゝ》へ入ば。死ぬべき時《トキ》の大なる妨害《サマタケ》となることあるが故《ユヱ》なり。今や瞑目《イキタエハテ》なんとするとも。戚屬圍繞《アツマリ》て哭泣も可《ヨロシ》からぬことなり。命絶《イキタエ》て後《ノチ》に哭《ナキ》べし。忍《コラヘ》がたくて聲《コヱ》を發《タテル》ものあらば。疾《スミヤカ》に別室《ホカ》へ遣《ツカハス》べし。死朞に親戚《シンルイ》の啼哭を聞《キカ》しむるは。子たるものゝ大なる不孝《フカウ》なるぞ。此事に豫《カネテ》より用意《コヽロエ》て。ゆめ〱怠失《ワスル》べからず。必死《カナラズシ》ぬべき病者には一切《サイ》心の繫引《シカレ》ぬやうにすること。看護人《カンビヤウニン》の最切緊と記得《コヽロウ》べし。然《シカル》ときは臨死の苦痛《クツウ》も自微。病者に於《オイ》て大なる益《エキ》あることなり。又至誠《マコト》の心一ならざしく。病者のために。道釋巫祝の徒に委く祈禱《キタウ》などすること。更無益《ムヤク》のことなり。その道釋巫祝は軽薄の者多。唯貪利の為《タメ》の祈念神符に何の驗《シルシ》の有べきぞ。ことに天命《イノチ》盡たる者《モノ》を。何《ナニ》の法《ホフ》ありてか能《ヨク》死《シ》を反《カヘ》べき。孔子《コウシ》の丘か禱《イノル》こと久《ヒサ》しと言《オホセ》ありしことなれどよく思《オモフ》べし。假令《タトヘ》天數《スウ》盡《ツキ》ぬとも。祈《イノル》とも驗《シルシ》なきこそ驗《シルシ》なれ。いのる心に信《マコト》なければ。の旨を味べば。却て神佛《シンブツ》の呵護あるまじく。病者の為《タメ》不利《ヨロシカラザル》ことになりぬべし。中《ナカ》夏《コし》の古昔《ムカシ》。周《シウ》の武王《ワウ》の病ありし時《トキ》に。其弟《オトヽ》の周公《シウコウ》旦《タン》吾身《ワガミ》を以《モツ》て代《カハラ》んと祈誓《キセイ》ありしかバ。忽感應ありて。さしも大漸し武王《ブワウ》の病の不日《フジツ》に愈《イエ》たまひしも。周公《シウコウ》の弟《オトヽ》たる道《ミチ》を盡。且深天下の亂《ミダレ》を憂《ウレヒ》たまふ其至誠より出《イデ》たることなり。また元《ゲン》の太宗皇帝《タイソウクワウテイ》の病《ヤマヒ》て將に死んとせる時《トキ》。其宰相《サイシヤウ》耶律楚材といひし人皇后と相議して俄に大赦《タイシヤ》の令《レイ》を發し。俘囚及官吏の有罪を悉赦免ありしに。其《ソノ》タ太宗《タイソウ》の絶《タエ》たる脉《ミヤク》復生《フタヽビイキ》て甦《ヨミガヘ》りとぞ。此帝《コノミカド》へ初政《ハジメノマツリゴト》を楚材《ザイ》に與《アタヘ》といへども。其性《ウマレツキ》酒《サケ》を嗜《タシナミ》晩年《バンネン》に至《イタツ》て尤甚《モツトモハナハダ》く。遂《ツヒ》に楚材《ザイ》の諫《イサメ》を容《イルヽ》こと能《アタハ》ず。細人《ヨカラヌヒト》に委任《マカセ》。貴宦黨獄。辜《ツミ》なきものを囚繫《メシトリ》たるもまた多《オホシ》。楚材《ザイ》天譴《テンノトガメ》の由《ヨツ》て来《キタル》ところを明《アキラカ》に知《シル》の故《ユヘ》に。大赦《タイシヤ》を行《オコナ》しめたりし其仁愛《ジヒ》の。天地を感動《カンドウ》せしめて死《シ》に垂《ナン》としたる太宗の再蘇生《フタヽビイキ》あらましかば。まさ宜《ムベ》なることにあらずや。今の世諸侯なども其病《ヤマイ》を巫祝《ヤマブシ》僧侶《ソウリヨ》に委《マカセ》て祈《イノラ》んよりも。寧奢を節殺を禁圄の刑《ケイバツ》を輕《カロク》し。民《ヒヤクシヤウ》の征賦を減《ゲン》などせること。洪大《コウダイ》の仁惠《メグミ》ことなるべけれ。然《シカレ》ども是郡國を主宰《ツカサ》せる人の上の事にて。士庶《カロキヒト》とも。どよ企及《キフ》べきことにあらねど。惣《ソウ》て進德《シントク》修業《シウゲフ》と皆己が心に由《ヨリ》て起《オコル》ものなり。故に常に此《コノ》心を存《ソン》すれバ、其成功量《ハカル》べからず。必《かならず》しも多生《タシヤウ》を放《ハナチ》貨《タカラ》を施《ホドコス》に非《アラズ》ず。験《シルシ》なしといふべからず。されども其分《ソノブンゞ》に応《オウ》じて財《タカラ》あり勢《イキホヒ》あるものならず。それもまた易《ヤスキ》ことなれバ、いかにも吾《ワガ》力の及《オヨブ》たけなる人の厄を救《スクヒ》貧《マヅシキ》を恵《メグミ》殺《コロス》を戒《イマシメ》生を放《ハナチ》しの耶律楚材《ヤリツソザイ》がごとく天地生成の心を心とせバ、必定ある天命をも革《アラタメ》て禍《ワザハヒ》を転《テン》じ福《サイハヒ》を迎《ムカヘ》、其験《シルシ》あらんこともまた必然《ヒツゼン》なり。もし彼《カ》一緡《ヒトサシ》の銭《ゼニ》一溢《イチガツ》の米《コメ》、老親を養《ヤシナヒ》妻孥《ツマコ》に給に足《タラ》ず。貧歎《ビンボー》いかにとも為《ナス》べからざるものも、父兄《チチアニ》の病に代《カハラ》んに身《ミ》を以てするほどの至誠心《マコトノコヽロ》、周公《シウコウ》の如《ヤウ》ならず。神仏《カミホトケ》の感応《カンオウ》ハいかでかあらざるべき。然《シカ》ども此ことハ人の尤難《モツトモカタキ》とするところなり。而《シカル》を能為得《ヨクナシウル》に

巻一　五十四

於《オイ》てハ。是《コレ》彼《カノ》有力者《カツテヨキモノ》の財《キンセン》を捨《ステ》て恵《ホドコシ》を行よりも。其験《シルシ》を得《ウル》こと大に優《マサリ》ぬべし。惣《スベ》て善《ゼン》を積徳《ツミトク》を植《ウユ》るも。いつにも真實《シンジツ》にして虚假《イツハリ》なきを貴《タツトシ》ともすな。一途《ヅ》に孝悌忠信《カウテイチウシン》の道《ミチ》を以て。赤心《マゴコロ》に祈《イノラ》んこそ天地鬼神の本意《コヽロ》にも合《カナフ》べけれ。

病家須知卷之一 終

病家須知巻之二

目録

鼻ニ沃で治すること廿ヲ醋の條下　○鯉魚湯の煎法廿二ウ鯉の條　○人糞
一切の毒を解すること廿三ウ河豚魚の條　○小兒の久咳を治する藥方
廿六ヲ蜆の條　○久咳ニ下利を兼たるものゝ藥方同　○蛇ニ咬ま
れたるこれのこと廿八ウム――おとうの條　○やけどニ雞子の油を用ること廿八ヲ雞卵の條
○藥の煎じやうのこと卅一ウ生姜の條　○腰痛腹痛をとむること
卅三蒟蒻の條　○小兒ひよめれよび藥のこと卅四ウ牛蒡の條　○溺死を治す
ること卅四ヲ烟草の條　○膃藥の毒を解すること卅四ヲ茶の條　○痘瘡ニ
茶を用て効あること卅五ヲ　○熱劇大渇ある病ニ冷水を用て
効あること卅五ヲ　○むしば及口中一切の病ニ水を用て治すること
同　○常ニ眼を洗ふよりの水ニて眼を漓て効あること卅六ヲ
○灌水拊水浴水服水ニて治する病のこと卅七ヲ
○食後ひとり按摩のこと并ニ圖卅六ヲ　○穀肉果菜の性を

目録　　二

ころ柿ウ廿八 ごまオ廿九 ごまのあぶらウ廿九 こんにやくウ廿二 ごぼうウ廿三

[あ] あづきオ十六 あめウ廿一 あまだいオ廿二 あをごウ廿二 あはびウ廿六 [さ] さうめんオ十四

酒オ十八 さといもウ廿二 さたうウ廿三 [き] きじウ廿八 [ゆ] ゆでたまごオ十八

[み] みそオ廿一 みづあめウ廿一 みかんウ廿八 [し] しやうゆオ廿八 しらうをオ廿六 しゞみオ廿六

しほびきウ廿七 [ひ] ひたうりオ廿三 ひらめウ廿五 ひりのウ廿七 [も] もちオ十八

[す] すいくわウ廿九

病家須知卷之二

病家須知巻之二

食《シヨク》物《モツ》能《ノウ》毒《ドク》の心得を説《トク》

初に述《ノベ》たるところの平常《ヘイゼイ》養生《ヤウジヤウ》の心得も、その第《ダイ》一なる飲食《インシヨク》にあり。既《スデ》に病《ヤマヒ》あるものは、また病者《ビヤウニン》を看護するにも、先《マヅ》其《ソノ》飲食《タベモノ》を撰《ヱラビ》禁宜を審《ツマビラカ》にして、病者の欲に應《オウ》ずべし。ゆゑによりて食《シヨク》も進《スヽミ》病《ヤマヒ》の治《ヂ》するなどもあるなり。是《コレ》を知《シル》こと尤肝要《モツトモカンエウ》なり。故《ユヱ》に今《イマ》其《ソノ》粳粟を此《コヽ》に説示《トキシメサ》んとす。凡《オヨソ》人の飲食《ノミクヒ》するは、その飢渇《ウヱカワキ》を療生命《イノチ》を保《タモツ》の為《タメ》なり。然《シカル》を其《ソノ》生命《イノチ》を保《タモツ》べきものを貪《ムサボリ》て生命《イノチ》を害《ガイ》するは尤《モツトモ》愚昧《グマイ》の至《イタリ》なり。ことを古人《ムカシノヒト》は其《ソノ》小さきものを養《ヤシナヒ》て大なるものを忘《ワスル》とく賤《ソシリ》たまへり。故《ユヱ》に人の人たることを知《シラ》んとならべ。飲食《ノミクヒ》の慾《ヨク》を縦《ホシイママ》にすることも。深恥《フカクハヅ》べきことなり。世の諺《コトワザ》に食《シヨク》を損《ソコナフ》ればば身《ミ》の養足《ヤシナヒタラ》ば。肉《ニク》を多喫《オホククラハ》ざれば體《カラダ》に滋液《ウルホヒ》なしといふ。これ大なる誤《アヤマリ》なり。臼《ウス》の物《モノ》を屑《コナス》るを見よ。物《モノ》多《オホ》ければ粉《コ》粗《アラク》。少《スクナ》ければ精《コマカ》なり。ましてさら肉《ニク》を脂多饅《アブラオホキモエ》やをし過喫《オホククラ》へば必《カナラズ》身に害《ガイ》あり。肉《ニク》多《オホシ》と雖《イヘドモ》食《シヨク》の氣《キ》に勝《カタ》しめざれ。古聖人《イニシヘノセイジン》の戒《イマシメ》なり。漢土《モロコシ》にて米穀《コク》ないとに多く。就中《ナカンヅク》稻《ウルシネ》の貴《タフトキ》ことを錦《ニシキ》に比《タトヘ》く。親《オヤ》の喪《モ》に食《クラフ》ことをば許《ユルサ》ざりしことさへ。古昔《ムカシ》の書《フミ》に明《アキラカ》なり。且《カツ》惣《スベ》て米穀《コク》も我邦《ワガクニ》の物《モノ》に劣《オトリ》て味《アヂハヒ》麁薄《マヅク》膩液《アブラ》少し。ことにその國《クニ》の初《ハジメ》を見るに。壤地《トチ》西北に闢《ヒラケ》く海に遠《トホ》ければ。上代は魚肉尤《モツトモ》多《オホシ》く。中古《ナカムカシ》になりてぞ比目魚《カレヒ》もらなれ異《コトナル》ことに珍重《チンチヤウ》するありさま憶《オモヒヤラ》れて。今もなれ海魚の生鮮《アラケキ》を生涯《シヤウガイ》見ることなきところも多《オホク》あるべし。かゝる邦《クニ》なれバ雞《ニハトリ》豚《ブタ》を畜《カヒ》諸獣《ケダモノ》を常《ツネ》の膳にも充ことの習《ナラハシ》ともなしたるなり。我邦《ワガクニ》のごときハ。米穀《コク》の甘美《ウマキ》こと萬國に超《コエ》。常《ツネ》に喫《クラ》ふところの稻米《ウルシネ》ハ異域《タコク》の品より其味《ソノアヂハヒ》尤《モツトモ》優《マサリ》て臓液《ウルホヒ》多《オホ》し。しかのみならず環海《グルリウミ》の國にて魚肉饒多《タクサン》にして卑賤《イヤシキ》ものといへども飽足《アキタラ》ざるそのなし。酒もまた醲烈《キノツヨキ》こと支那《モロコシ》諸國の及《オヨブ》ところにあらざれバ、かゝるものを常に飲食《ノミクヒ》する故《ユヱ》に。我邦《ワガクニ》の人には壹粘臓留飲《モツパラハラノウチニネバリリウイン》より起きたる病ことに多《オホ》し。如此《カヽル》ことをも辨《ワキマヘ》ず異邦《イコク》中夏《カラ》の書を讀《ヨム》もの。ややもすれバ。我邦《ワガクニ》の昔《ムカシ》も獣肉《ケモノニク》を常食《ジヤウシヨク》としたり。喫《クラ》べしと説くことを人に勧《スヽム》るそのおもへども。上古《オホムカシ》の海よりさかれ地《トコロ》に都《ミヤコ》したまひたる時とは異《カハリ》て。今ハ四海《ドコモカモ》運輸《フネクルマノカヨヒ》自在《ジユウ》にして。魚肉に乏《トボシ》き國も少なれば。古を以て今代律《タメシ》をしにおらば。ほゞ今の世なりとも魚肉なき地にて。獣肉《ケダモノ》を喫《クラフ》と何《ナニ》のあしかることのあるべき。すでに海にさかれ信濃諏訪《シナノスハ》の社神《ウブスナ》も。今もなほ鹿肉《シシ》を喫《クラフ》ことを許《ユルシ》たまふことの聴《キク》ま。土地闘米穀饒多《コクモツスクサン》になりてより。膏腴獣肉《ケダモノ》の邦人《クニ》に害《ガイ》あるを解《サトリ》さるが故《ユヱ》に。自然《シゼン》の道理《ダウリ》にくつたも唱《ハジメ》いつ和《トナヘ》ともなく。我邦《ワガクニ》の神明《カミガミ》にも禁制《キンゼイ》したまふとはいひ習《ナラハ》せるなり。かかる天然《テンネン》の理《リチ》をも明《サトラ》ざりしく。にもを佛法興隆《ブツホフサカン》になりたる故《ユヱ》なりなどいふは愚昧《オロカ》なることなりぞし獣肉《ケダモノ》を穢《ケガレ》さりといへば。魚鳥もまた同肉類にて穢《ケガレ》さりとはべし。生ある物《モノ》を食《クラフ》ことを禁《イム》とならバ禽獣《トリケモノ》魚介《ウヲカイ》の差別《シヤベツ》もあるべからバ然を魚鳥を禁《キン》ぜずしてひとり獣肉《ケダモノ》を禁《キン》ずることは。かの膏腴品の人の體《カラダ》に宜《ヨロシ》からねバ。人々己々《オノレ／＼》が身《ミ》に具《ソナヘ》たる神明の自然《シゼン》に禁《キン》ずる故《ユヘ》なることは明なるにあらずや。ゆゑに無病壯健の人にもあれ。獣肉《ケダモノ》をさらにもいはず。魚鳥《ウヲトリ》なりとも恣《スキシダイ》に喫《クラフ》て度《ホド》を過ては。敦阜の害懼べし。すべての食事《シヨクジ》は七八分をその度となすべし。慣《ナレ》て常となれバ饑《ウヱ》を知ものにあらず。況《マシテ》や酒肉菓餅の類《ルイ》は尤過食べきものにあらず。飲食を恣《ワガマヽ》にして止《ヤマ》ざれバ斧《ヲノ》をもつて腸《ハラワタ》を断《タツ》がごとし。されど病人の血液《カラダ》の滋補を養精食《クスリグヒ》に須《マツ》者《モノ》は。常の例《レイ》にあらざれバ。時宜《ソノトキ》に從《ヨリ》ての酌用はあることなり。それらをも一槩《ガイ》に禁《イム》べしといふにはあらず。たゞに心得《ウ》べきことなり。たとへ血液《ウルホヒ》枯燥《ツカレ》するもの、餌食《クスリクヒ》に宜《ヨロシキ》ものなりとも。病人の好《コノマ》ざるものを強《シヒ》て喫《クハ》しむるは益《エキ》なきのみならず。却《カヘツ》て轉輸《ハコビコナレ》を沮礙《サマタゲル》の懼《オソレ》あれば。餌食《クスリクヒ》にも必《カナラズ》病人の意《ココロ》に適《カナフ》ものゝ中にて其性味《ソノミアヂハヒ》善品《ヨロシキシナ》を撰《エラバ》て用るを専一《セン》とすべきことなり。されども一次《ド》に喫《クハ》しめては泥滞《ツカヘル》などを滋養《ヤシナヒ》にはならぬものもありそのことをよく解《カテン》て餌食《ソク》の品を撰《エラ》ぶべし。

平常《ツネ》に喫慣《クヒナレ》たるものを病ありとて厳制《キビシクセイ》すべきにはあらず。消化《コナレ》難《ドシキ》ものならばも大方《イ》は喫《クハ》しめて可《ヨシ》。唯《タヾ》分量《ブンリヤウ》を過《スゴサ》ざるのみ。酸苦甘辛鹹《スユシニガキアマキカラキシホハユキナド》等の偏味《ヒトイロ》を多《オホク》喫《クラフ》は可《ヨロシ》からず。また同品《モノ》を数日《マイニチ》喫《クラフ》もあし。のハるぐ些づゝ喫たるがよし。

平素《へいぜい》其人《そのひと》おこに殊《とりわけ》く嗜好《すきこのむ》ものあり。それる自然作用力《しぜんさようりよく》の必《かならず》その物《もの》に託《よ》りて益《えき》あることあるものなれバ偏味《かたよりたるあじ》なれども大方ハ許《ゆる》して損《そん》なきものなり。されども其度《そのほど》を過《すご》せバ必害《かならずがい》を招《まね》くゆゑよ。これ状節《ほどよく》をまもること肝要《かんえう》なり慎《つゝしん》で其味《そのあぢはひ》に耽《ふけ》ることなかれ。の酒を嗜《すき》て朝夕《あさばん》定《さだま》りたる食《しよく》に換《かは》るたぐひなり。されど其味《そのあぢ》に耽《ふけ》るもののにしく。自然作用力《はたらき》の所為にもあらばよくよく思《おもふ》べし。食滞《しよくたい》の軽《かろき》にも薬《くすり》を用《もちゆる》に及《およば》ず。食《しよく》を減《へら》し数日《にさんにち》を歴《へ》れバ多《おほく》ハ治《ぢ》をるものなれ。べく食ハ飢《うゑ》て喫《くら》ふべきものなれど。無病《むびやう》のときといふとも。朝餐《あさめし》いまだ消化《こなれ》ざるとおももバ。午飯《ひるめし》を喫《くら》ふべからざ。晩食翼《シヨクヨク》旦《アサ》になきはなほ下降《サガリ》らぬると知べ。早饌《アサメシ》も飢来《ハラヘリ》て後《ノチ》に喫《クフ》べし。常《ツネ》に如此《カク》をせば食滞《シヨクタイ》の患《キヅカヒ》を決《ケツ》してあることなし。食滞《シヨクタイ》食傷《シヨクシヤウ》など。さらに喫《クヒ》さるものゝ消化《コナレ》ざるところへ。重《カサネ》て喫《クフ》によりて發《オコル》ものなり。人その急《ニハカ》に腹痛苦悶《ハライタミクルシミモダエ》を見て。その時に喫さるものゝ中《アタリ》たるとかをへども。まつさく左《サ》にもあらば。餒敗たるものゝ大毒《ドク》あるものにあらねば。卒暴《ニハカ》に腹《ハラ》を悩《ナヤマス》にもいたらぬをのなり。すべてのこと其度《ソノホド》を超《コエ》ては樂《タノシミ》却《カヘツ》て苦《クルシミ》となる。酒は微醉《ビスイ》に飲。花は半開を看《ミル》をよしとすといふにはあらんや。常に健啖をする人は。その思慮《シアン》知見《フンベツ》も自然《ゼン》と昏耗なるものなり。庸愚《ヲロカ》なる性質《ウマレツキ》にても。飲食《ノミクヒ》の慎《ツヽシミ》はごとく。食六七分を度《カギリ》とする者ち意表なる知慮も出《イヅ》るものゝくだとへ病ありても至劇ゝ赴を漸ゝ差て。身體も輕爽《カロヤカ》ゝなるそのなましきを天地の真理よよいへな。自戒して慾《ヨク》を逸ませぬち。天命を知《シル》ゝ近けまな心も随て平ゝ身も健《スコヤカ》なり。ましく受得《ウケエ》て定《サダマリ》ある天祿《ロク》を食のそをのふちなまゝ享年も自延べき道理《ダウリ》ありましく事實の上より論《ロン》ずると記なる飽食過飲をするものち氣血の轉輸漸ゝ遅滯なるおゆえゝ睡眠を貪りて萬事ゝ懶く。身體の舉動あしく智見朦昧よして。一切堪忍ことなるらバ事ゝ處て明《アキラカ》ならバ常ゝ悔恨こと多《オホ》けれバ鬱悒罣礙暴怒虧心ゝ。いよく元氣《ゲンキ》主宰の職を失《ウシナ》ひ腸胃氣血ノ運行を障礙こと多《オホ》くて。病も随て進《スヽミ》やもく必《カナラズ》その天年を全をるゝと能《アタハ》ず。予が此言《コノコトバ》の實否《マコトカウソ》も人々自試《ミヅカラコヽロミ》て自明《オノヅカラアキラカ》むべし。其《ソノ》深理に至てはこの編《ヘン》のよく詳説ところにあらざればたゞ其一端を示すまでなり。循攝生の編に述る食眠身息心の五を調和る説を讀得て參攷すべし。惣ての飲食するもの。其《ソノ》三分の一は膀理昇陽より發洩三分の二は前後溲となるものとまづ心得べし。夏は昇陽より洩こと多冬は小便に出ること多もし汗多發《アセオホクハツ》たるときは小便少は其原相遠ざるを以てなり。この昇陽両便の通泄いさゝかも澁滯することあるに從て。一切の病となるが故に假令無病の人なりとも二便の通利と飲食の分量を常に意を加て自考知ことを肝要なり大便の秘閉もよろしからぬと小便の飲量に比て少きを病の漸になるしやと速注意て慮を爲べし。久病重患にても小便の通泄一昼夜《チウヤ》も絶て無は必容易《ヨウイ》のことにあらねばまづおもふべし。是《コレ》大小便の通利《ツウリ》を説の大略のみ其詳なることは俗人の心解を得るにあらねばなり。

大病瘥としてやゝ食《シヨク》を思ときにはまづ至軟にて消化やすき物を撰ていさゝかのほど與《アタフ》べし。必過べからず食事《シヨクジ》も三次に限たることにあらねば一次《ド》に與《アタヘ》んとおもふものを二次《ド》にも三次、にも喫しめたるがよし。また頻《シキリ》に飢《ウエ》て食《シヨク》を欲に與させば却て不食《シヨク》となることあり。故に一次《ド》に多與《オホクアタヘ》て間あらんよりなどりをり少づゝ喫《クハ》せて運化《コナレ》の機を導べし。それゆゑ復素《ヒダチ》にはいりたる病者には夜中にも糜粥やうのものをば絶ず用意し不時《フジ》の需に供るやうにするがよし。食物の禁忌《キンモツ》は其人の強弱《ツヨキヨワキ》と性質《ウマレツキ》と病に由《ヨリ》て酙酌あることにて一途《ヅ》には論《イヒ》がたきことなり。且假令生質《ウマレツキ》壮實《タツシヤ》なるものにても多年の病に罹腸胃脆弱なりたるか或《アルヒ》は大病にて久不食をするときは一切《サイ》の消化《コナレ》あしきもの粘膩あるものゝ類は最消息せずばならぬことなり。はた痘疹《ハウサウ》前の禁食《キンモツ》産前後の禁忌なども、といひて昔より平常の喫慣たるものに拘忌するは大なる左計なり。産婦に川魚を禁といふも謂なきことにて川に流るゝといふを禁《イミ》たるまじなることとなし、古人もすでに論じ及ものあり。はた諸病《シヨビヤウ》に各《オノ〳〵》禁物あることと或醫書《イシヨ》に載俗間にもいひつたふれども無益なることのみにて執拘かたきこと多《オホ》し。たゞ禁合食《クヒアハセ》とは其物《ソノモノ》に異《コト》なる性質《シヤウシツ》ありて一物にては毒《ドク》なきものも彼と是《コレ》と相合て人を害《カイ》することなきにしもあらねば決《ケツ》して其理《ソノリ》なしといふは却《カヘツ》ていたらぬ臆斷なれども通途の醫書どもに記たるはそれにもあらぬことをことごとしくいひなし明據となしかたきこと多《オホ》し。其佗時《ソノホカトキ》ならぬ物名《モノナ》も知ぬ物常《モノツネ》に喫慣ぬものは一切禁てよし。また煮て宿を經《ヘ》たるものは一切の菜肉決《ケツ》して病人に喫《クハ》しむべからず。攝生家はたとへ無病の時も煮て日

巻二　七

を經たるものは。餒さるにあらざれとも必喫ことをいむ。其故《ソノユヘ》ハ顯微鏡にてこれを見よ。微細《コマカキ》蟲《ムシ》生ずといへり。これなど火に炙《アブリ》ても速に死ぬるものにあらず。其の蟲《ムシ》暑熱《アツサ》の頃《コロ》尤多生ず。別《ベツ》して慎べし。

看病人の尤心《トリワケ》を注《モチフ》べきものは飲食《クヒモノ》なり。また固病《モトヨリヤマヒ》あるものを醫を選《エラブ》に其宜《ソノヨロシキ》を得《エ》ず。或《アルヒ》は僻境《カタヰナカ》にて醫《イシヤ》に乏《トボシ》きゆへ。もしくは藥《クスリ》を服しと經久《ヒサシ》けれども効《シルシ》なきの類《タグヒ》は。其《ソノ》飲食《インシヨク》を慎。起居《タチヰ》動作《ハタラキ》を節《ホドヨク》して妄《ミダリ》なる藥《クスリ》を服《モチヒ》ず病を自然《シゼン》に委《マカセ》て治《ヂ》することまゝ多し。むかし或癩病を得面部手足ともに膨脹潰爛その臭穢近べからざれば他人はいふもさらなり。ちかくは親戚も省問もの少やうになりたるゆへかく家《いへ》に在《アリ》て恥《ハヂ》をみんよりも深山幽谷に入て、ともかくもなれかしと竊《ヒソカ》に家《イヘ》を遁出《ノガレイデ》て、人跡絶《オトヅレタエ》たる山中に入、樹下《キノシタ》に臥《フシ》崖穴《ガンクツ》に棲《スミ》て果實《コノミ》草葉《クサノハ》あるにまかせて採茹《トリクラヒ》溪澗《タニ》に下《オリ》てゐ水を喫《ノミ》かくして期年《ヒトヽセ》過《スグ》るうちに腐爛しところ漸《シダイ》に瘥《イエ》て、いつしか顔色《ガンシヨク》うるはしくなり。身體《カラダ》爽健《スコヤカ》なること以前に倍《バイ》して再家《フタヽビイヘ》に歸《カヘリ》さるものありと聴《キヽ》り。これあるもの道理《ダウリ》にて俗諺《コトワザ》なおら一に看護《カイハウ》二に飲食《タベモノ》三に藥治《クスリ》といふがごとく、急劇《ハゲシキ》暴病を除《ノゾク》の外は其《ソノ》服藥《フクヤク》を急《イソ》んよりも先飲食《ノミクヒ》を戒《イマシム》ること專用《センヨウ》なり。常《ツネ》にもちふる穀肉《コクニク》果蔬は皆《ミナ》人を滋養《ヤシナフ》ものを擇《エラビ》いにしへより上下おしなべての食膳《クヒモノ》に充《ナレ》たるものにて、幼《イトケナキ》より腸胃に習慣《ナレ》

巻二　八

たれども、其人《ソノ》の嗜好《スク》ところの偏《カタヨル》によりてはさ病を生ずるなとあり、故《ユヱ》に其《ソノ》發《ハツ》するところの病に従《シタガヒ》て、其《ソノ》慣來《ナレ》さるものを嚴《キビシク》禁制《キンゼイ》し、其《ソノ》損害《ソンガイ》らせさるところを治《ヂ》せされバ、自疾《ミヅカラヤマヒ》も痊《イエ》ざるは服《キサスル》ど、ところの藥も速効《ハヤクシルシ》を奏《ソウ》やましむ。故に、藥を服《フク》せしの上に、飲食《インショク》の慎簡擇《ツヽシミカンタク》なければ、用《もちゆ》るところの藥によりて却《カヘツ》て害《ガイ》となるものなり。今左《サ》に擧《アグ》るところも常にもちふる穀肉果蔬《コクニクコノミヤサイ》も病證《ビヤウシヤウ》によりて宜禁《ヨロシキイマシメ》あるなといへハさ其飲食《ソノノミクヒモノ》に許《マカセ》て病を治《ヂ》することあるとの類數十品《ルヰスウジツヒン》を出《イダシ》その要領《アラマシ》を曉《サトシ》て他《ホカ》ハこれより例《レイ》して知《シラ》しむるまでなり、世に食療《シヨクレウ》の書數多《アマタ》あれども、性味効用《セイミカウヨウ》を論《ロン》ずること。多《オホク》ハ影《カゲ》を摶《トラマル》やうなる空論《ムダゴト》にて、據《ヨリドコロ》となしがたきものなれ

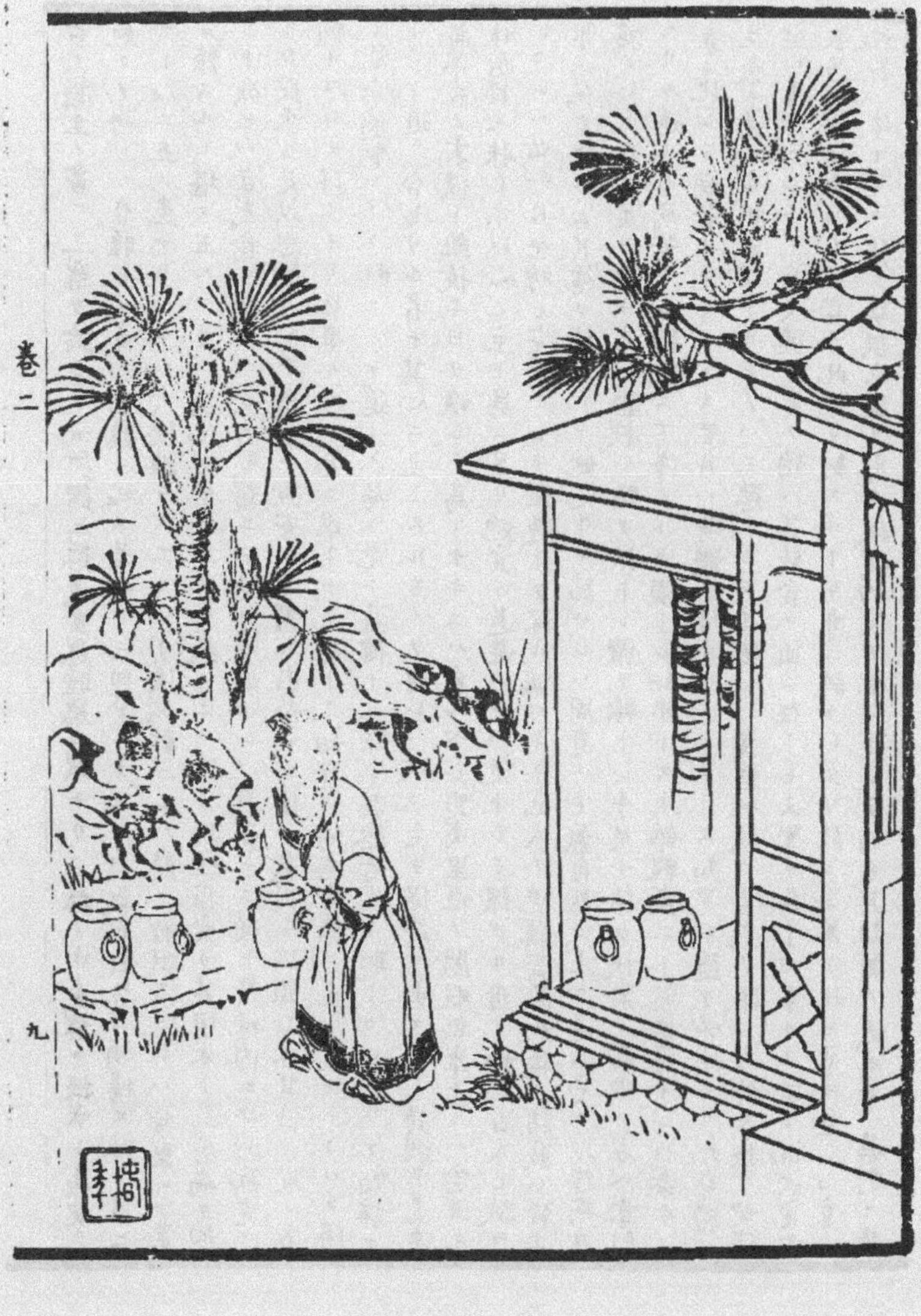
卷二
九

古人攝生ノ書ニ三慾ヲ論ジテ云所謂三慾者食慾睡慾色慾ナリ。三慾ノ中食慾ヲ根本ト爲ス喫テ飽コヲ得レバ昏睡シテ多ハ色慾ヲ起ス若喫コ三四分ニテ止レバ氣血自然ニ順暢ス味ヲ恣ニスル人ニ五ノ患アリ一ニハ大便調ラズ二ニハ小便頻數三ニハ饒ニ睡眠ス四ニハ身重シテ業ヲ修スルニ堪ズ五ニハ多ハ消化セザルコヲ患ル故ニ曰一切ノ病唯宿食ヲ其根本ト爲ス宿病ヲ却ント欲セバ宜先食ヲ減ズベシ古醫籍ニ云恬憺虚無ナレバ真氣之ニ從ヒ精神内ニ守ル病安ヨリカ從來ン是以志閑ニシテ慾少ク心安シテ懼ズ形勞シテ倦ズ氣從テ以順ヒ各其欲ニ從ヒ皆願トコロヲ得トナリ慾寡ケレバ妄ニ求コナク足コヲ知時ハ心志自然ニ主トスルトコロヲ得テ妄念簡靜ニシテ若ク壯ニシテ道ニ入易ク老テ益健ナリ。假令其德古人ニ恥トコロアリテ動靜コトヾノ道ニ合セザル者モ其心ニ主トスルモノヲ得レバ以テ生ヲ保終ヲ善スベシ詩歌書畫連誹茶香ノ末伎ト雖徒ニ日ヲ曠シテ爲コナキニハ愈ルベシ野夫里嫗ノ閑暇無事ナルハ念佛三昧題目三昧モ亦以心ノ主ト爲ニ足リ飽食テ遨遊スルハ流トシテ係ザル舟ノ如シ古人モ誠ラレタレバ必一日モ片時モ安閑トシテ空過コヲ深戒愼ベキコ也人ノ視聽言語飲食ノ諸竅ハ皆上部ニ在ガ故ニ若其慾ヲ恣ニシテ飽足コヲ知ザレバ周身ノ生氣自然ニ上ニ逆シ易シ以疾病ヲ釀ナス此ヲ我ニ足リ愁テ人ノ軀殼ハ顚ヲ根トシ體ヲ幹トシ手足十指ヲ枝葉ト爲顚ノ方ヘ牽引スルヲ逆トシ病苦トシ腰脚ニ下降スルヲ順トシ和平トス上部輕爽ニ下部豐滿ナルハ泰平ノ象ニ比シテ病苦ナキモノトス然ル時ハ身體ノ健ナルノミナラズ知見モ隨テ必明ナリ此身體ノ生氣ヲ逆スル根本トナルモノハ三慾ニシテ其第一ハ食慾也故ニ古人ノ語ニ人能菜根ヲ喫得バ百事成ベシトイヒ又德ヲ養ノ始ハ其飲食ヲ愼ニ任トモ又學ヲ爲コ四事ヨリ起レ謂飲食衣服居處言語ナリトモ言テ此慾ヲ制スルコヲ專ニ誡ラレタリ故ニ今兼テ此三慾ヲ鑒ミ心意ノ流弊ノ積ルニ強ニ草根木皮ヲ用ズ鍼砭灼艾ヲ施ニ非ジテ而モ其効驗ノ速尋常ノ藥劑ニ勝タル名散湯液數首ヲ掲出シテコレヲ天下億兆ノ人民ニ授テ未萌ヲ治シ已病ヲ愈テ同壽域ニ躋ンコトヲ欲ス其法方ノ如キハ尽ク古人ノ軌轍ニ從テ立方ノ本旨ヲ失ス唯時ニ臨デ一二ノ出入アルノミ也衆人能信愛シ久服息コトナクバ何ノ疾苦カ平治セザランヤ何ノ事業カ成就セザランヤ實ニ却病攝生ノ神方長生久視ノ妙劑也仰デ信ズベク伏テ思ベシ。

第一和氣散

一切ノ客氣怒氣抑鬱不平ノ氣ヲ治ス。

忍字 一個

忘字 一個

二味細末シテ不語唾ヲ用テ送下ス或ハ先ヅ服スルニ忍ヲ以テスレバ一朝ノ患ヲ免ベシ。之ニ繼ニ忘ヲ以テスレバ終身ノ憂ナカルベシ。

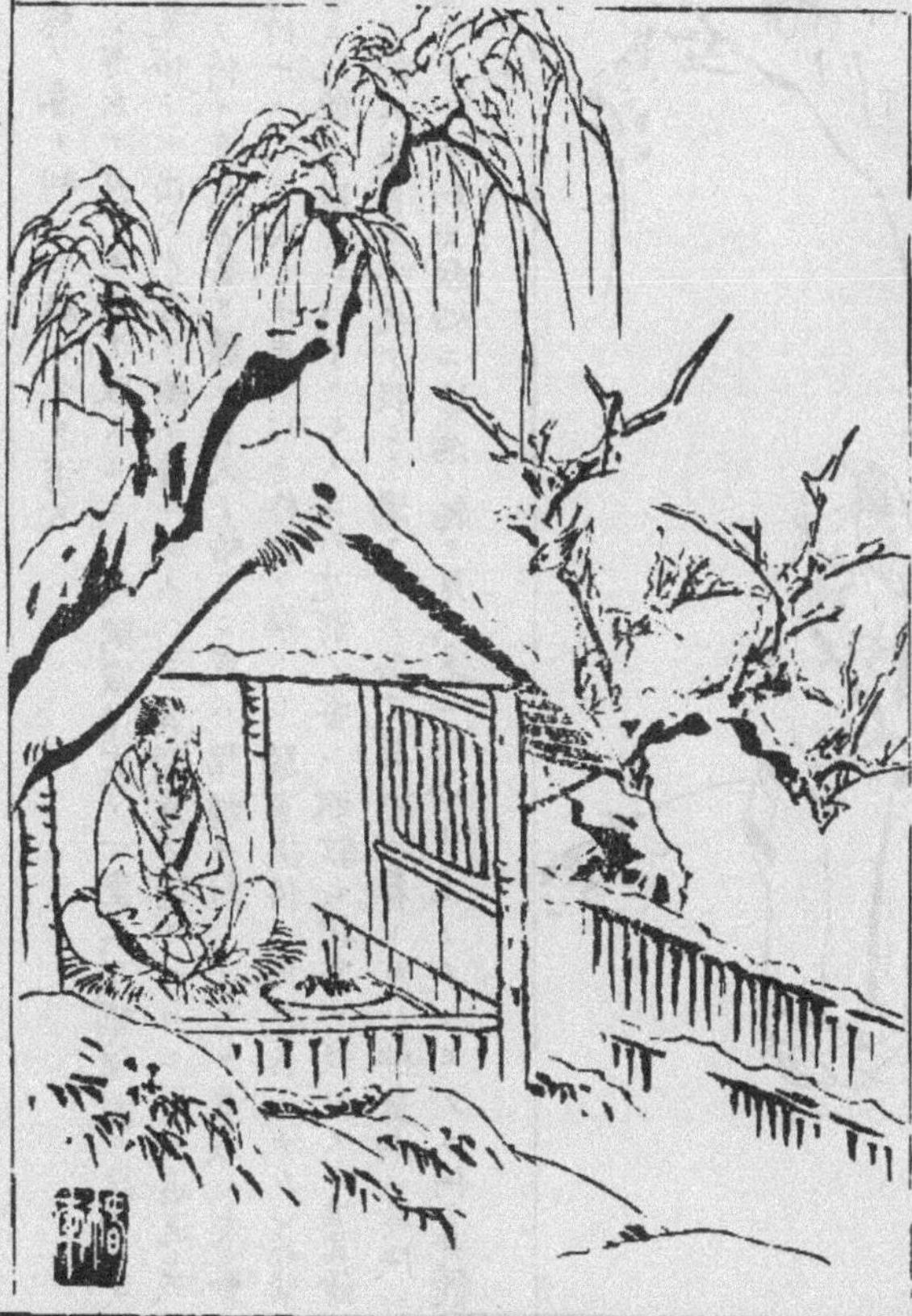

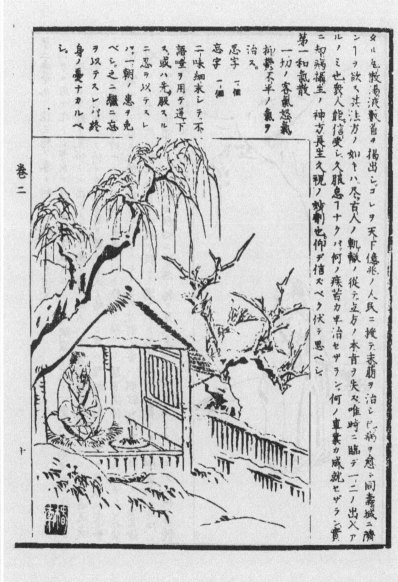

第二無憂丸　能三慾ノ毒ヲ制シ妄想ノ火ヲ消ス。

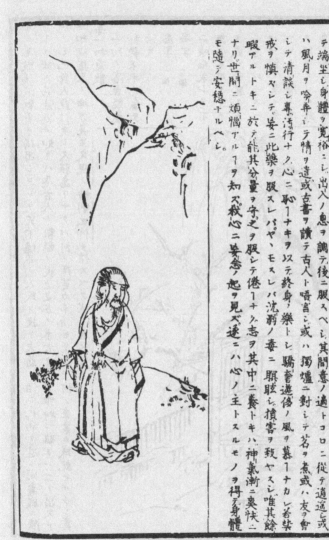

前方ヲ用テ丸トシ潔白ヲ衣トス之ヲ服スルニハ先閑寂清爽ノ一室ニ几榻蒲團ヲ設香ヲ焚テ端坐シ身體ヲ寛裕ニシ出入ノ息ヲ調テ後ニ服スベシ其間意ノ適トコロニ従テ逍遥シ或ハ風月ヲ吟弄シテ情ヲ遣或古書ヲ讀テ古人ト唔言シ或ハ獨爐ニ對シテ茗ヲ煮或ハ友ヲ會シテ清談シ專修行ナク心ニ恥ルヿナキヲ以テ終身ノ樂トシ驕奢遊侈ノ風ヲ慕ヿナカレ若婬戒ヲ慎ズシテ妄ニ此藥ヲ服スレバヤヽモスレバ沈溺ノ毒ニ瞑眩シ損害ヲ致ヤスシ唯其餘暇アルトキニ於テ能其分量ヲ守テ之ヲ服シテ倦ヿナク志ヲ其中ニ養トキハ神氣漸ニ爽快ニナリ世間ニ煩惱アルヿヲ知ズ殺心ニ妄念ノ起ヲ見ズ遂ニハ心ノ主トスルモノヲ得テ身體モ隨テ安穩ナルベシ。

第三守分湯 遊隨ヲ戒驕奢ヲ制シ心志ヲシテ和平ニ。精神ヲ壯健ナラシメ未病ヲ治シ已病ヲ却ケ福ヲ冥々ノ中ニ植テ子孫ノ後榮ヲ致シム其効尤諸藥ニ優レ。

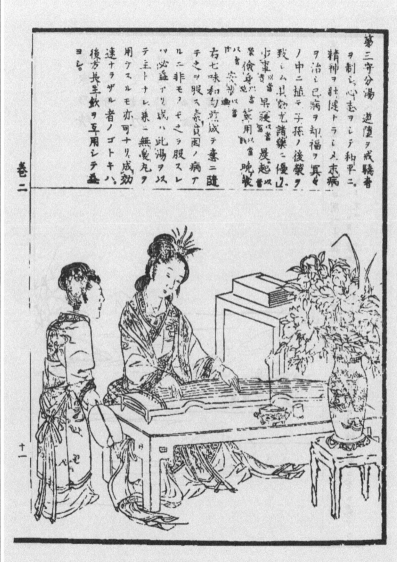

小事以當青 早寢以當當 晨起以當紫 儉身以當姥 節用以當戟 晚餐以當肉 安步以當車

右七味和勻煎成テ意ニ隨テ之ヲ服ス素貧困ノ病アルニ非モノモ之ヲ服スレバ必益アリ殊ハ此湯ヲ以テ主トナシ兼ニ無憂丸ヲ用テスルモ亦可ナリ成効速ナラザル者ノゴトキハ後方長生飲ヲ互用シテ益ヨシ。

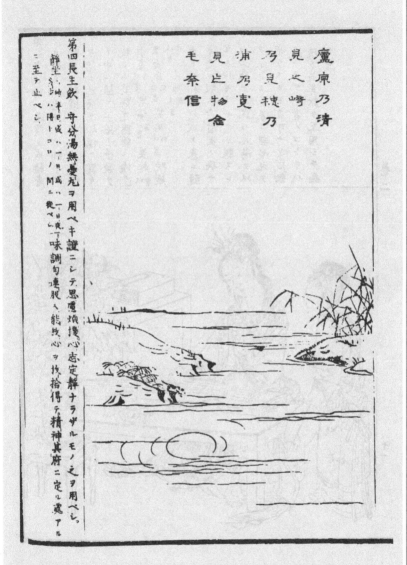

蘆原乃清
見之崎
乃見穂乃
浦乃寛
見占物念
毛奈信

第四長生飲　守分湯無憂丸ヲ用ベキ證ニシテ思慮煩擾心志定静ナラザルモノ之ヲ用ベシ。

静坐時半日或ハ一ケ月或ハ一日夜〻〻ハ陽トコロノ間ニ從ベシ一味調匀連服ス能攸心ヲ收拾得テ精神其府ニ定ル處アルニ至テ止ベシ。

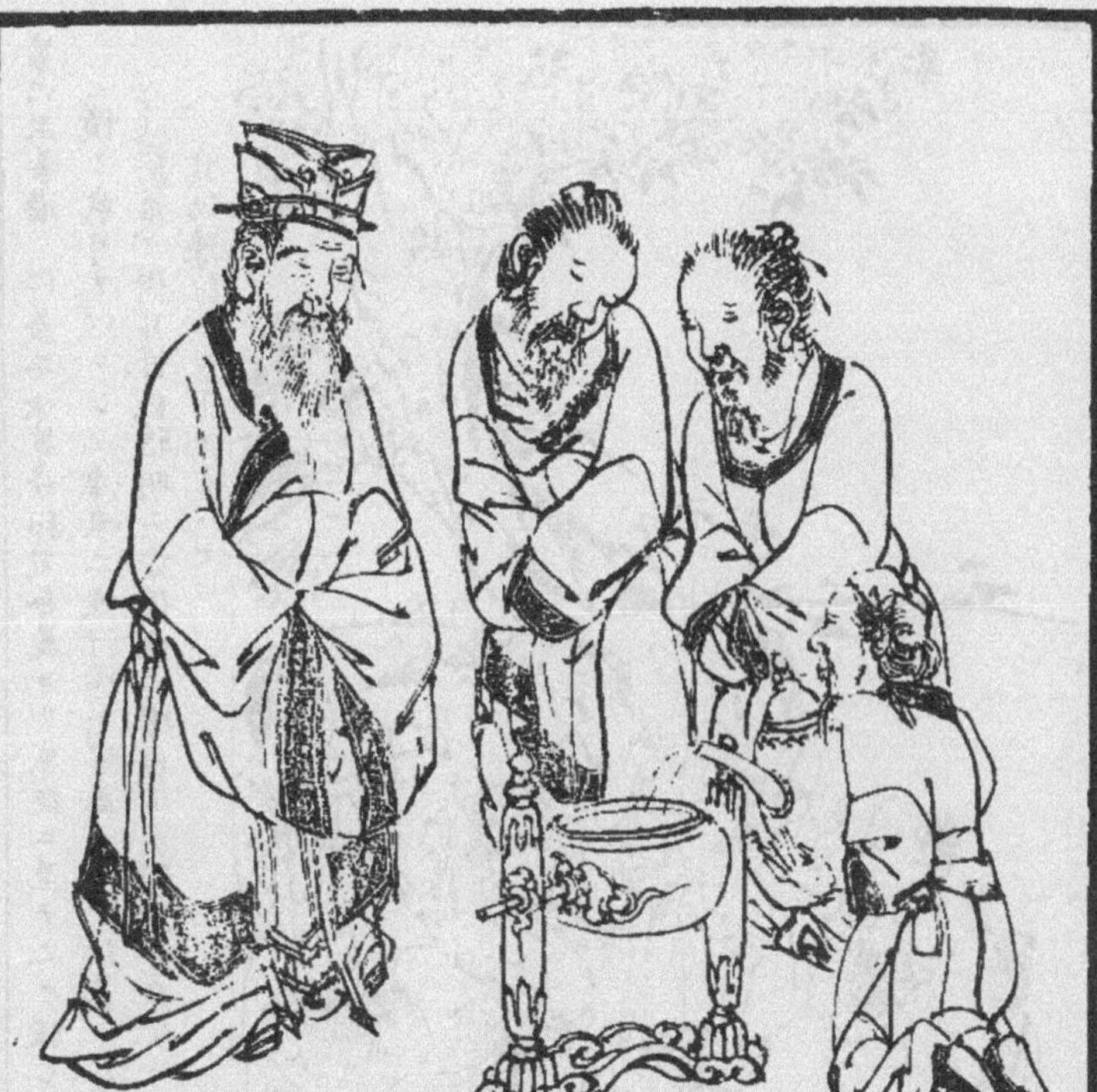

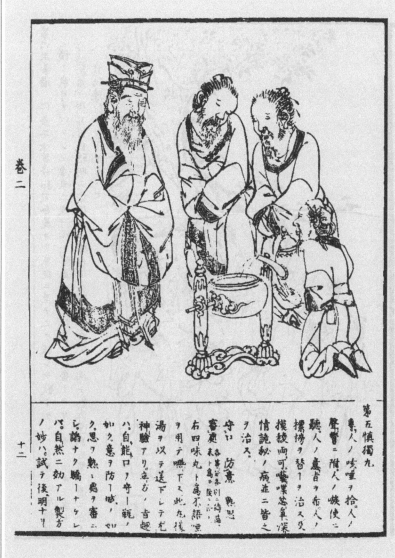

第五慎獨丸
專ラ人ノ咳唾ヲ拾ヒ人ノ
聲響ニ附キ人ノ嗾使ニ
聽ヒ人ノ意旨ヲ希フ人ノ
摽掠ヲ替ルヿヲ治ス及
撲棱而可嘆喋莶奠深
情詭秘ノ病症ニ皆之
ヲ治ス
守口　防意　熟思
審處 各等分各別ニ待薄末トシ為テ後之ニ和ス
右四味丸ト為不語嚥
ヲ用テ嚥下ス此丸ノ後
湯ヲ以テ送下シテ尤
神驗アリ立方ノ旨趣
ハ自能口ヲ守ヿ瓶ノ
如ク意ヲ防ヿ城ノ如
ク思ヲ熟シ處ヲ審ニ
シ諂ナク驕ヿナケレ
ハ自然ニ効アル製方
ノ妙ハ試テ後明ナリ

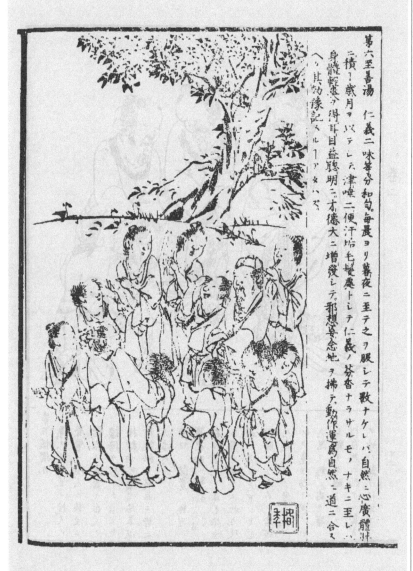

第六至善湯　仁義二味等分和匀。每晨ヨリ暮夜ニ至テ之ヲ服シテ數ナケレハ自然ニ心廣體胖ニ積コ歲月ヲ以テシテ津唾ニ便汗始毛髮處トシテ仁義ノ芬香ナラザルモノナキニ至レハ身體輕逸ヲ得耳目益聰明ニ才德大ニ増發シテ邪想妄念ヲ拂テ動作運爲自然ニ道ニ合スヘシ其效驗記スルコアタハズ

は其心得して讀《ヨム》べきことなりとあり。粥《カユ》は病人に繋《ツナギ》く用ゑものとはいへども。粘痰《タンケ》停飲《リウイン》あるもの。咳嗽《セキ》喘《ゼン》息。及蚘蟲《ヨコビクハリノムシ》の候《コウ》あるものなどにはまさに將息《ヨウジヤウ》あるべきことなり、粥《カユ》の粘稠《ネバリ》却《カヘツ》て害《ガイ》となることとあり。留飲《リウイン》に諸治《イロイロクスリシルシ》効なく數《ス》年を經《ヘ》たるものにへ。魚肉《サカナ》一切膏粱《アブラケノモノ》甘味《アマキモノ》を禁《キン》じただ陳廩米《フルキクラノコメ》の六七年以上のものを。一日に一合五勺より二合を限《カギリ》として軟《ヤハラカ》なる飯《メシ》に爨《タキ》ぎ是をうすき摶飯《ニギリメシ》となし。火に烘《アブリ》黄色《キイロ》にして盌《ワン》に盛《モリ》茶《チヤ》にても湯にても澆《カケ》箸《ハシ》にて能《ヨク》攪《カキマゼ》し。鹽《シホ》を少《スコシ》加《クハ》へて是を三次《ド》に食《クフ》べし。かくして緊戒《ドクダテ》を持《マモル》こと一年を經《フ》れば。宿患《ジビヤウ》必《カナラズ》治《ナヲル》也。毎《イツ》も試《コヽロミ》驗《ミル》ところなり。ある醫人《イシヤ》このことを秘《カク》して妄《ミダリ》に傳《ツタヘ》ざりしへ。其

卷二　十三

効《シルシ》あるよしと汎己《オノレ》専《モツパラ》にせんとあり。惣《スベ》てかゝる病には。一切《サイ》粉麪あるものは害《ガイ》あり。若し支飲《リウイン》痰涎ある病者に。粥《カユ》を用んとならバ必湯《カナラズユ》にてその粘《ネバリ》をあらひて喫しむべし。大麥《ムギ》ハ。小便を通利せる効ありて。其味輕淡といへども。粗糲し〳〵消化なしがたきとなれバ。胃弱泄瀉《クダリ》などの病人には將息あるべきとなり。それも田家《イナカ》などにて幼より喫《クヒ》なれざるものには害《ガイ》なし。水腫には必《カナラズ》この物を用ゆること。心得ざるものなれどもその甚しきものにはこれ汱も禁《キン》じて。赤小豆《アヅキ》を喫しむるなり。膏粱過度より病となりたるものには常の飯《メシ》に大麥などをもちふべし。水腫には碎麥を用て粳米と和ぬつるよし。但下利あるものに碎麥《ヒキワリ》は尤酌用あるべし。いかにとなれバ麥の粘汁にや、大便を解釋《ユルクス》るの効《カウ》を具《ソナフ》碎麥《ヒキワリ》は其《ソノ》粘汁《ネバリ》を去《サラ》ず直《スグ》に變《カレル》ことをとせバなり。

小麥《ムギ》は其《ソノ》性《シヤウ》大麥とは大小相違のものなり。すべて麪粉《ウドンコ》を用て製さる物。丸麪、麪筋《フ》、切麪《ウドン》、線餅《サウメン》のごとき數種《アマタ》ありといへども。此《コノ》物殊《コト》に粘稠《ネバリツヨク》消化《コナレ》がたきものなれバ。病人の喫に先《マヅ》は善《ヨロシ》からず留飲《リウイン》、蚘蟲《クワイチウ》及《オヨビ》小便不利等の病者はすべて禁《イミ》てよし。湯餅のごときは世人専病人の必喫《カナラズクフ》べきものとせども。先《マヅ》は好《コノミ》きものにあらず。況《マシテ》むやむぎなどいふ類は。胃弱《ハラヨワキ》者《モノ》決《ケツ》して喫《クラフ》ことなかれ。蕎麥粉《ソバコ》を生《シヤウ》にて多服《オホクノム》ば。よく大便を下利す。故《ユヘ》に小兒の大便秘結《ケツ》に。薬を厭ものにハ糖霜《サタウ》を和服《マゼノマ》しめてよし。暑時《アツキトキ》にハ水に調ても用ゆべし。そばといふ名ハ。いのかど屑《コマカク》なるまでも三稜《カク》の質《カタチ》を變《ヘン》ぜそばのどあるものなり。火熟を經《フ》れバ。そのそばのどでるれもなに。生なるほどにハ下利《グリ》せぬなり。故《ユヱ》に煮《ニ》て軟餅《ソバカキ》としたるものを。されど蕎麥麪《ソバキリ》に比《クラ》ぶれバ未熟《ナマニエ》なりといふべけれど粉《コ》をもちひたるほどにハ下利《ゲリ》せざしのにあれども。蕎麥餅《ソバガキ》も未《マダ》熟なる泥滞《ツカエ》やすきものなれバ。胃弱病者《ハラノヨワキビヤウニン》に喫《クラフ》ことなかれ。性あしきものにあらねど。そばのどあるもなるとおもふべし。蕎麥麪もまた諸病に禁《イム》ところなく。煮熟しさるうへハ胃弱《ハラヨワキ》病者《ビヤウニン》にも與《アタヘ》てよし。又疝瘕《センキ》に害《ガイ》ありといふも一槩の言にて、そましその人の稟賦《ウマレツキ》との物の熟不熟《ニエニエル ナマニエナリ》によることふくもと毒《ドク》ある物ふあらざしあさりそげし紀泄瀉《クダリ》ある病人の外ち一切禁《キン》ぞるふかよをぬあとなり。はさ世人蕎麥《ソバ》を喫《クラヒ》て浴《ユア》みを出ち卒死《トンシ》をといひく懼《オソル》るものあり。決《ケツ》して其理《ソノリ》あ紀ことなり。そ出ち此物飽食《クヒスギ》やをければ、喫後偶浴《クヒテノチ タマタマユアミ》したるもの、食厥《シヨクケツ》を發《ハツ》したる状ミく。是のいひしもののあるなし。決《ケツ》して蕎麥《ソバ》の毒《ドク》ふくちなし。されども此《コノ》物を大《ド》ふ喫《クヒ》たる後卒暴《ノチニハカ》ふ腹滿《ハラハリ》て苦悶《モダヘクルシム》ものまゝあるなどの三稜質《カクシヤク》よりこの腹滿《ハラハリ》を發《ハツ》しさるなり。しぶさといふものを細末《コ》ふして服《ノマ》せばよくこれを解《ゲ》す。いづれの藥舖《キグスリヤ》ふもあり。又牡蠣《カキ》の生汁《ナマシル》もよくこの物ふあたりさるを治《ヂ》すといいな里胡桃《クルミ》肉なたびく試験《コヽロミ》たりとをしふるものあり。予な此《コノ》物に中《アタリ》て悶乱死んとせしものに。油《アブラ》を服《ノマ》せて即効《シルシ》を得《エ》たることとあり。また此物を性冷《ヒヤスモノ》とてきらふる謬見《アヤマリ》なり。温熱《アタヽメ》て喫《クラ》へなむやともののにあらば。俗人のみならば。醫工《イシャ》もかゝることゝ思《オモヒ》て病者に禁《キン》ずるは。蕎麦《ソバ》の性質いかなるものとも辨知《ワキマヘシラ》ぬゆゑなり至もと疎通能あるものなれば。粘痰留飲《リウイン》あるもの。心下《ムネ》支結《ツカエ》腹《ハラ》中妨闕をおぼゆるものな殊更《コトサラ》に喫《クラ》てよし。小便を利し熱を解《ゲ》とる効《カウ》もあり。また感冒《ヒキカゼ》にて汗《アセ》をとべき病人の熱粥《カユ》をきらふものになる此物に換《カヘ》て汁《シル》を多《オホク》し熱食しむるもよし。決しく禁《イム》べき物にあらば。

赤小豆《アヅキ》を水腫小便不利《フツリ》に餌にせば煮汁《ニジル》を去ては効《カウ》少し。必《カナラズ》よく煮つめて用べし。すべて小便不利にて腫脹《ムクミ》あるもの、類は鹽《シホ》を一切禁《イミ》て。赤小豆《アヅキ》一味《イロ》を煮《ニ》て其汁《ソノシル》を服《ノミ》滓《カス》を喫《クラヒ》て。他《ホカ》の穀《コク》肉膏粱《ニクウマキモノ》を少も喫《クラフ》ことなけれバ。尋常《タイテイ》の水腫《ムクミ》は必定《ヒツヂヤウ》治《ヂ》すべし。或《アルヒ》は赤小豆《アヅキ》に大蒜《ニンニク》を加《イレ》煮《ニ》て大蒜《ニンニク》を去《ステ》赤小豆《アヅキ》を喫《クラフ》もよし。此方尤《モツトモ》効《カウ》あれバ臭氣《クサミ》に堪《タヘ》んものは用べし。むかし京師《キヤウト》の一醫《アルイシヤ》よく水《ム》腫《クミ》を治《ヂ》する名《ホマレ》を得《エ》たり。其《ソノ》藥方は　赤小豆大　大麥　地膚子《ハヽキノミ》各中　此三味《ミナ》㕮咀《コマカニキザミ》よく炒《イリ》て。一貼四五錢許《モンメバカリ》にして煎服《センジモチヒ》て。一切の食物《シヨクモツ》と鹽《シホ》を嚴禁《キビシクイミ》ただ赤小豆一品《ヒトシナ》を煮喫《クラハ》しめその大便は赤小豆の皮《カハ》ばかりとなるほどになれバ。小便快通《ココロヨクツウ》して効《シルシ》をうるなり。

この薬に香附子《カウブシ》縮砂《シユクシヤ》半夏《ハンゲ》などといさゝかづゝ加へ。今は売薬《バイヤク》にもなりて世の人もよく知《シル》ところなれども。さればに多売《オホウリ》んの利心《コヽロ》よりは塩《シホ》を禁《イミ》て赤小豆のみを喫《クフ》ことをもやゝゆるべく能書《ノウシヨ》に記《カキ》されば。原意《ホンイ》にたがひく其効《ソノカウ》をくなし、且《カツ》此薬方の勝《スグレ》て効《シルシ》あるにはあらで。たゞ塩《シホ》を禁《イミ》て赤小豆ばかりを食《クハ》しむるの。小便通利に験《シルシ》あること弐明《アキラ》にせざればなり。服薬《フクヤク》は病の異《サマ》途《ザマ》なるに従《シタガヒ》て区別《シヤベツ》なりとも。ざべく浮腫《ムクミ》小便不利《フツリ》の病者はよく此意《コヽロ》を得《エ》餌食《クスリグヒ》を撰《エラブ》べきことなり。塩《シホ》を断《タチ》なば体疲《カラダツカレ》んこと遅《カタ》疑《ガヒ》て決《ケツ》せぬ人まゝあれども。もし小便不利の証進《シヨウスヽミ》て水気衝心《シヤウシン》などあらばまのあたり命絶《イノチタエ》えてぬべきことなれば。まづその患《ウレヒ》を除《ノゾカ》んとすることを上計《ジヤウケイ》なれどもその猶豫《イウヨ》をすることあるべし假《カ》令ば、に數日《スジツ》敵《テキ》の爲《タメ》に攻圍《セメカコミ》さるものあらんに其飢渇《ソノウヱ》を救《スク》ふことは先《サキ》にせんか。敵《テキ》を追退《オヒシリゾケ》ることを先にせんか。よく〳〵慮《オモン》べし。もし食の慎《ツヽシミ》のならぬものは昆布《コンブ》を煮出《ニダシ》たる鹽湯《シホユ》をのみて用ふべし。それにくもなく尚忍《コラヘ》このねば淡味醬汁《ウスミソシル》を喫《ノマ》しむべし。また梅諸《ウメボシ》をたびく湯煮《ユデ》て細剉《ホソクキザミ》あるいは昆布《コンブ》とゝもに美淋酒《ミリンシユ》をさし加へよく〳〵煮熟《ジユク》し。その梅《ウメ》ぼしを去《サリ》昆布ばかりを些《スコシ》づゝ飦《サイ》にもちふるもよし。これらも用《モチヒ》ざるにしかざるあり。世に所謂《イハユル》脚痺《カツケ》にて小便不利《フウタン》なれども體《カラダ》に浮腫《ムクミ》なく、たゞ手足麻痺《シビレ》不仁《ミヽオホエヌ》或《アルヒハ》緩弱《ダクヽキ》あるものは此法に從《シタガヒ》て其症《ソノシヤウ》に的當《テキタウ》の藥を用ゆべし。效《カウ》を得《ウル》なと尤速《モツトモスミヤカ》なり。まゝ多年留飲《リウイン》より腹満《ハラハリ》て悩《ナヤム》み。嘔逆《ムカヒケ》なと常にありて。體肥胖《カラダフトリ》。足脛《アシハギ》微腫《スコシハレ》。暑月《ナツノコロ》尤快《トリワケコヽロヨ》からず。諸藥《イロイロノクスリ》効《カウ》なきものに。水腫《ムクミ》を治《ヂ》するこゝろえにてその法《ホウ》をもちふれば意表《オモヒノホカ》の効《カウ》あるものなり。緩癖の類《ルイ》もまゝ此法《ホウ》を執《マモリ》て治《ヂ》することまゝあり。或《アルヒ》は真の鼓脹にはあらねども。腹脹《ハラハリ》諸治《イロイロノクスリ》効《カウ》なきもの。及《オヨビ》婦人《フ》體肥《カラダフトリ》月經不順まゝは癇症《カンシヤウ》顛癇《テンカン》の類《ルイ》もまゝ此法《コノホウ》に従《シタガヒ》て殊効《カクベツノシルシ》を得《ウル》ことあり。もし緩病《ヒサシキヤマヒ》に歳月《トシ》を重《カサネ》く。赤小豆のみを日々喫《クラフ》に堪《タヘ》ず。大麦をはトへ用んとならべ。碎麦《ヒキワリ》がよろしくその粳米《コメ》を喫《クヒ》塩《シホ》と膏梁《ウマキモノ》を避《イマ》べきなり。小便通利《ツウリ》の藥。及敦阜《リウイン》諸症《シヨシヤウ》を治《ヂ》する劑《クスリ》に効《カウ》をうるなとおそきことはすべての病に其意《ソノコヽロ》を擴充《オシヒロイ》て巨利《エキ》を得ことありと意得《ココロウ》べし。

餈《モチ》を食《クラヒ》て寝《イネ》れバ尿《セウベン》を少しといふも、是餈《モチ》の効《カウ》にもあらず。味厚粘稠《ネバリ》ありて化熟《コナレ》なくそれゆゑに氣血《カラダ》の運輸《ハクリ》を妨《サマタグ》るなとあれバなり。故に小便不利及《ト》留飲《リウイン》咳嗽《セキ》其他《ソノホカ》胃弱《ハラヨワキ》病者《ビヤウニン》にも蒸糯飯《コハイイ》をもしぬ一切糯米《モチゴメ》にて制《コシラヘ》たるものを喫《クハ》しむべからず。

豆油《シヤウユ》も諸病人に害《ガイ》あるなとなし。なとに火煉を歴《イレ》さるものなれバ。再煮《マタニ》ざるものも病人好《コノマ》バ與《アタヘ》てよし。世醫《ヨイシヤ》やゝもすれバ此物を禁《キン》ずるなと過《アヤマリ》に嚴《キビシキ》も。なゝろえぬことなり。

酒《サケ》も食事《シヨクジ》するときに微飲《イサヽカノメ》バ。腸胃《ハラノウチ》の傳輸《コナレ》を助《タスケ》肉食泥滞《ニクジキノツカエ》の患《ウレヒ》を戒に益《エキ》あり。さのれども熱《ネツ》あるもの。支飲家《リウインモチ》。及《オヨヒ》平素《ヘイゼイ》四肢《テアシ》沈重《オモキ》をおふゆるものは禁《キン》をなし。其他《ホカ》酒を禁《イム》べき病然ハいえべ。上衝眩運頭痛《ヅツウ》。眼耳《ミヽ》鼻《ハナ》口《クチ》舌《シタ》咽喉《ノンド》。肩《カタ》項《エリ》惣《スベ》て上部に疾《ヤマヒ》あるもの常に肩背強もの。咳嗽《セキ》喘哮小便不利。水腫《スイシユ》癃痔下疳《ゲカン》便毒《ヨコ子》楊梅瘡《ヤウバイサウ》附骨《フコツ》疽《ソ》及肥前瘡臁瘡痤癤諸瘡癰瘰癧筋攣骨節疼痛痛痺脚痺鶴膝痺皷脹勞瘵痱疾の類ひ彌に動悸《ドウキ》あるもの。衄血《ハナヂ》。吐血《トケツ》。大小便血諸脱血及陰癬陰嚢つねに濕痒もの。婦《フ》人は經行不順《フジユン》胎子不育又は崩漏帶疾あるもの。かゝる病に酒を喫《ノミ》て止《ヤマ》ざれバ必其病《ヤマヒ》勢を進しむ。世に多くあるところの卒痱緩痱の類も酒より發《ハツ》をるもの十に八九なりいは婦《フ》人經行不順のごときへ酒の力をのりて血の運輸を資益《タスク》なれるごとくおもハるゝとども却《カヘツ》て血の壅滯を致し子藏病を增發もの まさ多し、そのうちにも勞瘵の漸ありて鬱悒ものの酒を得て神氣やゝ舒暢のごとく見ゆる尤其死を促《ウナガス》の所爲なり。惣てのやまひ酒力をかりて快やうにおぼゆるもされ酒の温熱《アタヽマリ》の氣しばらく體中《タイチウ》に存あひだのゝにして解散の後なをその害《カイ》を遺なり。いかにとなれバ其溫暖を發心意を快暢をするゝその氣性にあるところの效なれどもゝもる霎時に昇陽につもゝ身體を謝去たゞその粘稠さる液汁のゝ腸胃にのこりて後害を醸せバなり。試《コヽロミ》に酒を血に滴に赤色《アカキイロ》忽《タチマチ》變じて黲黮となり凝結《コリカタマル》をなす。其害《ソノガイ》を爲《ナス》こと察《サツ》をべし。故に瘴癘濕蒸を却傳染疫毒を避寒《サムサ》を禦鬱を達人をして歡娯を起《オコサ》しむることの速《スミヤカ》なる。此物に適《マサル》ものなしといへども病あるものはよくその効《カウ》と害《ガイ》とを辨知《ワキマヘシリ》て將息《ヨウジヤウ》あるべきなり醋《ス》は偏味《カタヨリアヂハヒ》なるものなれバ。過《スギ》て用ゆれバ必害《カナラズガイ》あり。すべて醋《ス》を用ひて製《コシラヘ》たるものは。消化《コナレ》おそく停滞《ツカヘ》やすし。しかれども病者の胸《ム》膈《ネ》鬱塞《フサガリ》たるものは。および食味《シヨクアヂ》を失《ウシナ》しもの。たゞその物を藉《カリ》て食を進《スヽム》ることあり。これらは時の宜《ヨロシ》きに從《シタガ》ひ。一槩《ガイ》に禁止《キンゼイ》すべきにあらば。しかはあれども此物ことに敗壞《クサレ》やすきものにて。器《ウツハ》は久《ヒサシク》貯《タクハ》ふるものは必《カナラズ》微細《コマカ》なる蟲《ムシ》その中に生《シヤウ》ずることあり。ゆゑに沽《カヒ》て數日《スウジツ》を經たるものは決《ケツ》して用ゆべからず。また産《サン》後《ゴ》眩運《メマヒ》および婦人の卒癇などに。醋《ス》の中に炭火または石瓦《カハラ》を燬《ヤキ》て通赤にしたるを投てその煙にてハ鼻を熏《フスベ》くるなと俗家にもよく爲などにて効《カウ》あるものなりそのこれにハ鑵《ドビン》やうの滴口大なるものに醋《ス》を盛《イレ》てその中へ燬《ヤキ》さる石ゟ瓦《カハラ》を投蓋をなしその口より出《イヅ》る煙《ケムリ》を鼻《ハナ》へあてゝ嗅《カ》しむるなどもよしまた石瓦《カハラ》を投ぜ。そのまゝにふりたてゝ嗅《カ》しむるも輕症《カロキシヤウ》には用べし劇時《ハゲシキトキ》は醋を口に含直《フクミタヾ》に口鼻《ハナ》へ吹《フキ》つけなどすることもまたそのまゝ嚥《ノマ》しむることもあり嘗《カツ》て産後《サンゴ》頓《ニハカ》に昏眩《コンメイ》を發《ハツ》し氣息《キソク》絶たるものに熱醋《アツキス》を鼻竅《ハナノアナ》より灌《ソヽギ》て治《チ》したることありこれらのなとるをべく婦人の病にもかぎらず。一切の毒《ドク》にあたり昏冒《コウバウ》失氣さるもの。卒厥眩運肩背急痺。および沈睡病あるひは酒に酔《ヱヒ》て昏眩覚《メクルイキサメ》ざたきものにも施《ホドコシ》てよし。まゝ薬の瞑眩《メンケン》甚《ハナハダ》しくいかにとも為《ナス》べからざるもの。此物を服《ノミ》て治《ヂ》すべし。まゝ病者の居《キヨ》室《シツ》の氣の鬱塞《ウツモリ》たるに。釅醋《ヂツキス》の煙《ケブリ》を薫《クン》じ傳染疫瘟瘡麻疹の流行《リウカウ》を防《フセグ》に用ること及。打撲《ウチミ》にさしあたり貼なる薬もなくば熱醋をもつて慰《ムシ》まゝ摩擦《スリマハル》と。惣《ソウ》て卒暴《ニハカ》の病に効用《カウヨウ》多きことどもなそごとくの條下《ジヨウカ》に説明《ヒキアカシ》なければ。参閲《ヨシアハセ》て施べし。まゝ鮓飯《スシイイ》なそ尤《モットモ》消化《コナレ》のあしきものなるべ。胃弱《ハラヨワキ》病人。食の停滞《ツカヘ》やすきものには用捨《コミシヤ》すべし。まゝ瘰毒《クワリン》あるもの。及留飲蚘虫。小児の疳疾《カンシツ》面色萎黄痩満手足羸痩等の患《ワヅラヒ》あるものには。醋を禁ずるがよし。まゝ小児吐乳《トニウ》および青色《アヲイロ》の大便をするものになそその母乳媼醋なと用て製《こしらへ》するもの、類《ルイ》を一切喫《キツス》ことなかれ。味噌《ミソ》ハ常に喫慣《クヒナレ》するものなれバ病人といへどもその嗜好《コノミ》に委《マカセ》てよし。たゞ下利《クダリ》もげしきものにハ将息《ヨウジヤ》あるべし。其他《ソノホカ》さしたる効害《カウモガイモ》なし。煙草《タバコ》或《アルヒ》ハ附子《ブシ》烏頭《ウヅ》などの毒に中《アタリ》て瞑眩《メンゲン》したるものに冷味噌汁《ヒヤミソシル》を多服《オホクノマ》しむれバ治《イユ》るを此物《コノモノ》の能《ノウ》とハいへど。もしかしながら冷服《ヒヤニテノム》によりて効《カウ》あるハ。一切の毒《ドク》ハ熱《ネツ》を得《エ》てはげしく冷《ヒエル》を待《マチ》て静《シヅマル》かゆゑなり。この理《リ》をよく會得《エトク》すべし。膠飴《ミヅアメ》ハ麥糵《モヤシ》より成《デキル》ものといへども。製《セイホウ》を經《ヘ》て性《シヤウ》も味《アヂ》も大《イ》に異《コト》なれバ粘痰《タン》留飲《リウイン》あるもの尤《モツトモ》食《クラフ》ことなかれ。たゞ腹中《ハラノウチ》拘攣《ヒキツリ》疼痛《イタミ》あるものに熱湯《アツキユ》に融解《トカシ》服《ノミ》てその痛《イタミ》しばらく快《コヽロヨキ》ものありといへども。過《スグ》れバ泥滞《ツカエ》て害《ガイ》になることあれバ。連日《マイニチ》多服《タクサンニノム》ことを禁《イム》。小建《ケン》中湯《タウ》といふ藥《クスリ》の類《ルヰ》は此《コノ》物を用るものをあまりに久服《ヒサシクモチユル》を宜からず。況留飲家《コンデリウインアルヒト》などにも。假令《タトヒ》藥病《クスリトヤマヒ》的當《テキタウ》なるも。時《トキ》に臨《ノゾン》での酌用なけれバ。却《カヘツ》て妨害《サマタゲ》となることあり。故《ユヱ》に俗家《シロウト》にもこの意《コヽロ》得あるべきことなり。またこの物に毒《ドク》を解《ゲ》する効《カウ》ありとれも記《コヽロエ》得て益《エキ》あることなり。

飴餹《アメ》を指《ユビ》の大さにのばし。長さ三寸ばかりにきり。その頭尾《アトサキ》を殺《ホソク》し。肛門《カウモン》にふかくさし内《イレ》て。大便《ベン》の下にむる意《キミ》ありて通利《ツウジ》のたきに蜜煎《ミツセンダウ》に換《カヘ》て用ることと邊鄙《ヰナカ》などにてもすることなり。蕤乳を世人の大に禁《イム》ことなるをさゝろえおさきことなり。もと黄大豆を用ひて製《セイ》たるものにて軟脆《ナンゼイ》消化《セウクワ》やすくたえてその害《ガイ》あるを見ず。むかしより鹽膽水《ガリ》を多く用ひて硬《カタ》かりし由《ヨシ》きけば。それゆゑに禁《イマ》たるなるべし。眼病《メノヤマヒ》に禁《イム》もまた妄見《アヤマリ》なり。たゞ洞瀉《クダリハラ》の病人《ビヤウニン》には宜《ヨロシ》からぬまでなり。

棘鬣魚《タヒ》は病者の餌食《クスリグヒ》に尤宜《モツトモヨロシキ》ものにて。一切禁《イム》ところなし。疱瘡《ハウサウ》の内托《オヒダシ》に用ふべし。鹽藏《シホヅケ》にして遠《トホキ》より致《イタス》ものは好《コノマ》しからば。

鮠魚《シロダヒ》は。毒《ドク》ありて人に益《エキ》あらばと古来よりいひつたへたれども。さしたる害《ガイ》ありとはきこえず。いかさまにも病人の喫にも宜《ヨロシ》とも思《オモハ》れねば。強《シヒ》て好《コノム》にあらずば与《アタヘ》ねばよし。

黄鱲魚《アマダヒ》を。世人もつはら病者の食料《タベモノ》とすれども。棘鬣魚《タヒ》に比《クラベ》ては大小劣《おと》るものなり。鰻鱺《ウナギ》は病者の好《コノム》にまかせべし。多食《オホクタベ》しむべからず。諸瘡《デキモノ》に用ひて内托《ナイタク》の効《カウ》あり。癉瘡《ハウサウ》にもまた與《アタフ》べし。蟲《ムシ》を殺《コロシ》勞瘵《ラウサイ》を治《ヂ》することをいひつたふれども證《シルシ》なし。羸弱病《ヨワキビヤウ》者《ニン》の虚を補《オギナフ》べしとはいへども過喫《クワキツ》せバ下利《クダリ》を促《モヨホス》こともあれバ。症《シヤウ》によりて用捨《ヨウシヤ》あるべし。あなごは鰻鱺《ウナギ》の種屬《タグヒ》のやうに見ゆれども。纖骨《ホソキホネ》多《オホク》その性《シヤウ》大に劣《オトル》ものにて。餌食にはなすべし。

鯉魚《コヒ》は。婦《フ》人の乳《チ》汁を出《イダシ》。小便《ベン》を通《ツウ》ずる効《カウ》あり。一切の病者禁《キム》ずところなし。水腫《ハレ》に用る鯉魚湯《リギヨタウ》といへるは。鯉魚《コヒ》の大さ七八寸より一尺なるものをそのまゝに煎《セン》じ服するの古方なれども。

苦味《ニガミ》ありて服《ノミ》かぬるものには。腸《ハラワタ》を去《サリ》まづ板昆布《イタコンブ》の長サ一尺四五寸ばかりなるに水一升入て五合に煎《センじ》。その昆布《コンブ》をバ去《サリ》て。其《ソノ》汁《シル》を用て鯉《コヒ》を煎《セン》し。三合に煮《ニ》つまりたらバ。また其鯉《ノコヒ》をも去《サリ》て。その煎汁《センじシル》を三ッに分《ワケ》。一日の中に用るなり。腥《ナマグサ》を厭《キラフ》ものには。柚皮《ユヅノカハ》或《アルヒ》は椒芽《サンセウノメ》椒《サンセウノ》末などを加《クハヘ》て用べし。水腫《ヘクミ》小便《ベン》不利。諸藥効なく醫《イシヤ》の手を束《ツカネ》たるもの。穀肉《コクニク》一切鹽味《シホミ》を禁《キン》じでこれを用れば。意外《オモヒノホカ》の効《カウ》あることあり。然《シカレ》ども鯉魚湯《リギヨタウ》ハかりを服《ノミ》て禁忌《ドクイミ》に寧略《オロソカ》なられバや、もとこれ泥滞《モタレ》すとあり。胡椒《コセウ》と鯉魚《コヒ》と同食すことを禁《イム》るその理《リ》あるべし。赤小豆《アヅキ》とともに喫《クラフ》べからずといふは。全《マッタ》その義なれとなり。

巻二　廿三

鯽魚膾《フナヽマス》を。痢病《リビヤウ》の餌食《クスリぐヒ》となせども。いまだその効《カウ》をみざるのミならバ。却《カヘツ》て停滞《ツカエ》て害《カイ》となることあり。これらの物《モノ》をたのミて。痢病《リビヤウ》の劇症《ハゲシキモノ》を治《ヂ》をべきにあらねバ用《イ》ざるにをしかバ。河豚魚《フク》も。一種《シユ》の中にも毒《ドク》なきと毒《ドク》あるものありて。漁人《レウシ》といへども辨別《ワカチ》がたく。おなじうちに鮮《アタラシキ》と敗《フルキ》とにもよらバ。烹調《レウリカタ》の精《コキ》麤《アラキ》にも闕《オロソカ》ど。もしその毒《ドク》あるものに會《アヘ》バ。その死《シ》踵《キビス》を回《メグラサ》ず。之をいつも見聞しながら省《カヘリミル》ことなくして。其味《アヂハヒ》を貪饕《ムサボルトモガラ》ハ。禽獣《トリケダモノ》にも邈《ハルカ》に劣《オトリ》たることなり。もしその毒《ドク》に中《アタリ》さる者《モノ》を速《スミヤカ》に吐《ハカ》しむべし。急卒《ニハカ》にして藥なくバ。人糞《ヒトノクソ》一蜆殻《シヾミカヒニヒトツ》許《バカリ》を服《ノマ》しむべし。直に吐《ハク》なり。人糞《クソ》ハよく一切《サイ》の毒《ドク》を解《ゲ》するものなり。異菌の類《ルイ》其佗《ノホカ》一切の毒に中《アタリ》て吐《ハク》も瀉《クダス》もなく悶乱《もだえみだるゝ》に奇効《すぐれたるしるし》ありまた青竹を切《キリ》て両節《フシ》をとゞめ。厠䧂《フンツボ》の中へ三四十日没《イ》おけバ。その中に澄《スミ》たる汁《シル》を留瀦《タヽユリ》を。磁器に畜《イレ》土中に埋《ウヅメオキ》て聴用《モチフル》もまたよしはた藍汁《アヰシル》効《カウ》ありとさけどもいまだ験《コヽロミ》ず。また蕪を煎《セン》じて服《ノマ》しむるも効《カウ》ありといへり。されバ河豚《フグ》の毒《ドク》に傷《アタリ》て鬱冒となるものに蕪を火中に焼《ヤキ》て煙《ケブリ》を口鼻《ハナ》へ薫《フスベ》のくる法《ハフ》あり。鹿角菜《フノリ》もまた能《ヨク》一切の毒を解《ゲ》す劇甚《ハゲシキ》にいたりてハ油《アブラ》を用ること。後《ノチ》の中毒の條《トコロ》に述《ノブ》べければ参考べし。速《スミヤカ》に其毒を解《ゲ》することを知《シリ》得バ。鮀の酷毒《ハゲシキドク》といへども死《シ》にいたるほどのこともなきものなれどもいさゝのの味に耽《フケリ》口腹《ハラ》のために苦悩《クルシミナヤミ》を。不孝《フカウ》とも至愚《オロカ》ともいはん。のさなれなとふく。予が尤憎《モツトモニクム》となるなり。

蟯蛑《ロー》ハ性味《しやうミ》させる毒《ドク》ありともおそれれねども。たまく毒に中て悩《ナヤム》ものあるを見れバ。同形《オナヂナリ》のうちにも。一種《シユ》の毒あるものなほとおもえる。病者へいふまでもなし。無病のものなりとも喫《クラハ》さるにあらのみ。

鰮魚《イワシ》ハ。油臓《アブラ》多《オホク》。其質《ソノシツ》もまた良《ヨロシ》からず敗《スエ》やすし。平人といへども喫過《クヒスク》れバ泥滞《ツカユル》ことをおぼゆ。況《マシテ》病人に與《アタフ》べきものにあらず。世人乳婦に喫《クハ》しむれバ。よく乳を出《イダス》といふなり。帯下病に効《カウ》あること已然いへると同旨趣《オナシオモムキ》なるべけれど。餌食《クスリクヒ》なりども。かゝるものと多喫《オホクシクハ》しめてな。先停滞《マヅテイタイ》の患ありて効《カウ》を得まじきを如何《イカン》ならん。

目子藏病の發も乳《チ》の出ざるも其病因區別なるものにて一驗
に此物を喫《クラヘ》しめて治《イヤ》さんこともちかぶつのなれことなり。故《ユヘ》に
用るおとなれとまさまりとも。
鰹魚《カツヲ》に毒《ドク》あり。病人決《ケツ》して喫《クラフ》べからず。平和の人といへども
多喫《クラフ》へバ血を渾濁を害《ガイ》あり。ある人いふかつをの軒に胡椒豆
油をかけ喫ひ即死したるもののまのあたり両人まぐみさりと
いへり。予其理《ソノリ》を會得にいとまなけれども物類の相感ハ不可思
議《ギ》なるものにて且言を食《イツハ》る人なら祢べ。こゝに記《シルシ》て世に示さ
堅魚ハをでに煮熟を歷《ヘ》さるものなれバ一切の病者その好に
任《マカセ》てよし。

卷二

廿五

叔鮪《マグロ》も毒《ドク》あり。病人喫《クラフ》べからず。瘷毒《カサケ》あるもの最く禁《イム》べし。文鰩魚《トビノウヲ》ハ。俗傳に難産《ナンザン》の婦《フ》人に黒焼《クロヤキ》にして用《ヒ》て効《カウ》あることを言ども無益《ムヤク》なるのみならず産婦《サンフ》にかゝるものを與ふれば却《カヘツ》て害《ガイ》あるものなり。煮て喫《クラハ》しむるものあれども。それもせぬのよし。病人好《コノム》ども過《スゴシ》て食しむべからず。惣《スベ》て無鱗魚屬《ウロコナキウヲ》を腐敗やすくまた酔《ヱヒ》やすし。これその性《セウ》の善《ヨロシ》からざるところあればなり。比目魚《カレヒ》ハ世醫《ヨノイシヤ》のにくむものあれども。さしたる害《ガイ》を見ずこれに一種《シユ》酔《エフ》ものありといふ人あれども。いまだその物を知《シラ》ず唯むしのれひといふものを病人喫《クラフ》に宜《ヨロシ》からずびひらぬといふも同撞《ヨリ》爲なり。鰌殘魚《シウカス》に腸胃《ハラ》を順《メグラ》に効《カウ》といへどもおほつかなし。濕《シツ》を動《ウゴカ》し害《ロイ》を説《トク》もこゝろえかさし。させる毒《ドク》あるものとみゆれバ。病人の好《コノミ》に從《マカセ》てよし。

蜆《シヾミ》へ。病人好《コノム》ともまづ禁《キン》さるのさがよし。味噌汁《ミソシル》に煮《ニ》て黄疸《ワウダン》の餌《クスリクヒ》に用《モチフ》ゐどもさせる益《エキ》なし。小便《ベン》を利《リ》ざる効《カウ》といへども謬見《アヤマリ》あり。ある邉鄙《ヘンヒ》にこの殼《カラ》を火に焼《ヤキ》て極細末《ゴクサイマツ》にして。小兒の久咳嗽いえゆる百日咳《セキ》に用《モチフ》るを家《ジイヽ》の秘方《ヒ》とするものありもと漢土《ド》より出《イデ》たる方にて頗効《スコブルカウ》あり。もし小兒久咳嗽《ヒサシキセキ》にて下利《ハラクダリ》を兼《カヌ》面黄《カホキバミ》體羸《カラダヤセ》たるものにも。坩《カハラケ》を細末《コ》して用《モチ》て効《カウ》あること予《ジブン》か發《ハツ》明《メイ》にして世醫《ヨノイシヤ》のいまだ知《シラ》ざるところなり。文蛤《ハマグリ》を瘂兒ある家《イヘ》に入ざらばといふは妄言《イツハリ》なり。これに限ずすべての介屬を長病人の食《クラフ》に宜《ヨロシ》からざるは。こゝにいふまでもあらず。

鰻魚は毒《ドク》あるものにあらねど。胃弱《ヨワキハラ》のものは喫《クラフ》ことを好ば世人此物《コノモノ》眼《メ》を明《アキラカ》にするといふは非《アヤマリ》なり。殼《カラ》を石決明《セキケツメイ》と名《ナヅク》るものに其《ソノ》能《ノウ》をいへども。さらに驗《シルシ》なし。況《マシテ》肉《ニク》と殼《カラ》とは功用《カウノウ》同からず。決《ケツ》して無用《ムヨウ》のことなり。串鰻牧糟鰻肉《ニク》。ふくだめの類《ルヰ》は。長病不食《フシヨク》のもの喫《クラフ》てもつとも宜《ヨロシ》からず。

海膽醤。よく湯火傷《ヤケド》を治《ヂ》するに即效《ソクカウ》あり。速《スミヤカ》に貼《ツク》てよし。かたきものゟ。湯にても水にても解てつくべし。松煎《リケ》の生《ナマ》なるものゟ味《アヂハヒ》輕淡《カロク》病人喫《クラフ》に尤《モツトモ》よし。もしその物なれときハ。鹽藏《シホビキ》のものをはさ用べし血《チ》を運《メグラ》し毒《ドク》を排《オシダ》し。膿《ウミ》を釀《カモ》し内托《ヤマアケ》の効《カウ》尤優《モツトモスグレ》たり。世醫《ヨノイシヤ》や、もともこの物を喫《クラフ》てとを禁《イム》ハ可怪《アヤシムヘキ》たとなり。我邦《ワガク》調血《チ》の劑《クスリ》に往昔《ムカシ》この物を用ゐざりしをそよ決《ケツ》して毒《ドク》あるものにあらば。多喫《オホククラヒ》て瘡《デキモノ》を發《イダス》へ。これ此物の効《カウ》なれば必懼《カナラズオソル》ることにあらば。身《ミ》に毒《ドク》なきものゟ。いかほど喫《クラフ》とも瘡を發《イダス》ことなし。故《ユヱ》に肥前《ヒゼン》。黴毒《カサケ》の内《ウチ》に伏《コモリ》て諸疾患《モロモロノワヅラヒ》を爲《ナス》もの。日々に喫《クラヒ》て甚良《ハナハダヨシ》疱瘡《ハウサウ》を患《ウレフ》る兒《コ》に與《クハセ》て尤《モツトモ》其益《ソノエキ》あり。子に乳《チ》を與《アタフ》る母及乳媼《ウバ》常《ツネ》に食《クフ》べし。いかなる病人に與《アタヘ》てもいさゝか害《ガイ》あるを見さることなし。
鮠点《ニホモノ》鰕魚《ヒモノ》の類《ルヰ》は。病人に宜《ヨロシ》き魚《ウヲ》なりとも。先《マヅ》は喫《クハヒ》さるがよし。
雞《ニハトリ》は血脉を資《タスク》内伏毒《カクレタルドク》を排《オヒダ》し。膿《ウミ》を釀効《カモスカウ》ありといへども。粘痰《タン》宿《リウ》
飲《イン》ある病者は。此物をもとめ諸鳥肉《イロヽノトリルヰ》ともに喘息あるべからず
なり。
鶏卵《タマゴ》は。其効《ソノカウ》わゝ肉《ニク》におなじ。咽頭《ノンド》腫痛《ハレイタミ》て。粒食《ゴクルヰ》の降《トホリ》がたきに此
物を生のまゝにて豆油《シヤウユ》をすこし加調《サシ》て喫《クラハ》しむべし。おもひの外
によく下降《トホル》ものなり。その鯹《ナマグサ》を悪《キラフ》ものには霜糖《サタウ》をくわへ熱湯《アツキユ》
に和《トヽヘ》て用ゆべし。咽痺《コウヒ》になる生《シヤウ》のこのさよろしかれ也。日に數枚を喫《クハ》し
むるときは命《イノチ》を保《タモツ》に足《タル》り。そのあひだに治《チ》を施《ホドコス》べきなり。又瘧

瘡《サウ》ある家にこの物を禁《きん》といふものあり尤不可解ことなり。瘡《サウ》の内托《ナヒタク》に餌にし常《つね》に効《カウ》あるを見る。決《ケツ》して禁《イム》べきにあらず。また湯煮たるものなる病人多喫べからず。泥滞《ツカヘ》やすきものなれバ也。また湯火傷《ヤケド》に用る鶏卵油《タマゴノアブラ》も湯煮《ユデ》たる卵《タマゴ》の黄《キミ》をのみを復土鍋《ドナベ》にて漫火《トロビ》に炒バ。漸《シダイ》に油出るを取蓄《トリノケ》て聴用にいたつて効あるものなり。

野鴨《カモ》は毒《ドク》なく滋養の効《カウ》あり。疱瘡《ハウサウ》の内托《ナヒダシ》にもまた用べし。皮《カハ》と骨《ホネ》は病人決《ケツ》して喫べからず。多く煮汁のみぞよし。雁《ガン》は鳧に類《ルヰ》して其力《ソノチカラ》劣《オトレ》り。

鶏雛《ヒナ》は内托の効《カウ》優《スグレ》たれども。毒《ドク》なきにあらねバ。病によりて抑《ヨク》息あるべし。
鶉《ウヅラ》も。小鳥のうちには餌食《クスリ》にもちひてよろしきものなり。
葡萄《ブダウ》梨《ナシ》林檎《リンゴ》の類《ルヰ》。熱《子ツ》ある病者このまべ。酥酪しく與《アタヘ》よ。必害《カナラズガイ》ある
ことなし。そのうち葡萄《ブダウ》もつともよし。
黄橙《クネンボ》蜜柑《ミカン》の類《ルヰ》も。熱《子ツ》を解《ゲ》し渇《カハキ》をやむるに効《カウ》あり。皮《カハ》尤《トリワケ》優《ヨシ》。
霜柹《コロガキ》鐵柹《クロガキ》効用おなじ。その物に蛇《ヘビ》の毒《ドク》を解《ゲ》する効《カウ》あり。近ごろ
ある家《イヘ》の庭《ニハ》に小蛇の出《イデ》けるを捉《トラヘ》て戯《タハムレ》に呑《ノム》まねをしたるもの
おましに誤《アヤマリ》てまことに呑《ノミ》けり。ややかくをるうち腹《ハラ》大に痛悶《イタミモダエ》
亂《ミダレ》ほとんど死《シナ》んとせり。衆醫《オホゼイイシヤ》集會《アツマリ》て。吐下《ハキクダシ》すべき剤《クスリ》を頻《シキリ》に用るに。
苦痛《クツウ》まさく劇《ハゲシ》く。醫士《イシヤ》も伎窮束手《コマリハテタリ》しを。後《ノチ》に到《キタリ》し一醫《ヒトリノイシヤ》此物の蛇

に咬れたるに貼て効《カウ》あるを知て。試に煎じて内服しめたるに。其痛忽に治さりとぞ。予《ワレ》いまだ試験なけれども。おそらく此に記て世に告なり。また呃逆《シヤクリ》を治《ヂ》する効《カウ》あり。この物特蔕を用るにかぎらずと知べし。

西瓜は。渇ある病人に与てよし。世にこの物を喫《クヒ》て吐瀉《ハキクダシ》あるものを見るに。皆過食ゆゑなり。たえて毒《ドク》あるものにあらねば節喫て害《カイ》あるをきかず。ゆゑに大熱渇《カハキ》あるもの。好で微づゝ与て禁ことなかれ。ただ下利あるものには将息あるべし。小便不利渇あるものをまた喫てよし。

油麻は病人喫て害《カイ》ありしを見ず。やゝもまた醫人《イシヤ》のこれを禁《キン》ずるなこゝろえば。病人の嗜好《ノゾミ》に任《マカセ》てよし。はた此物に精《ヒイ》で益髮を鳥をといふものあり。これ大《イ》なる左過《アヤマリ》なり。さえゝこの、る効のあるものにあらば。決《ケツ》してそれらの説に惑べからずまた油を生《シヤウ》にて用る事を大《イ》に異《コト》なれば。病人においても尤《トリワケ》禁ぜることろにあらずといへども。油と藥と友なりといふは。これ傳習の謬見《アヤマリ》なり。すべて油を喫《タベ》て時を過《スグ》せどもなほ胃の上口にありて下降《サガリ》がたきことなり。水に混《マジリ》さる油の上面に浮てその水を傾瀉ても油を器の邊《フチ》に残《ノコル》がごとし。且《カツ》其粘滑あるゆゑに腹中の機あしくなりて。留飲《リウイン》などになる尤妨となることなり。藥と相友が故に禁にあらば。さはいへ油の性質は一切の藥毒を圍繞て其力を挫ものなきバ。叉といふ理《リ》のなきにもあら袮ど世人ハかゝる理を辨知《ワキマヘ》ていふにあら袮バ。おそらくこれを驚《オドロク》きなり。もし喫《クラヒ》て泥滞《ウカス》を知《シラ》ぬものハ病ありとも少《スコシ》ハ與《アタヘ》てあしといふにハあらバ。又今世に發疱膏《ハツハウムク》と稱《ヨビ》て貼《ツケ》るところに水疱を起ものあり。此膏《カウヤク》を貼《ツケ》し後に小便淋瀝陰茎中《セウベンリンレキインキヤウノウチ》に痛《イタミ》を知る者《モノ》あり。速《スミヤカ》に油煮《アブラアゲ》やうの物を食《クハ》バ其痛治《ソノイタミイユ》るなり。このことを袮て記得《コヽロエ》べし。また龍腦《リウナウ》一味細末にして服《フクス》るもよし。菘《ナ》ハ煮熟をれハ軟《ヤハラカ》にして胃弱下利《ツヨクダリハラ》の病者《ビヤウニン》なりとも嗜好《コノム》ものにハ與《アタヘ》て害《ガイ》あるものにあらバ。たゞ留飲家《リウイントイ》及面色黴淡唇白者《カホイロアヲクチビルシロキモノ》等《ナド》ハ惣《スベ》て菜蔬《サイソ》の類《ルイ》を多喫《オホクシヨク》ハ宜《ヨロシ》からず。然《シカル》を世醫《ヨノイシヤ》ハその科別《ワカチ》もなく。一切の病者に菘《ナ》を禁《キン》ずること嚴《キビシキ》ハ。全《マツタク》その理《リ》なきことなり。唯《タヽ》鹽藏《シホヅケ》の物ハ消化宜《ヨロシ》からねバ。羸弱病者に多《アマタ》喫《クハ》しむべからず。世人いふ菘《ナ》を喫《クヒ》て兒《コ》に乳《チ》を嚥しむれバ。兒の大便青しといへど。是蠢愚なる裁量なり。兒の大便の青《キ》ハ。病あるにあらねバ其母か乳媼《ウバ》に必《カナラズ》故《ユヱ》あることなり。菘《ナ》の青色が乳《チ》より轉輸て大便に出るものにあらバ。若然《モシシカ》らんにハ赤色《アカキイロ》の物を喫《クヘ》バ赤大便を泄《モラ》し白色の物ハ白大便となるらん。甚《ハナハダ》失笑べきことにこそ。白茯子ハ。腸胃の運輸を資《タスケ》留飲《リウイン》を踈し。飲食を消化し。食滯を治し。傷寒の精神錯亂譫語ありて。諸藥効なきものにこの物一味細末にしたるを煎服せしむれバ驗あることあり。難病にも用べし。手に不遂不仁ところあるものは此物を布《ヌノ》に裹《ツヽ》沸湯《ニエユ》に撮《ヒタシ》て肩《カタ》より身柱《チリケ》の部《アタリ》を熨脚にあるものは腰《コシ》を熨《ノシ》て効《カウ》あることありはた平素に頭熱脚冷《カシラネツアシヒユ》るものには巌醋《キツキス》にて袮り足心《アシノウラ》へ貼《ハリ》てよし。餌食《クスリクヒ》に毎朝味醬汁《ミソシル》に點《カキマゼ》て用べし。燥菜《ワサビ》は腸胃の轉輸《コナレ》を健《スコヤカ》にし腹痛《ハラノイタミ》を治《ヂ》し鬱冒《フサギ》を開《ヒラク》の効《カウ》あり。一切の病者禁《イム》ところなし。帶下《ナノカタ》諸病《ワヅラヒ》鬱悒《キカツ》諸症《ヤマヒ》痱病《ナウフウ》惣《スベ》て胃弱者《コナレアシキモノ》常《ツネ》に餌《クスリグヒ》にしてよし。

生薑《シヤウガ》は一切禁《イム》ところなし。胃弱病者《ハラヨワキビヤウニン》および胸膈《ムネ》痞塞《ツカヘ》或《アルヒ》は留飲《リウイン》あるもの。ことさらに喫《クヒ》てよし。嘔氣にも尤《モツトモ》効《カウ》あり煎劑《センヤク》に生薑一片といふは。やゝ大なるところにて。厚《アツサ》一分《ブ》ばかりを度《ホド》とをべし麤皮《ウハカハ》は去《サリ》たるがよし。因《ツイデ》にいふ。凡《スベ》て藥を煎《セン》ずるには磁器《セトモノ》を上《ヨシ》とす。藥は布嚢《フクロ》に盛《イレ》ばそのまゝに投《イレ》さるがよし。其味《アヂハヒ》を主《セン》とする劑《クスリ》は濃煎《コクセンジル》をよしとし。芬芳《カホリ》あるものは濃煎《コキ》をこのまずと先《マツ》知《コヽロ》得《エ》てよし。もし香氣《ニホヒ》あるものを煎《セン》ずるならば。確の滴口を紙やうのものを以て之を塞《フサギ》。その氣《キ》の泄《モレ》ぬやうにをなれなる。

葱《ネギ》は。病者に禁《イム》ところなし。疝瘕《センキ》。腰痛《ハライタミ》。その他《ホカ》下劑《ザイ》を服《ノミ》て便下《ツウズ》べきに下《ツウジ》の秘。腹中《ハラ》急痛支悶《キリキリイタミムネツカヘ》。または痛《イタミ》肛門《カウモン》に徹《トホツ》て堪《タヘ》がたきなどに。白きところを掌《タナヒラ》にてよく揉《モミ》。をこしづゝ鹽《シホ》を和《クハヘ》てよく軟《ヤハラカ》にし。瓷堝《ドナベ》にて温《アタヽ》め。布《ヌノ》に裹《ツヽミ》て熨《ムシ》さるなど尤《モツトモ》捷便《テヂカ》にしてしかも効《カウ》あり癲撲の腫痛にも用《ヒ》て熨《ムシ》てよし。
萊菔《ダイコン》は。一切の病者禁《イム》ところなし。煮《ニ》さるもの尤《モツトモ》よし。生《シヤウ》もまさ
なしのらば。萊菔《ダイコンオロシ》も用《ヒ》て害《ガイ》あらば。傾傳化《ヨホトコナレ》の機を資《タスクル》に益《エキ》あり。
この物を葱白《子ギノシロ子》に交《マゼ》て熨劑《ムシグスリ》に用《フ》ることあり。澤菴《タクアン》づけ粃淹《ヌカミツケ》の類《ルヰ》
も病者好《コノマ》ば與てよし。たゞ莖葉《クキハ》の鹽藏《シホヅケ》はこのましからば。
竹筍《タケノコ》は毒《ドク》あるものにあら休ど消化なし紀ものなれバ怯弱《ヨワキモノ》泄
利等《リナド》の病者に禁《イム》ことあるまでなり。
菠薐菜は毒《ドク》あるものにあらば。志のるを婦《フ》人歯《ハ》を染《ソメ》てことを
喫バ毒に中て死《シ》ぬるといふは鉤吻《コウフン》和名なべわりといふその
の相似《ニヨリ》たるなどより。偶《タマ〳〵》にそれらの類《ルヰ》を誤認《アヤマリ》喫《クラヒ》て毒《ドク》に傷し者

あるならんか。はた芹葉《セリバ》の鉤吻《コウフン》ありて。ぜりと相似《ニヨナ》たり。和名なほぜりといふ。池或は澤《サハ》に生ず。これまた毒《ドク》あり。よく辨知《ワキマフ》べし。

大蒜灸《ニンニクキウ》を瘡癰《デキモノ》の膿《ウミ》を呼《カモス》に用《ツ》るは。火氣の内に徹《トホリ》て痛《イタミ》を知《オボユル》にあらねば効なきものなり。

芋《イモ》の類《ルヰ》は毒《ドク》あるものにあらねども。痰涎《タンケ》留飲《リウイン》の病者に喫《クハ》しめざるをよしとは。青芋《サトイモ》尤《トリワケ》善《ヨロシ》からば。薯蕷《ヤマノイモ》の精《セイ》を益《マス》といふも妄《カツ》せさべところ、ドるは長病人をいふまでもあらねば。つねに宿飲《リウイン》舊癖あるもののこれを喫《クラヘ》べ。まゝ停滞《ワカユル》ことあるものなり。

蒟蒻《コンニヤク》ハ性質《シヤウ》のよからぬ、そのなればば病者の喫《クラフ》に宜《ヨロシ》からねど識少與くる害《カイ》あることなし。世人癲癇に禁といふは真に然《シカ》り。痘《ハウ》瘡《サウ》せざる小児に喫《クハ》しむべからずといふは證《ツケ》もなき妄言《イツハリ》也。幼《イトケナキ》より喫馴《クヒナレ》てる害《ガイ》あるを見たることなし。また此物を湯煮《ユデ》。乗熱《アツキマヽ》手巾《テヌグヒ》に褁《ツヽミ》疝瘕《センキノ》腹《ハラ》痛《イタミ》及《オヨビ》腰《コシ》痛《イタミ》等《ナド》を熨《ヘン》てまゝ効《カウ》あることあれば時《ヲリ》に臨《コレ》て用べし。

茄《ナス》のよく煮たるは。病者の好《コノミ》に任《マカセ》て決《ケツ》して害《ガイ》あることなし。婦《フ》人食《ク》べ子藏《ツボ》を傷《ソコナフ》といふは妄言《イツハリ》なり。あきなをは眼《メ》を損《ソン》ずといふも謬見也。たゞ鹽藏《シホヅケ》久《キ》を歴《ヘ》ざるものは。痰飲を激動《ウゴカス》ことあるが故に將息《ヨウジヤウ》あるべきことなり。

牛蒡《ゴボウ》はよく瘡癰《デキモノ》の膿を釀毒を内托《オヒダシ》て。小便を利《ツウ》ずる効《カウ》あり。痘《ハウ》瘡兒《カサコ》に熟煮《ヨクニ》て喫《クヒ》めてよし。その實《ミ》を惡實《アクヒツ》といふ。疱瘡《ハウサウ》の眼《メ》に入たる小兒《コドモ》の顖門《ヒヨメキ》へ、呼膿膏《ウミスヒカウヤク》に和貼《マゼハリ》て能其毒《ヨクソノドク》を導《ミチビク》ゆゑに輕症《カルキシヤウ》には用ゆべし。

沙糖《サタウ》を用ひて製《コシラヘ》たるものは病者の嗜好《コノミ》に委《マカセ》て與《アタフ》ること禁《イム》べきにはあらねど。をべく喫過《クヒスギ》さるは泥滞害《ナヅムガイ》のなきにあらねば其酬をべきこととなり。藥と相反《サンアフ》といふはをと謂《イツハリ》にはあれど此物にもまた解毒《ゲドク》の効《カウ》あれば、よのいひつたへたるにもあるべし。故《ユヘ》に鰹魚《カツヲ》金鎗魚《マグロ》などの毒《ドク》に中て面《カホ》熱頭痛《ヅツウ》するなどに糖霜《サタウ》水《ミヅ》を用ゆること世人の知《シル》ところにて、効《カウ》あることあり。煙草は毒なきにあらずといへども常喫たるものは病ありとて禁《キン》ざるに及《オヨ》ばず。たゞ喘咳《ゼンセキ》劇《ハゲシ》きものはや、將息《ヨウシヤ》すべし。又溺死《オボレシ》たるものに烟草《タバコ》の煙《ケブリ》を肛門《カウモン》より多く噴入《フキイレ》て治することを聞《キケ》ども予はいまだ試驗《コヽロミ》たることなし。もしこれを試行《オコナハ》んとならば、性《キツ》烈品《ツヨキシナ》を大頭許《ヒザラノオホイ》なる煙筒《キセル》二挺《ホン》に實《ツギ》て火を點《テン》じ。一ッの嗡口《スヒクチ》を肛門《カウモン》へ挾《サシハサ》み一ッを口に含《フクミ》て火頭《ヒザラ》を相會《アハセ》息《イキ》をきはめくたびく吹入べし。尤《モツトモ》水をしさゝ、このに吐《ハカ》せて後行《ノチオコナフ》べきことなり。これ予が創意《オモヒツキ》の便法也。

茶《チヤ》の病者に害《ガイ》あるをえば熱ある疾《ヤマヒ》傷寒《シヤウカン》時疫《ジエキ》なとにはことにさらに與《アタヘ》てよし。痘瘡《ハウサウ》には尤効《モツトモカウ》あり。初發《シヨホツ》より灌膿《ホンウミ》のあひだ上品の茶を濃煎《コクセン》にして喫《ノマ》しむべくいつも其効を知る。婦《フ》人の癪瘕《シヤクキ》子藏、

卷二　廿四

病にも用てよし。此物人々喫きたりて腸胃に慣熟《ナレジユク》したるものなれバ、病者好《コノマ》バ與《アタヘ》て一切害《ガイ》あることなし。まさ末茶《マツチヤ》の世に濃茶《コヒチヤ》淡茶《ウスチヤ》など稱ものも喫慣《ノミナレ》たるものも病ある者とく必禁《カナラズイム》とこゝにあらざ。却て腸胃の機轉を資《タスクル》の益《エキ》あり。しかれども頭部《ツブ》の鬱塞を開達《ヒラク》ことの速《スミヤカ》なるものなれバ。眠《ネムリ》を礙《サマタグ》ることもその人の質に由てあることなれども。それを以て茶の害《ガイ》こをいひのさかるべし。此物曼陀羅花《チヤウセンアサガホ》阿片《ケシノアブラ》などの毒《ドク》に中ッて沈睡《ネムリテ》覺《サメ》ざたれものの及《オヨビ》子藏病癇症などにて沈睡《ネムリ》を發《ハツ》したるなどに用べし。世人いふ樂を服その茗《チヤ》を用れバ効《カウ》なし。土茯苓《サンキライ》の類も藥汁をして水とならしむといふごとれ大なる妄言《ウソ》なり。予恒《ツネ》に病者に此物を禁《イマ》さされどもたえて薬の効なきを見ば右にいふところの病者のかの眼耳鼻舌上部の病あるもの、癥毒諸患眩運脊膂頭痛肩項強などには必上衝好品を喫ことをゆるして効あることを知ば此の物に解毒《ゲドク》の能ありといふによりて薬の効を妨るといふにもあらん。いづれにも拘ところにあらばと心得べし。

惣《すべ》て熱《ネツ》ありて湯茶《ユチヤ》など嗜病人には必《カナラズ》度を過さぬやうに時々與て尤《モツトモ》よし。それは自然作用力の飲液を得て病を解することを欲《ホツスル》ものなれば、必《カナラズ》これを禁《キン》ずることなかれ。婢僕などの病ありて渇あるものには必その同僚《ホウバイ》に命て求るに従與しむべし。熱飲を欲を熱劑相應の證《シヨウ》と醫書《イシヨ》にいひつたふれども、今病者

に驗《コヽロミ》に必《カナラズ》しも然《シカラ》ず。それらの説《セツ》を的《アテ》にしては。治術《レウヂ》を過失《ソコナフ》ことまの
まあるものなり。

熱劇《ネツハゲシク》大渇《オホイニカハキ》あるもの。その好《コノミ》にまかせて冷《ヒヤ》水を與《アタヘ》て病を治《ヂ》することあり。決《ケツ》して禁《イム》べきにあらず。後《ノチ》の傷寒《シヤウカン》の條《トコロ》に具梗槩を述《ノブ》べければ。熟讀《ヨクヨミ》て考《カンガフ》べし。其他《ホカ》水の効用《カウノウ》多端《サマヾ》なれども近《チカキ》きのを一二《ツ》擧《アゲ》て其例《レイ》を示《シメス》べし。齲齒痛《ムシバノイタミ》歳《トシ》を經《ヘ》て治《ヂ》しかねるもの。朝起の漱口《ウガイ》より朝夕の食事《シヨクジ》いさゝかの饊子《クワシ》粢餅果實を喫《クフ》さるときも寝《イネ》んとするとき廁《セツイン》より出《イデ》たるときも癖《クセ》になりたるやうに水にて口を漱《ソヽギ》て。一切湯を用ることなく。平素《ヘイゼイ》止《ヤム》ことなければその痛漸《ヤウヤク》に瘥《イユ》て多年の宿患《シユククワン》を除《ノゾク》べし。また鬱毒《ウツドク》及《オヨビ》留飲《リウイン》などあ

常に飲食をなる後ごとに必端坐て先口を開腹中の氣を呼こと数遍にして口を閉さて両手掌を相摩て熱せしめ。額上より両頬下及左右の脇を摩擦こと数遍頸輪をへし其次に両手相並て左右の胸脇より小腹にまでを徐々に撫摩こと数遍こなる面部を摩るよりも少力を用へし其後両大指を以て足心湧泉穴を力を極て摩擦こと左右各五十七十遍にしさ此法飲食後心下膨悶腹氣停滞をかぞえ或ハ身體沈重睡眠を催よるとあるものに月を累すと積て行しめ藥に優るや有こあり如何る症なきものも常に施て止ざれバ飲食の消化を資滞食留飲の患を除に効益おア。熟按ざるに古人の宿食を雑病の先と為と云しハさるるとにて惣の病もい腹の欲を節せさるより発もの十にして八九なれバなり古聖人の食飽こと求ることなれなひとり忘處ありて其暇なれに非ぞ先知るもいへる如く飲食に戒るなれんもなかさも格物致知の大本にして身體の壮健なるに非バ道を得ることなくも農工商各その職を成就もることを能ざるが故なり其飲食自倍をさバ腸胃乃傷こと古人も戒たれバ惣て飲食ハ必六七分こ定むもべし飢乃加餐莱食美于珍味儼然後臥嘗有勝似重裀古の君子ハ蔬食も飽までにせざといへバ猶して美味醇酒を肆にし身を恣にないのでゝ天年を折家を破ことのあらざるなき。故にかゝる損来なる導引もごれをこの験の一科に具べきのえならバ。まこ修身齊家の一助にもなるべれ歟ごのく諄々をるにぞありける。

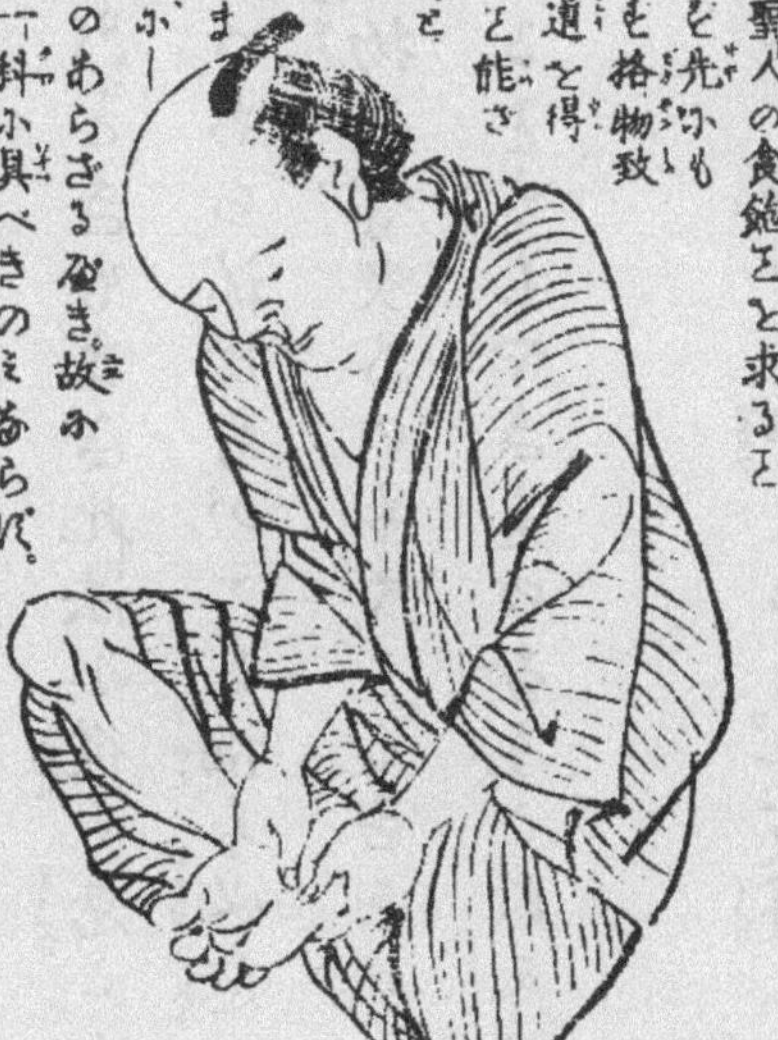

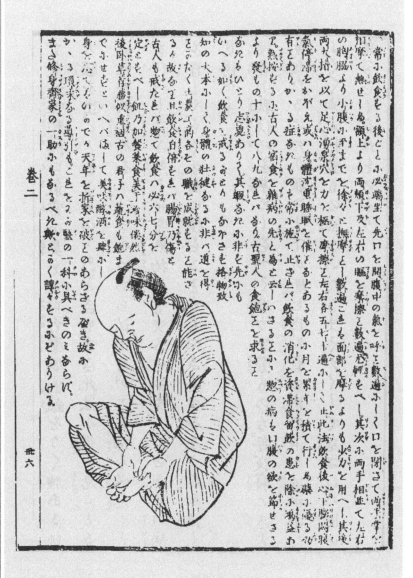

また涎唾《ヨダレツバ》粘稠《ネバリ》。口氣《イキ》常《ツネ》に臭《クサキ》もの。口舌《コウナウ》糜爛《タヾレ》歯齦《ハグキ》をうく腫《ハレ》あるひは膿《ウミ》を出すことあるもの〻ごときもまた此法に従《シタガヒ》て息《オコタル》ことあれバ。其病原《ヤマヒノモト》を平治《イヤス》とにはあらねども、ゝる悩《ナヤミ》る必愈《カナラズイユル》ことを得《ウ》べし。また惣《スベ》て平常《ヘイゼイ》熱物《アツキモノ》を嗜喫《コノム》ものは。や〻もすれバ口病を發《ハツ》しやすく。牙歯《ハ》の損《ソン》ずることもはやきものなり。これ又預《カネ》て意得べし。

讀書《シヨモツ》に耽《フケリ》伎巧《サイク》を業《ワザ》とし。すべて眼力《メ》を勞《ツカラ》すものは。毎夜寝《イヌル》ときと朝起《アサオキ》たるときに眼《メ》の上下の瞼《マブタ》と内外眥《メガシラメジリ》の内《ナカ》の液《ヤニ》を冷水《ヒヤ》にてよく漱去《アラヒサリ》。刺螫もの無《ナキ》にいたるまで。かくして息《オコタ》らざれバ眼《メ》の疲勞《ツカレ》をとくなるものなり。

産後《サンゴ》の眩運《メマヒ》に。冷水の奇効あるを坐婆必研にくはしく其説を記《しるし》たれども。今此編婦人須知《コヽロエ》の巻に不ざるものを述《ノベ》て俗家《シロウト》に示べし。其他《ホカ》熱病《子ツビヤウ》の危篤證《ムヅカシキシヤウ》に灌水得効ある辨瘡疹驚癇及癇疾癲《テン》癇狂癇諸症痱痿諸患。又は瘈狗傷てより。精神錯亂もの。或は頭熱經久止ざる。或は惡寒《サムケ》歳を累て愈《イエ》ども。或は久瘧《ナガキオコリ》諸治効なき類及癲病初發癆瘵初起に灌水。浴水。擲水及瀑布泉を用る差別其佗《ホカ》の諸病に冷水内服辨別あれど。予が多年の試験は皆治術のうへの事にて。醫《イシヤ》も其人にあらざれば妄《ミダリ》に説諭《トキサトシ》がたく。況《マシテ》俗家《シロウト》の理《リ》解《カイ》し難《ガタキ》事のみ多ければ。此にこれを具論《ツブサニロン》ぜざるなり。

穀肉果菜の性質に寒熱温凉といふことなきにはあらねど。炙飪《ニ》たるものを温暖《アタヽカ》なるまゝに喫《クラヒ》さるは。そな火氣《キ》をその中に含《フクミ》有たれバ。平素《ヘイゼイ》喫慣《クヒナレ》さる飲食《タベモノ》のうへにおいて。あながちにその寒熱温涼を論《ロン》じ。ふかく愛憎の意《サダメ》を起《ナス》べきことにあらず。且世にいひつたへ書《ショモツ》に記《カキシル》さる類《ルヰ》は皆守杭《ツマラヌ》説《セツ》多《オホ》く。實《ジツ》の据《ヨリドコロ》となし難《ガタキ》ことのそなり。藥の性効にいたりてもまさ然《シカナガラ》俗人《シロウト》は熱《ネツ》あれバ寒そよきものとおもひ。冷るをバ温《アタヽメ》ねバならぬことゝ記得《コヽロエ》されども。療治醫藥《レウヂクスリ》のことは。さやうの俗見にてゆくそのにあらず。熱《ネツ》あるものをなふ温寒ものを益涼《マスマスサマ》しく利《キク》ものは常にあることなり。然《シカル》を藥は如何《イカ》なる故《ユヘ》に効《カウ》あるものとも知ずに附子《ブシ》などいへバ温るものとおもひ。石膏《カウ》ときけバ寒ことゝ臆度はあまりに愚昧《オロカ》なることも凡俗《シロウト》の了解《ナツトク》しがたきことなれバ今此《コヽ》に其《ソノ》大要《アラマシ》を畧《リヤク》していはゞ。惣《スベ》てこれを寒《カン》なるも熱《ネツ》なるも温《ヲン》なるも冷《レイ》と差別《ワカチ》使用《ワクル》ところの物の性《シヤウ》といふハ生活體《イキタルカラダ》の一元氣《アタヽマリ》の運《ウゴ》動機《ハタラキ》と相會《モチアヒ》て後《ノチ》初《ハジメ》て見《アラハ》るところにして其性《シヤウ》に由《ヨリ》効《カウ》とも害《ガイ》とも為《ナス》ものなれバ。炙飪《アブリニル》より煎烹《センジル》の火製《ヒカゲン》をなるに從《シタガヒ》て性《シヤウ》の變化《カハル》ものもまた多《オホシ》。又物の相會《アヒアフ》て性効《カウノウ》を見《アラハス》といふことを譬喩《タトヘ》んに其性《シヤウ》熱《ネツ》ありといへど自焰を發《イダ》して燃《モユル》にもあらば寒なればとて氷《コホリ》て碎《クダケ》たるためしもなし。ゆゑに熱劑《ネツザイ》も所使《ツカヒカタ》に由《ヨリ》て寒《カン》ともなるべく寒藥《カンヤク》なりとも又熱《ネツ》を發張本《モヨホスモト井》ともなるべし。たゞ理《リ》にたゝのり繫縛《カラメ》られてゆるめぬもののといへバ。繫《カラメ》られぬやうにし

卷二　卅八

て縛《バク》られること。理《リ》の外を出ぬ活手段《ハタラキ》あり。然《シカル》を中古醫學《イガク》の世に廢《スタ》れたる頃《コロ》に。石膏《カウ》などを手に握《ニギリ》てその冷《ヒ》やかなるをみて。大寒藥と定てたゞ寒《ヒヤ》きものとのみ思ひしな。假令《タトヘ》ば氷や雪を寒《カン》と識《シリ》。湯に沸《ワカセ》ば熱《ネツ》といふがごとく。それ其體《カタチ》につきていふまでのことにて。其性《シヤウ》を論《ロン》ずるといふものならば。全《マツタ》物の條理《スヂミチ》をも窮知《キハメシル》ことなれより。妄《ミダリ》にかゝる差謬《アヤマリ》を言出《イヒ》されしなり。そへて世間に藥の寒《カン》熱《ネツ》温《ウン》涼《リヤウ》を談《トク》こと皆《ミナ》この類《ルヰ》にて明ならば。醫學《イガク》も多途《マチ〳〵》にして規則《ゼウギ》定《サダメ》がたければ。幼より白首まで。汗牛《アマタ》の書籍《シヨモツ》に眼《マナコ》をさらし。諸師《オホクノイシ》に從學《シタガヒマナビ》衆病《オホクノヤマヒ》を施治し。且《カツ》其道に爽利にしてもなが實《マコト》に知得たるものの少き藥の性効《シヤウカウ》と病の所由を庸俗のいふて。

辨得らるなき。冥々之中に限《カギ》る命數《メイスウ》なれバ。必《カナラズ》治法も一定なら
ん。故にこやすくいせんよりも。病のなこをバ一切醫師に任て。
俗人の愚癡なる裁量をいせぬぞよき。病家をたゞ一途に信用《シンヨウ》
せる心を先とし。醫者は誠實もつぱらにして他人の病を自己
の身に荷負ともに心を潜なを絶伎にあらバこも大なるの病
なる治をなき道理《ダウリ》なり。このくに醫者の輪瀉にならねバ。病者の
為に損あるなとにくだとへ巧手なりとも病家に疑念を懐多
慮を見れバ。なもふやうに手を下さぬものなり。ましく庸
をや。世の謗にいとしのあたまも信心ならとか。其意味の醫者
のうへにもあることにて。正氣散龍王湯の泡藥も應となもへ

ハ得利《ソントク》ありゆゑに同病に同剤《クスリ》を與へても。病家と醫者とは相投《ガツタ》せねば。效《しるし》あるべきも驗《しるし》なきことあり。これらの旨趣《ハチ》は浅近なるやうなれども。真《マコト》に其理義《リク》を會得《エトク》せん人は稀《マレ》なるものなり。このくに我意《ガイ》といふものが妨碍《ジヤマ》しては。實際《マコトスヂ》を明らかならねば。速胸《ハヤルムネ》の中の茅塞《ノリカヽリ》をよく闢《ヒラ》き。平心《タヒラカ》に聽受《キヽイレ》んことを庶幾《コヒネガフ》のみ

病家須知卷之二終

病家須知卷之三

目録

効ある心得廿六オ　〇初生児のこだまぬよたく拭去る心得あること廿五ウ
〇世の諺ゟ薬とふてふえたぐひある事廿七　〇小児の乳を
吐く癖の油断おろしぬこと廿八　〇卒にさしおこたるを頂ま拭て
救ふこと廿九　并ニ図廿九　〇乳を吐及さしおくあるを妄ニ妄なる薬
を用ゆハ却て害とあること廿九　〇乳をも吐及さしおくのけしめ
よ汗をとりて治もる事廿九　〇同母及乳母の病あるときの症
おするること卅　〇大便の色青いのゑしから此症あることを卅一
〇小児の病多くハ父母の遺毒よゟるあと卅一　〇貴人
の児ま父母の遺毒并ひ乳母の乳ゟ毒を傳て病多
あれともあろ又ほくりのなきこと卅二　〇小児の頭ニ發るを
瘡を俗ニ胎毒といふこと卅二　〇小児の遺毒ニ由て頭を
患ふものニ顖門の貼薬を用るあと卅三　〇小児の病を

誤あるおとウ卅七　○ホせ心得のこと卅八　○痘瘡中之
あろえをた條々ウ卅八　○痘瘡神あるゝかたゐの辯ウ卌二
○水痘のおとウ卌三　○同痘瘡とのまぎれふあろえ
べたあつ條し同

病家須知卷之三

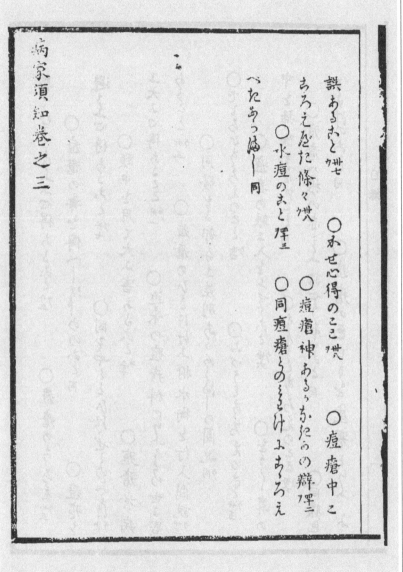

病家須知巻之三

小兒《ニ》を養育《イクヤウイク》する意得《コヽロエ》を説

小兒《ニ》に乳《チ》を與《アタフ》るは少《スクナキ》をよしとす。過《スギ》て停滞《ツカユ》すれバ必病《カナラズヤマヒ》の原《モト》となれ。歯生《ハエ》齊《ソロヒ》て後《ノチ》は乳《チ》と用ゐ飲食《クヒノミ》にて養育《ヤシナフ》ハ自然《シゼン》の理《リ》なり。世人は歯《ハ》生《ハエ》そろひて後《ノチ》も。猶《ナホ》乳《チ》をのみ用るものあれどそれは宜《ヨロシ》からず。三四歳《サイ》以上にいたれどもなほ乳《チ》のみを専《モツハラ》に喫《ノマ》しめて。穀《メシ》食《クハ》せぬ小兒《ニ》は。聊《イサヽカ》の物《モノ》にも傷《アタリ》やすく。生長《セイチヤウ》の後《ノチ》。腸《ハラ》胃必脆弱《アヒカナラズヨワク》しく。穀肉《コクニク》なににても饒《ユタカ》に過《スグ》ればそれに堪《タヘ》ずしく病と成故《ナルユエ》に歯《ハ》生《ハエ》てよりは。乳《チ》を減《ヘラ》して。先《マヅ》稀粥《ウスキカユ》やうの物《モノ》より漸《シダイ》に喫慣《クレナレ》しめ。後は穀《メシ》を専《モツハラ》に用べし。小兒《ニ》を育《ソダツ》るにハ。三分《ブ》の寒《カン》一分《ブ》の飢《ウエ》を帯しむべし。古人もいへども。乳《チ》食《シヨク》ともに二三分を減《ヘラシ》たるが宜《ヨロシキ》也《ナリ》。こゝの意得《コヽロエ》をもつべし。飲食《ノミクヒ》のみならず。生出《ウマレイデ》て哺《ハグ》まするより。その衣衾《キルモノ》をもなるべきたけ薄《ウスク》すべし。最華麗《トリワケクワレイ》なる衣服《イフク》を欲《コノム》ども。生なるもの尤宜《モツトモヨロシ》からねべ。親《オヤ》の附身故《フルキ》衣《キモノ》を用て製《コシラヘ》たるがよし。中人以下は専《モツパラ》木綿《モメン》を用て益《エキ》多《オホ》し。富貴《フウキ》の家《イヘ》にても。なるべきたけは質素《シツソ》なる衣服《イフク》尤《モツトモ》よし。これ兒《コ》を健《スコヤカ》に成長《ソダテ》て。後《ノチ》の福《フク》を植壽《ヨハヒ》を延《ノベ》第《ダイ》一のこゝろえなり。ことに小兒《ニ》の肌膚《ハダヘ》はもとより脆《モロキ》ものなるを。あまり温暖《アタヽカ》過《スグ》れバ。腠理《ケアナ》の開闔《シマリ》あしくして素《ツネ》に病《ヤマヒ》多《オホク》ぶものに風寒《サムサ》に觸《フルレ》バ。必《カナラズ》冒《オカサ》れて病《ワヅラヒ》やすし。襁褓《ヘツト》の裏《ウチ》より恒《ツネ》に慣《ナラ》して。重被厚衣をきることなければ。熱《ナレ》て常《ツネ》になりて必《カナラズ》壯健《スコヤカ》なるものなりどもし前《サキ》にいへることを知《シラ》ずして重被厚衣《アツギ》させし兒は秋風立《タチ》て漸涼《ヤヽスヾシ》くなる頃《コロ》より逐次《シダイ》に習《ナラ》して冬に至《イタ》れバ薄服《ウスギ》にても必害《カナラズガイ》あることなし。昔《ムカシ》ある明君《メイクン》の重罪《オモキトガ》ある婦人《フジン》の孕《ハラミ》たりしを聴《キヽ》たまひて月足《ミチ》て其児《コ》を産《ウマ》しめ。十五歳《サイ》に至《イタル》まで寒暑《カンシヨ》ともに赤裸《ハダカ》にて育《ソダテ》させ給ひしに。微《イサヽカ》も恙《ツヽガ》なく健《スコヤカ》に生長《セイチヤウ》せしを確《タシカ》に證《シヨウコ》給ひて後《ノチ》放遣《ハナチツカハサ》れしと我聞《キヽ》し。世の口實《コトワザ》にもいふごとく。人は習《ナラハシガラ》とおさいの事にて。今卑賤《イヤシキモノ》の家《イヘ》の子を育《ソダツ》るにも。衣食《イシヨク》ともに乏《タラズ》がちにて寒《サムサ》を防《フセギ》暑《アツサ》を避《サク》る準備《ヨウイ》もなく。世にいふすてそだてといふやうなる兒輩《コドモ》が。かへつて病なく健《スコヤカ》なるを鑒《オモヒヤル》べし。とかくに襁褓裡《ムツキノウチ》より之慣《ナレ》しむることが肝要《カンヨウ》なり。まさ乳哺《ナイタベモノ》うちだにして。腔裏空隙《ハラノウチスキ》なれバ運輸《ウコナヒ》兼順《スミヤカ》にして必健《セウズスコヤカ》なり。なににてもおもを兒《コドモ》にあしご嚴制《キビシクイマシムル》ことは宜《ヨロシ》からず。平素《ヘイゼイ》人の喫《クフ》などのものは其程量《ブンリヤウ》をごに過《スグ》さざれバ。小兒にはよからぬものぞ。擇別《シヤベツ》すべきことにあらは痘疹《ハウサウ》前《マヘ》の禁忌《イミモノ》といふ類《ルヰ》尤《モツトモ》愚《オロカ》なることなり。冷《ヒヤ》水も幼稚《ヲサナキ》より喫熟《ノミナレ》たるは決《ケツ》して害《カイ》あることなし。なににても慣熟《ナレジユク》したるをよしとす。さゞ甘美《ウマキモノ》をなるべきさけは與《アタヘ》からざれど。ないも疾《ヤマヒ》の生《シヤウ》ぜんことを恐《オソル》のみならず。後《ノチ》の奢《オゴリ》を戒《イマシメ》んがためなり。貴賤貧福の級《シダイ》ぞ。その品《シナ》によりての差等《タガヒ》なきにはあらねど。子を育《ソダツ》るのこころえにおいては異《コトナル》ことなかるべし。ぞべく幼《イトケナキ》より奢《オゴリ》ご肆《ホシイマヽ》なるを禁戒《イマシメ》て。玩具《アソビ》衣服《キルモノ》も分限《ブンゲン》より省なるを良《ヨシ》でも慈愛《カアイサ》に溺《オボレ》て放《ワガ》肆ならしむれバ長く後必己が意の欲《ホツ》ことを遂《トゲ》ざれバ鬱悒して病と為《ナル》の。さなきも悍戾にして。人に遐棄身を滅《ホロボス》にいたれべし。故《ユヱ》にこれらを誡《イマシムル》ることハ嬰孩《イハケナキ》の始《ハジメ》にあり。たとへ脆弱の兒《コ》なりとも。やゝ東西を辨《ワカツ》べき齡《ヨハヒ》にいたらバ。はやく學字《テナラヒ》讀書《ヨミモノ》の師を撰。四民それ／＼の學《マナブ》べきことを漸《シダイ》に教《ヲシヘ》。朝夕《アサユフ》身《ミ》に閑《イトマ》なからしむべし。必《カナラズ》怠隋《ダジヤク》に習慣《ナラハシ》しむべからず。世人の子を愛《アイ》すると見《ミ》るに。病なきに灸《キウ》し故《ユヱ》なきに藥《クスリ》を用ゐ。預《アラカジメ》病の發《オコラ》ぬ處《トコロ》あれども健《スコヤカ》なる兒《ニ》に灸藥《キウヤク》何《ナニ》の益《エキ》あるべき。用るところの灸藥《キウヤク》暗《ワレシラズ》に害《ガイ》を招《マネク》ことを知《シラ》ずして。稚兒《ヲサナゴ》をしく空に苦痛《クツウ》を忍しむるもあるにことぞ。かくせんよりも今の諭のごとく馴到《ナラハ》し。六七歳《サイ》の頃《コロ》よりも。はやく師を擇《エラビ》て學《マナブ》べきことに簡《オロカ》ならず。兒の身《ミ》に暇《ヒマ》あらしめずして。放肆《オノガマヽ》なるを戒《イマシメ》んにはしかず。かゝれば。體必健《カラダカナラズスコヤカ》にして病なく。慣《ナレ》て常《ツネ》となれば。成《セイ》長《チヤウ》してものゝ用にもたち世に崇重《タフトバ》るゝ人ともならんなとぞ。これ親《オヤ》の真《マコト》に子を愛《アイ》するものといふべし。子共かくのごとく教導《ミチビク》ずば。却《カヘツ》て易《ヤスキ》ことにて。病なき身に灸《キウ》火の熱《アツサ》をうけ。苦藥《ニガキクスリ》を嚥《ノマ》せらるれほどの悩《ナヤミ》あるべからず。人に賢愚《カシコキオロカ》の殊《タガヒ》ありといへども。常《ツネ》得《エ》たるところの性《シヤウ》なり。善《ヨキ》にも悪《アシキ》にも習《ウツリ》やすきものにて。幼《イトケナキ》より親《オヤ》の教論《ヲシヘ》よろしからず。悪友《アシキトモ》に交《マジハリ》ぬれば。端《ヨキ》人となるべきも。やがて酒色に耽《フケリ》懶惰になりてこれがために終身《シウシヤウ》の病を得て。遂《ツヒ》にも家の衰《オトロヘ》を來《マネキ》身を亡《ホロボス》なり。草木の枝《エダ》も嫩《ワカキ》に撓《タハメ》れば。いかやうにもなほ餘大枝劉なりけれいこのにとも爲かたしことは故嬰孩《ミドリゴ》に教《ヲシヘ》未成人《ヒトナラ》に戒《イマシメ》壯健《サウケン》にして忠實《マメヤカ》なる人と成《ナ》さしむ。全親《フタオヤ》の心にあるべきことなり。脆弱《ヨワヤカ》多病《ヤマヒモチ》乃兒《コドモ》なりとも灸藥《ヤウジヤウ》保護《ホゴ》のいと彼にも堪《タユ》べきほどのことと心勤《ツトメ》しめて身體《カラダ》を運動し漸《ジ》ゞ小學《ガク》べきほどの伎藝《ゲイ》を教《ヲシヘ》ることと。されば灸藥にも優《マサ》る効《シルシ》あらむ。めてゝ愛著《カアイゲ》に溺《オボレ》て。怠弱《ダジヤク》にならはしむべからず。稚《イトケナキ》よりことを導《ミチビク》にその道《ミチ》あり。古人の語《コトバ》に世にも愚《オロカ》なることのゝ多し。人乃子を養育《ヤシナヒソダツ》ることを知ど。いまだ匍匐《ハヒマハル》ことより。匍《ハヒ》てよりて與ん《タベ》あれ授《ヤウ》んなどいひくだい慈《アイ》を教る大なる左過《アヤマチ》なりといへどもしる。是《コレ》人の不注意《ブコロアカ》とあろにく。萬事《バンジ》にわたりて益《エキ》ある誠《イマシメ》なり。

世の人孫子の榮《サカエ》を希《ネガハ》んにハ貴賤《キセン》ともにその用意《コヽロモチヒ》あるべき事ぞかし。假令《タトヘ》達官《カウイ》重禄《タイロク》の子なりとも。幼《イトケナキ》より放恣《キマヽ》にならぬやうに教育《ヲシヘソダツ》ることハ。その保傅《モリヤク》などの心にあるべきことぞかし。幼よりものに慣《ナレ》て。寒暑《カンシヨ》にも堪《タヘ》らるゝ體《カラダ》ならバ尫弱《カヨワ》にてハ。國家《クニイヘ》を治《ヲサム》ることも為《ナリ》がたく。もし大軍《グン》の將《タイシヤウ》としても陳營《ヂンバ》に臨《ノゾム》とも。いかでか令《ゲヂ》を下し衆《オホゼイ》を部署《テクバリ》することのなるべき賢徳《ヨキトク》ありとも病ありてハ其の效《カヒ》なかるべし。しからバかゝる清平《タイヘイ》の御世《ミヨ》なりとも。武家にハ最《トリワケ》大の遠慮《コヽロガケ》なくてハかなはぬことゝおもへるゝなり。

産母自兒を乳養《チヽヤシナフ》べき理《リ》をとく

胎兒《タイジ》ハ母の血肉《チニク》を分《ワカチ》乳汁《チシル》ハ同體《ドウタイ》の血《チ》より釀成《カモシナス》ものにして。其《ソノ》兒《コ》に賦與《フヨ》べきに定《サダマリ》さるものなり。故《ユヘ》に兒《コ》に病《ヤマヒ》多くしく健《スコヤカ》に成長《オヒタツ》ことを稀なれば其母《ソノハヽ》の乳《チ》を以て養《ヤシナフ》にしくことなし。是《コレ》は天然《テンネン》の道《ミチ》理《リ》に合《カナヘ》ばなり。兒《コ》のみならず母もまた乳養《チヤシナフ》のあひさち。平素《ツネ》よりも病少《スクナ》しく腹中《ハラ》の運化《コナレ》よく。兒に乳《チ》を與《アタフ》るうちに死《シ》ぬるなどの病あるも稀《マレ》なり。予《ワレ》常《ツネ》に孕婦に會《アヘ》ば必《カナラズ》力くこのことを説驗を得《ウル》こと多年なりが、これは假令《タトヘ》富貴《フウキ》の家《イヘ》の婦《フ》人なりとも。その兒を寵愛《チヨウアイ》する志《コヽロ》深《フカク》く。抱撫《ダキカヽエ》は他人《ヒト》に任《マカス》さも。乳《チ》は自《ミヅカラ》與《アタフ》べきこと也。しのるあれども。身に病ありて乳《チ》質の美からぬ婦《フ》人ら。はさ用捨《シヤ》あるべきことなり。兒に乳を與《アタフ》えず孕《ハラム》こと遲《オソシ》と世の人はいへどもあれ大なる虚言《ソラゴト》なり。我の自乳養ものに年々《トシヾ》に產《サン》し。或《アルヒ》は隔《カク》小兒《に》をそだつるには。あまりある庭《には》まへ莚にても。
ところどころ地上にあそばしめ。あつさをさくるの外は。
なるたけ風日にあはしめたるが生長にもつとも
益《エキ》あり。初生の兒もそろ〳〵臥蓐《ネドコロ》にさへおき
うち手足をうごかさしめ。そでてよ袖ぐのへるところま
あらハ、なる所だけ身を自由にさせざれバやく
そひまへるやうにするがよし。もしあらざれバ
體《タイ》のかたまりおそく。からだ病おかすのらしむ
佝僂《セムシ》などいふ病あり。其父母の遺毒《イドク》より
發《ハツ》するものといへども。あまりに抱《ダキ》のみへのせして
そだてたる兒におほくある症《シヤウ》なり。せむし
をうれふる小兒のためには。小車を
こしらへ兒の脊中《セナカ》のたかきところへ
てすりの横木《ヨコギ》のあたるやうにし。
わづからうしろのかたへより
かゝらせ前にのめらぬやうに
して。家の中までも往來を

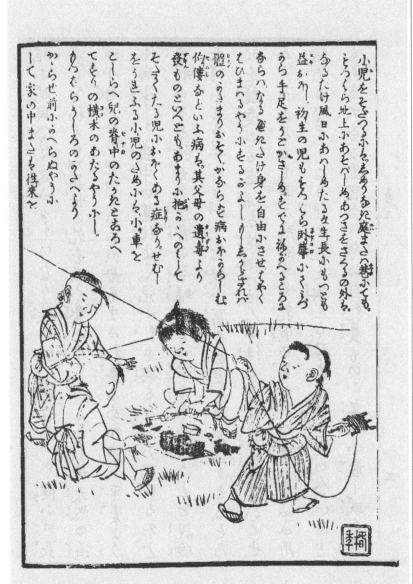

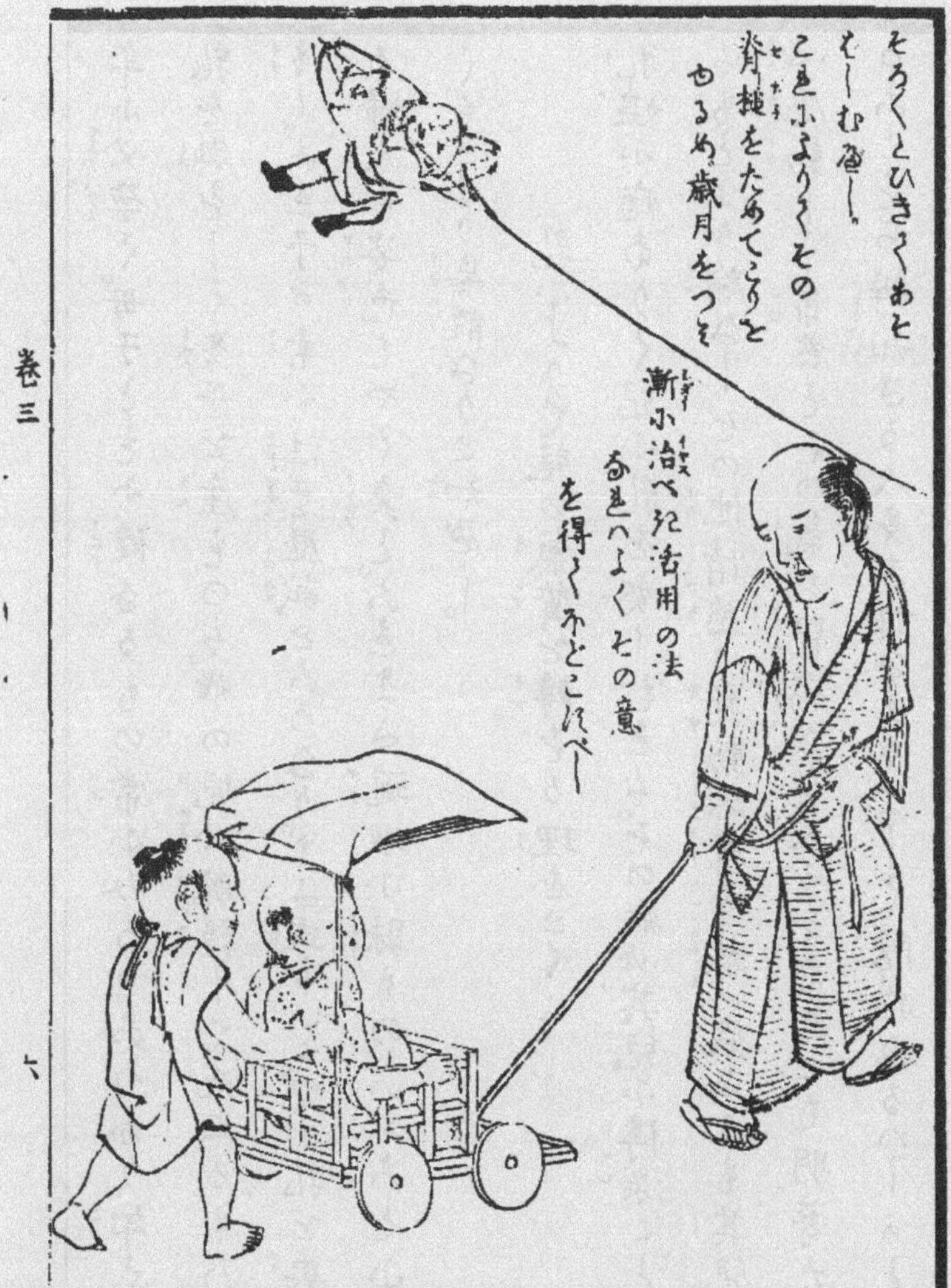
そろくとひきくあと
むしむ可し。
こ色ふよりくその
脊椎《せだち》をためてこりと
もるめ歳月をつゑ
漸小《しだい》治《いやす》べし活用の法
奇是ハよくその意
を得て不どこれべし
巻三
六

年に必孕《はらみ》く。母子ともに健《スコヤカ》なるもの。常《ツネ》にみるところなり。却《カヘツ》て
乳を與《アタ》へずして多子《オホク》を産《ウム》をのち。其の兒《コ》必《カナラズ》脆弱《ヨワク》して死《シ》ぬるもの
多《オホ》し。これ予が素《モト》に注意《コヽロヲソヽキ》歴試《コヽロミル》ところなり。また或《アルヒ》はいふ。兒に乳を與《アタ》
ふる婦人《フ》は姿色《カホバセ》もはやく衰《オトロフ》と。これまた道理《ダウリ》に昧《クラキ》もの、いふことに
くもとより妄説《ソハツ》なりと知《シル》べし。

乳によりて兒の氣質《キシツ》を轉《テン》ずる理《リ》をとく…

乳嗌に病ありて兒に乳を喫《ノマ》しむれば。その病必其《ソノ》兒に傳染《タツセン》こと
はもとより論《ロン》なし。その他《ホカ》情慾《ジヤウヨク》の發動《キザシ》思慮憂愁《オモンバカリウレヒカナシミ》の微《カスカ》なるも其《ソノ》兒
必《カナラズ》感動《カンドウ》して自然《シゼン》とその氣《キ》を冒病《カウムリワヅラフ》なり。さのそあれども。明著《ハツキリ》た
ることもら辨知《ワキマヘシラ》ざる人多《オホ》き世なればまじく隱晦《カクレ》なるべしこのと

も認《ミトメ》がたきこと多けれども。おのづから歴然道理《ダウリ》なれば心を注《ソヽ》ぐ察《サツ》すべきことなり。最兒は必《カナラズ》その乳養をする婦《フ》人の氣質《キシツ》に似《ニ》るものなれことは證驗く的《タシカ》に知《シレ》さるなり。されば乳媼《ウバ》をもとより傭賤女奴身《ミ》を措《オク》にてあるなく己《オノレ》が愛兒《カアユキコ》をもて、顧ず薄俸錢のために身體《カラダ》を委《ユダネ》他人《タニン》の兒を長養ものの。其性質の温厚ならぬ殘《ノコ》疾《ヤマヒ》のなきは少なり。人の親《オヤ》たるもののことに意《コヽロ》を注ざるはおに慈愛なきにあらんや。

自乳養なしあたはざるものを説《トク》

産《ハ》母の乳《チ》粗糲して。他の兒に與ては忽に吐を誘めるひは青糞などを下利《クダス》やうなるを。自己産しあるの兒に與《ノヘ》ても。多は其の害なるをえざるものなし。されども自乳養兒《コ》の育《ソダチ》ニ稀く。いつも襁褓《ムツキ》裡《ウチ》に死《シ》ぬるか。或《アルヒ》ハ母《ハヽ》殘疾《アトドヤマヒ》あるか。黴毒勞瘵まさる劇癇疾顛癇《カン》なとの類《ルイ》。或ハ乳癰《ニウイヨウ》なとを發《ハツ》し。乳頭裂傷つ稀に薄弱多病月信不順或ハ乳乏少《チスクナク》兒に給《ノマスル》に足《タラ》ざ。まさるさまざまの疾苦勞困ありて自其兒《ミヅカラソノコ》を育《ソダツ》るあと能《アタハ》ざ。或ハ稟《ウマレ》得《エ》て乳《チ》頭絶小《ナイザク》にて兒の口に銜《フクム》ま足《タラ》ざ。浚さる大にして口にあまるか。或ハ舅姑父母多病老耄して。給侍《カシヅク》に間《ヒマ》なく。孝養《カウヤウ》のためにをるの等《タグヒ》。ねた止《ヤム》ことを得《エ》ざるな策《シワザ》にして。もとより安逸《ナマケ》怠墮《オコタリ》より出ざることなきぞ。やや乳媼《ウバ》の性質善良《ヨロシキ》ものを擇《エラビ》てその兒を託《マカ》せよ。よりてその大要《アラマシ》を下に示《シメス》どみる爲し。

乳《ウ》媼《バ》を擇《エラブ》こゝろえをとく

乳《ウ》媼《バ》を擇《エラブ》にハ齢二十《ハタ》歳《チ》より三十歳《サイ》左右《ウチソト》を程《カギリ》とすべし。且《カツ》兒の母と同時《オナジコロ》に產《サン》せしを第一《ダイ》によしとす。五六月《カ》の差《タガヒ》なる先《マヅ》す可《カ》なり。乳《ウ》媼《バ》の產《サン》の較遲《ヤヽオソ》かなるよけれども。それをあまりに後《キク》たるハ好《コノマ》しからず。しかハあれども。次《ツギ》に擧《アグル》ところの撰《エラビ》に合《カナヒ》たるハ又捨《スツ》べきにあらずと了解《コヽロウ》べし。生兒《ウマレコ》の母齢弱《トシワカク》ハ乳母《ウバ》もまた若《ワカキ》がよし。面體《メンテイ》も豐滿《フツクリ》として。渾身《サウタイ》瘦《ヤセ》ず骨高《ホネタカ》からず。いかにも柔《ニウ》和《ワ》に見え。顏色《カホイロ》光澤《ツヤ》ありて。齦《ハグキ》の色《イロ》淺赤《アサアカ》。口氣《イキ》臭《クサ》からず。皮膚《ハダヘ》に惡臭《アレキニホヒ》なく。身《ミ》に瘡痕《デキモノヽアト》なく。癬疥《タムシフキデ》等《ナド》の痣も見えず。坐《ザ》につきて前《マヘ》へ屈《カヾマ》ず。頭《カシラ》斜《カタムカ》ず。音聲《コワネ》濁《ヨドミ》なく。言語《モノイヒ》譟《ケタヽマシ》からず。氣質《キシヤウ》の豪厲《ハゲシ》からぬ

卷三　　八

やうに見《み》え。體に微《すこし》も缺るゝことなきものは。病もなく心も
和平《おだやか》なる相状なれ。されどもかく具足《しなそろひ》たる乳媼《うば》を得《え》がたきも
のにて。たゞそれに類似《により》たるものは。のにも壯健《すこやか》なりとおもも
るゝものあらず。先《まづ》その乳《ち》を出させて撿《こゝろみ》べし。その將《つれ》きたる兒
をも意《こゝろ》を認てよく見るべし。卑賤《いやしきもの》の兒なれば。稟賦《うまれつき》も自然《じぜん》と劣《おとる》
もの多けれども。疾の有無《あるとなし》は。注意《こゝろづく》すれば知るゝものなり。兒に疾
ありと見ば。母《はゝ》も故あるべしと慮て猶《なほ》詰問《たゞしとふ》べきことなり。
乳媼の年齢《としごろ》より乳《ち》の老《ふけ》て見ゆるものは。それ必《かならず》多産《たさん》の婦人に
て。先《まづ》は乳汁多《おほ》からざるとおもふべし。
乳頭《ちくび》は。色赤澤ありて圓下に垂《たれ》ず。兒の口に銜《ふくみ》に適大ならぬを小

このらぞ乳汁《チ》いこの小も饒多《タクサン》小おもへる、をよしとも。乳汁《チ》は色《イロ》白《シロキ》うち小微《スコシ》浅《ミヅ》碧色《アサギイロ》をおび。異臭《ヘンノニホヒ》のなきをよしとも。單《ヒトヘ》小白きもよし。黄《キ》なると赤《アカ》なるもあし。過《アマリ》小濃《コキ》は好《コノマ》しこのらぞ。稀《ウスキ》このさを良《ヨシ》とも。器《ウツハ》小くも爪《ツメ》の甲《カウ》小くも滴《シタタリ》さるを瀉《カタムク》もぞ。邊小流さ餘残《ノコリ》なく。あと小白條《シロキイト》を曳《ヒク》さとなきをよしとも。味《アヂハヒ》は。單《ヒトヘ》小甘《アマキ》を良《ヨシ》とも。鹹味。まさは酸《スミ》苦味《ニガミ》あるものは。その乳媼《ウバ》必疾《カナラズヤマヒ》ありと知べし。澱《オリ》あるは善《ヨロシ》このらぞよき乳小は微《スコシ》も澱《オリ》はなきものなり。そも残驗小へ。白硝子壜《シロキビイドロノトックリ》小納《イレ》く。閑處《シヅカナルトコロ》小志ばらく安《オキ》く後《ノチ》。よく透觀《スカシミル》べし澱《オリ》は底《ソコ》に沈《シヅム》ものなり。

乳汁《チ》を眼中《ノウチ》に滴《タラシ》て驗《コヽロム》べし。質麁は必滲透《シミトホリ》て疼《イタミ》を知《オボユル》ものなり。乳を檢《コヽロムル》にも空腹《スキハラ》なるを良《ヨシ》ことゝ爲し。だなさへ來《クル》まへに薬《クスリ》など服たるやいなやと問《トヒ》て。もし然《シカラ》ば。三時許《バカリ》を過《スギ》て驗《タメス》べし。薬によりて乳に色づけ。香氣《ニホヒ》の發《デル》ことあるものなれば。辨《ワキマヘ》がたきことのあればなり。

件《クダン》の試驗《コヽロミ》を用て。參互《アヒマジヘ》て檢査《タヾス》べし。世に無病なる人は稀なりといへども。乳質《ナノレヤク》善《ヨ》のらぬは小兒に意表《オモヒノホカ》疾《ヤマヒ》傳染《ウツリ》て。いのにとゞまらざるにいふもなば怨咎《オトツカ》にもなべきこととにならねば猶《ナホ》次條《ツギノクダリ》と參校《クラベカンガヘ》よくよく識得《シリウ》べきことなり。

乳姥《リバ》攝養《セツシヤウ》の意得を説

上件《マヘ》に陳《ノベ》ところの撰《エラビ》に合《カナ》たる良《ヨキ》乳媼《ウバ》ありとも平素《ヘイゼイ》の攝養《ヤウジヤウ》あしけれども。よき乳汁も性變《シヤウカハリ》てあしくなり饒なるも乏なるものなれども。朝夕《アサユフ》に意《コヽロ》を注べきの第一《ダイイ》なり。乳姥《ウバ》へ多く卑賤《イヤシキ》ものなれバ。放逸《キマヽ》に成立《オヒタチ》て禮節《レイギ》を知《シリ》たるも少《マレ》なり。故《ユヱ》に卒《ニハカ》に儀容《ギヤウギ》整《タヾシ》き家風《カフウ》に従《シタガハ》しめんとしても。必《カナラズ》心志《コヽロモチ》舒暢《ノビヤカナラ》ず。抑鬱て疾《ヤマヒ》となるおゝしあり。それまでにいたらずともよき乳質頻《タチマチ》に變《カハリ》耗損して兒に給《ノマスル》にたらぬやうになる多けれバ。預るものとその初《ハジメ》に慮《オモンパカル》べし。左このごとくその我意に任放《マカセ》て簡率《ヤリバナシ》ならしむれど良方のものも悪《アシキ》のたになる轉《ウツリ》やすきならひなれバ。兒もまたその氣《キ》に感《カブレ》て後《ノチ》善《ヨ》ならぬ氣質《キシツ》の人となる也。乳媼《ウバ》に淫行《イタヅラ》ありて遂《ツヒ》にも宥《ユルシ》がたきにいたるも。初《ハジメ》の嚴《キビシ》からぬより起《オコル》がゆゑに。必《カナラズ》々諸般《イツサイ》の所作《ワザ》をへて乳媼《ウバ》の勤《ツトム》べきおとも便宜《ヨロシキ》にしたがひおきを定《サダメ》おれく怠惰《タルヤク》ならしむべからず。たゞ小児にのみ拘《カヽリ》て行樂安逸にせしむべからず。體《カラダ》を運動《コナス》おと希《マレ》なるときは腸胃《ハラ》の傳化《コナレ》あしくなりく乳汁變敗を招《マネク》の患《ウレヒ》あり。故《ユヱ》に小兒を看護《モリ》する餘力《ヒマ》にも事定《コトサダマリ》たる仕務《ツトメ》浣濯《センタク》駈使《カケハシリ》の他《ホカ》までもなる也それたけにも體《カラダ》の運動《コナレル》やうにせしむべし。もとし俸金《キウキン》を求《モトム》るがために來《キタル》ものなれバ過當の金銀を與《アタヘ》てその意《コヽロ》を慰愉《ヨロコバシ》しむるときはいかやうにも使役《ツカハル》ものなり。假令貴人の乳媼《ウバ》なりとも多の俸祿《キウキン》をとぶに給《タマハリ》なおも乳養の暇《ヒマ》にろ他の事《コト》を爲《ナサ》しめて最益《シアワセ》あることなり必《カナラズ》しも逸樂《イツラク》せしむ爲それことにあらざれども乳嫗《ウバ》撫養《ブヤウ》の第一《ダイイチ》とするところなり。故に乳母《ウバ》の始《ハジメ》て饒多《タクサン》なりと見えし乳汁《チチ》忽に乏《トボシク》なるを世の人多くは兒を看護に心を勞《イタ》め等輩の交に思《キ》を費《ツカフ》ゆゑとのみ思《オモ》へり。その事《コト》なしといふにもあらねど疇昔まではよく家事《セタイ》厨房《カマド》の作業に體《カラダ》を勞《ツカラ》したるものの饑に飽食煖衣さく。兒を看護《モリ》するの外に所作なき身となるによりて。腸胃の運輸あしくなり。乳汁を醸成の原を損ふと。上にもいふごとくなるもあるなり。たゞ心志の勞怯とのみおもふはいたらざる意料《レウケン》なり。

乳姥《ウバ》の食料《タベモノ》も平常《ヘイゼイ》に變《カハル》ことなきを良《ヨシ》とせど。別《ベツ》に佳肴《ヨキサカナ》美味《ウマキモノ》を用

るゝが。なつく消化《コナレ》を障礙《サマタゲル》にいたるべし。山村《ヤマガ》僻陬《ヘンピ》の婦《フ》人の常
に蔬菜《ヤサイ》のみを喫《クヒ》て美食《ウマキモノ》に乏《トモシ》きもの。よく數多《アマタ》の兒を乳養《ソダツ》にめ
まりあるをも見よまゝの色を害《アレ》これは利《ヨ》からずと。食に禁忌
を爲《スル》にも及《オヨバ》ず。たゞ酸味《スケ》の過《カチ》たるものと。單《ヒトヘ》に鹹《シホハユキ》ものとて酒と果
常食をば禁《イム》べきことあり。菓《クダモノ》の類《ルイ》も甜瓜《マクハウリ》を除《ノゾク》の外は害《ガイ》ありさ
を見えず。たゞ過食《クヒスゴサ》しむることなかるべし。味噌汁《ミソシル》多喫《クハ》しめて
よし。魚肉《ウヲ》も煮汁《ニシル》あるもの尤良《トクヨシ》。煮て日を經《ヘ》たる肉《ニク》。塩藏肉。蕃椒《タウガラシ》
の類《ルイ》は禁《イミ》たるもよし。
乳媼《ウバ》飲食後直《スグ》に乳を喫しむることなかれ。
大に空腹なるとき乳を與《アタフ》べからず。

憂愁歎欷の後俄《ニハカ》に乳を喫《ノマ》しむることなかれ
發怒《ハラタツ》ことありてそのまゝに乳を銜《フク》しむべからず。
驚怖ことあるときは乳を喫《ノマ》しむることも尤《モツトモ》害《ガイ》あり。
なにゝても疾患《ヤマヒ》あるときは假令《タトへ》微恙《イサヽカノヤマヒ》なりとも乳を與ることは
良からず。そは傳て兒もその害《ガイ》をうくるなり。
月經になりたるときに乳を喫《ノマ》しめずして事《コト》たらば經行止ことの
でむかへたることもつとも良《ヨシ》。
乳媼疾《ヤマヒ》ありて下劑《クダシグスリ》を服《ノミ》て下利《クダリ》止《ヤマ》ざるあひだに乳を喫《ノマ》しむれ
ば其兒《ソノ》も必《カナラズ》下利をもよふもの。
乳媼の夫《オツト》とをり〳〵會合をすることも嚴制《キビシクイマシムル》べし。慾念《イロケ》を發《オコス》ことも良《ヨロシ》からず。故《ユヱ》にこの祢くより男女の區別《ワカチ》を正《タヾシク》すべきことなり。乳媼《ウバ》平素《ヘイゼイ》酒を嗜《コノミ》て喫《ノメ》ば。その兒も成長して必《カナラズ》酒をこのむ。且《カツ》乳《チ》質溷濁《コンダク》なれば。皆《イヅレモ》小兒の病の原《モト》となる故に。尤《モツトモ》これを制《セイス》べし。嗜眠《子タガリ》乳姥は。やゝもすれば兒を害《ガイ》することあり。稟賦《ウマレツキ》寢さくゝも覺《サ》がたき婦人の乳下小兒を壓殺《オシコロシ》たるを。數人《アマタ》見聞《ミキヽ》したり。恐愼《オソツヽシム》べきことなり。性《ウマレツキ》淫亂《インラン》なりと見ば疾《サツソク》に放遣《オヒヤル》べし。尤《モツトモ》兒に害《ガイ》あるものなり。多言《コトバオホク》ものと。蟬脱なると乖巧ど。踈放《ヤリハナシ》なるど。偷安ものと。および蕎鶴ある乳母も速に放逐べし。其他善からぬ癖好あるもの。謗言遁辭をし。虛妄《ソラゴト》をこのめるもののたぐひみな兒をしてその氣質を受《ウク》しむ。殘疾めることと後に發露なす。一日も遅疑すべきにあらざるなり。乳を喫《ノマ》させなば。必定《ヒツヂヤウ》兒に傳染《ツタヘ》て生涯《シヤウガイ》の害《ガイ》となるべし。必々懲滞《ナホザリ》にすべきことにあらず。息肩て後《ノチ》も猶《ナホ》これらのことに細意《コマカコヽロ》を注《ソヽ》ぎ。もしかゝることあらば速《ハヤク》放逐《イトマヤリ》て後《ノチ》兒の抵當《テアテ》をして後《ノチ》の害《ガイ》を避《ヨケ》べきことなり。

右件ぞ多年試《コヽロミ》て的實《タシカ》に知でところなり。名利にのみ走《ハシ》て事理《ワザノワケ》に精《クハシ》からぬ醫生《イシヤ》に前件《クダン》のことを問《トヒ》たりとも。ぞし躁妄なる答を聽《キヽ》など疑惑《ウタガヒマドヒ》ことも起《オコル》べし。ぞしきつらんになど益なきことになりもせん。よく思《オモフ》べきことにこそ。

初生《ウマレタチ》の小兒《コドモ》に乳《チ》を用《モチユ》る意得をとく

小《コ》兒産出《ウマレイデ》て後《ノチ》母《ハヽ》の乳《チ》の出る時《トキ》を。始《ハジメ》て乳を哺《ノマ》しむる期とし。歯《ハ》生具《ハエソロフ》ときは。飲食《クヒモノ》を與《アタフ》る期《ゴ》と意得べし。しかはあれども。母産前《サンゼン》に疾《ヤマヒ》あるか。または生質《ウマレツキ》怯弱《カヨワ》なるあり。多産《タサン》の後《ノチ》にて乳《チ》の出ることあまりに遅《オソキ》あり。乳《チ》汁きはめて少《スクナキ》ものは。またこの例にあらずそれは時宜《ヨロシキ》に従《シタガフ》べし。なるゐれたけは母の乳の出をまちたるかよし。小兒《アカゴ》啼《ナク》ことあれとも。必《カナラズ》虚中なるゆゑと思《オモフ》ことなかれ。乳汁はその兒に天より賜《タマハ》るところの俸禄《フチガイ》なれば。母の乳の出ざる前《サキ》に餓《ウヱ》を知《オボヱル》ことは決《ケツ》してなきものなり。ちかくは狗猫《イヌネコ》の子を育《ソダツ》るを見てもその道理は知《ワカ》べし。狗猫《イヌネコ》も自然《シゼン》と子を愛《アイ》もる情《ココロ》もあれども。己《オノレ》が乳の出る期《トキ》ならねば。子に嚥《ノマ》しむるなとあたへども。人は却《カヘツ》て黠才《サルヂヱ》ありて。兒の啼《ナク》を聴《キヽ》ては乳を求《モトム》るならんども。母の乳の出るをまたず。天地自然《ジネン》の道理《ダウリ》に背《ソムキ》て。兒をして終身《イツシヤウ》の患《ナヤミ》を抱《イダカ》しむるなり。狗猫《イヌネコ》にも劣《オトル》たるにとなり。生母《ウミノハヽ》の初《ハジメ》に出る乳汁《チ》になり。自然《シゼン》に兒の胎屎《カニババ》を除去《ノゾキサル》の効《カウ》と具《ソナ》へ。藥《クスリ》にも優たるものなるに。其色味《ソノイロアヂ》の常《ツネ》に異《コト》なるを見て。性《シヤウ》あしく毒《ドク》あるものなりといひ。必揺《カナラズシボリステサル》去べきなりと、意得ざる俗習《ナラハシ》へ。のへをとくも嘆《ナゲク》べきなりとなすが。故に乳媼《ウバ》をして養育《コヤシナフ》せしめんとおもふ儲《マウケ》ある高貴《カウキ》の人なりども。造化《シゼン》の妙理《ミヤウリ》を精察《コクサツ》べ。まづ初出《ハジメテイヅル》させろの乳をなほさらのなど。なる為れたけは自身《ジシン》の乳にて養育《ヤシナフ》

て。看護《モリ》ぞの里を他《タ》人に委たるはさよろし。初《ハツ》の乳汁《チ》の効《カウ》ある
のみならず。生母《ウミノハヽ》の乳にて養《ヤシナ》へ。小兒も母も益《エキ》あることゝ上に説《トク》
がごとし。かゝる道理《ダウリ》を辨知《ワキマヘシリ》て予が教《オシヘ》に從《シタガ》ひ。その心を推《オシ》て一
切《サイ》の事《コト》自然《シゼン》に背《ソムク》ことなからんぞ。これ天命《メイ》を畏《オソル》るものに其《ソノ》
兒の後榮《ハンジヤウ》をも期《ゴ》すべきなり。貴《タフトキ》も賤《イヤシキ》もよく顧慮《レウケン》あれかし
ことにあらずや。

乳不足《フソク》したるときの心得を説

上にいへるごとくなれど。假令《タトヘ》兒の飢《ウヘ》るときありても。他人《タニン》
の疾《ヤマヒ》あるものに乞《コヒ》て。乳を嚥《ノマ》しむることもなすべからず。些少《イサヽカ》な
里とも害《ガイ》を被ることを知《シル》べし。これはあれども著《イチジルシ》き熱《ネツ》ある病な

此の外も瞥く見ごとく蒼卒にも辨別がたきことあり。その時《トキ》にもまづ乳を乞《コ》うけんとおもふ人の産たる兒を。意《コヽロ》を注《ツケ》て看《ミル》べし。兒に病なく。顔色光澤《ツヤ》ありて健《スコヤカ》に成長《オヒタチ》なるぞ。その乳にへまづ毒《ドク》なしと預察べし。さる乞《コ》うくるゝともなく苦《コマリ》たらば太麥《ムギ》一二勺むのりよく洗《アラ》ひて後《ノチ》水をよき程《ホド》に入て文火《トロビ》にて煮熟《ニジユク》し。滓《カス》を濾去《コシサリ》。その汁を再火《サイクヒ》に上。氷糖《コホリザトウ》末を釵子《カンザシ》の耳《ミヽ》のきに一つむの量入て。味《アヂハヒ》乳に似《ニ》たると法《ホド》とすべし。それより陶器《ツクモノ》に瀉《ウツシ》喫《ノマ》せんとおもふほど取分《トリワケ》て重湯《コセン》に温《アタヽメ》て。これを竹筩《タケノツヽ》に乳頭《チクビ》狀《カタチ》を製《セイ》て児の口に銜《フクマ》るべきやうにしたるに盛《イレ》て嘬しむるなり。その頭《カシラ》を紅絹《モミ》の類《ルイ》をもちひ。綿《ワタ》あるひは撒布系をまるめ。乳頭より

卷三　十五

やゝ小からんとおもふほどにして裹《ツヽム》なり。薬鋪《クスリヤ》に鬻《ウル》ところの乾黄菊花を用るなど尤良《モツトモヨシ》。または常《ツネ》のやうに製《コシラヘ》たる乳頭を盞の邊《フチ》へかけ指《ユビ》にておさへ。徐々《ソロヽヽ》と盞を傾て吸《ノマ》しむるもよし。もしまたさらにて喫の能ざるときには。匕にて抄入《スクヒイル》べし。蛤殻《ハマグリカヒ》などを用るもまたあしからず。世間《セケン》に乳《チ》の粉《コ》といひて白屑《シロキコ》を水に煮て用るものあり。是糯米粉《コレモチゴメノコ》にて製《コシラヘ》たるものにて。脆児《カヨワキコ》などには停滞《ツカエル》なとあり。その麦汁《ムギノユ》のかはる。日々に煮て用ゆるは炎熱の頃《コロ》といへども腐敗《クサル》患《ウレヘ》もなく。且化易して。この乳の粉にはたる。かの小優も産て四五箇月を過《スギ》たる児ならば。これのをにても養育《ヤウイク》せらるべし。異邦には牛乳《ウシノチヽ》を用ると聴り。牛乳新鮮《アタラシキ》ものゝ日々得らるべくも。なきは過《アヤマチ》といふにはあらねど。此方《コナタ》の人に如何《イカヾ》あらん。醇厚泥滯なとなれにしもあらど。とに都下《エドナド》にては牝牛《メウシ》を畜《カフ》ところも稀《マレ》なれば。此事《コノコト》は予もいまだ試《コヽロミ》ず。たゞその麥汁の製易《コシラヘヤスク》用《モチ》やきこれにて如《シク》とぞおもはるゝ。

小兒の藥を母及乳媼に與て効ある意得を說

小兒病あるときは。そのやうにしても藥を服《ノミ》得《エ》ざるものになる。其《ソノ》藥を兒に與《アタフ》るより四五倍《バイ》の分量《ブンリヤウ》にして。母もしくは乳媼《ウバ》に服《ノマ》しむべし。必《カナラズ》兒に効《シルシ》あるものなり。最瀉下劑《クダシグスリ》など用べき病にて。母乳母その藥を服《ノム》ときは。小兒もまた母乳媼の下利《クダル》するなれば。に。必《カナラズ》大便《ベン》滑なるものなり。小兒の藥を服《ノミ》かぬるを。強《ムリ》に服《ノマ》せんとしても。咽《ノンド》を下ざるのみならず。嘔吐《ムカヒケ》などを發ことあり。かゝるときは乳を嚥《ノマ》しむるものに與《アタヘ》ふ。必效《ヒツカウ》ありと意得べきことなり。かく著《イチジル》き道理《ドウリ》を知《シラ》ば。乳嫗《ウバ》もしくは母の性質《キシヤウ》。飲食《タベモノ》。藥《クスリ》。および病の怒にならぬことをも辨《ワキマ》ふべきことなり。また總《スベ》て小兒の啼《ナキ》拒《コバム》ものに。強《シヒ》て藥を服《ノマ》しむれば。大に酌用《サリヤウ》あることにして最《トリワケ》乳をのまにく育《ソダツ》つるは。病により。煎劑《センヤク》丸散《グワンサン》の苦澁《ニガミシブミ》味のものは。却《カヘツ》て吐《ハキリ》を誘《サソヒ》。それよりして大患《タイヒヤウ》をなることあれば。是《コレ》又《マタ》心得なければならぬことなり。

初生兒《ウマレコ》の粘涎《ネバリヨダレ》黒屎《カニババ》を速《スミヤカ》に除去《ノゾキサル》べき意得を說

小兒產出《ウマレイデ》て。粘稠《ネバリ》たる涎《ヨダレ》を吐出《ハキイダ》し。胎内《タイナイ》にあるあひだ腸中《ハラノウチ》に蓄《タクハヘ》たる黒屎《クイキクソ》を下去《クダレサル》ものなれその常《ツネ》なり。その涎《ヨダレ》を吐盡《ハキツクサ》させれバ後《ノチ》撮口《ツボクチ》鵞口瘡なざいふ危急《クワキウ》の症《シヤウ》を發《ハツ》し。或《アルヒ》ハ眼疾《メヤミ》口病等にいたり。或ハ馬脾風《バヒフウ》とて喘哮《ゼリツキ》劇息《ハゲシキイキ》を内へ吸《ヒク》これに會厭《ヒコ》つまりて甚《ハナハダ》苦症《クルシミシヤウ》なども患《ウレヘ》ふとあり。吐乳《ナフハク》もこの涎《ヨダレ》を吐《ハク》ぬ小兒に多《オホ》あるものなり。胎屎《カニバ》下《クダラ》ぬものなり。其後《ソノノチ》腹痛《ハライタミ》搐搦《ヒクツキ》を發《ハツ》し。驚癇《キヤウフウ》を患《ワヅラフ》るこの左なきも疳《カン》疾或ハ蚘蟲《クワイチウ》などの患《ナヤミ》あり。吐乳《ナフハク》も出易《ヤスキ》ものなり。其他《ソノホカ》涎屎より發《オコル》病《ヤマヒ》多《オホ》けれバ。必忽《カナラズユルガセ》にすべからず。涎屎《ヨダレクソ》を速《スミヤカ》に吐下《ハキクダサ》せして急乳《ハヤナ》を銜《ノマ》しむること後《ノチ》れ。その物胃管《モノイブクロノクダ》より腸裡《ハラワタノウチ》へ粘着《ネバリツキ》す。いかなる峻劇《ハゲシキ》吐下劑《ハキクダシグスリ》を用るとも出ることなし。鷓胡菜《ミヤコサイ》和名まくりといふ草なり。粘稠《ネバリ》たるものを除去《ノゾキサル》の効《カウ》ありて。初生《ウマレオチ》の小兒に用るなども。神代よりの遺方《ノコリハウ》にやあるらん。我邦《ワガクニ》にのみ用慣《モチヒナレ》し異域《ヒトクニ》にはたえて知《シラ》ざることなり。しかるを近頃《チカキコロ》は華人《カラ》の理《リ》に昧《クラキ》説《セツ》に従《シタガヒ》て。甘連湯《カンレンタウ》または款冬花《フキノツハナ》或は甘連大黄《カンレンダイワウ》等《ノルイ》又は蜜薬《ミツヤク》などいふものを用ゆ。初生《ウマレタチ》の兒に與《アタフ》る薬をなにゆゑにまくりと呼《ヨフ》かと疑《ウタガフ》ものなれどもいかにぞや。必々余薬《ヨヤク》を用ずこの鷓胡菜にて事足《コトタル》べし。これ多年《タネン》予が試《コヽロミ》て知《シル》ことなり。たゞ一味《ミ》をも用ひ或は鷓胡菜湯《シヤコサイタウ》または鷓胡菜《シヤコサイ》大 大黄《ワウ》鬱金《ウコン》紅藍花《ベニバナ》各小 四味。何《イヅレ》も水煎《セン》して用べし。産母《サンボ》の乳《チ》の出ざる前頻《マヘシキリ》に服《ノマ》しめてよし。吐下《ハキクダシ》少にて紫《シ》圓《エン》を用るなどもあれども緊《オモキ》く服《ノマ》しむべきものと思《オモフ》は失當あり。鷓胡菜《シヤサイ》は砂《スナ》を篩去《フルヒサリ》たるまでにてよし。薬舗《クスリヤ》にて水に漬《ツケ》て刲《キザミ》たるは効《カウ》なし。濕《シメリ》あるまゝを自製《ミヅカラセイ》て用べし。また前《マヘ》にもいひしごとく。産婦《サンプ》の初《ハジメ》に出る乳汁は。兒の涎涶《ヨダレカスバ》を瀉去《クダサル》べし効《カウ》を具《ソナヘ》たるものなれど。おれその色味《イロアヂ》なしとて粗去《ソリステ》べきものにあらむ。故《ユヱ》に能《ヨク》此理《コノリ》を知《シリ》て初出の乳を用るものは鷓胡菜《シヤコサイ》を與《ノマセ》ざるも汝た可《ヨキ》に似《ニ》たれども。黴毒此土《コノカタ》に傳致てよ生人の體《カラダ》に浸淫《シミコミ》父母の遺毒《イドク》もまた熾《サカン》なれど。互用相扶《タスケアヒ》て益《エキ》あるおともまた多。涎涶を去《サル》べし乳汁の自然《オノヅ》と生《シヤウ》ぜるなど。天地造化の妙用ざる此一事《コト》にくも察《サツ》しなば。異域《ヒトノクニ》に知《シラ》ざる鷓胡菜《シヤコサイ》を此方《コナタ》にのを用慣《ツカヒナレ》たるに就《ツイ》て。邦人《クニ》の稟賦《ウマレツキ》の異おとあるもまた明易おとならきや。

巻三　十八

小兒吐乳《チヲハクリ》る尤恐《ヒドモオソル》べき證《シヤウ》なることを説

小兒故《ユヱ》なくしく乳《チ》を吐《ハク》ことあり。乳を過《ノミ》喫《スギ》たることを考《カンガヘ》て。もし志からバ。速《スミヤカ》に停《ヤメ》て一二時《トキ》半日《ハン》許《バカリ》も與《アタフ》ることなく。飢《ウヱ》來《キタリ》て後喫《ノマ》しむべし。志かる時は。胃中《ハラノウチ》に停滞《トゞコホリ》さる乳汁《チヽ》自然《シゼン》に下降《サガリ》て再吐《フタヽビハク》出《イダス》ことなし。かくしても猶《ナホ》吐止《ハキヤム》ことなく與《アタフ》るおとに吐《ハク》ものは。是《コレ》一時の停滞にあらで必病《カナラズヤマヒ》の徴《キザシ》なりと注意《コヽロ》べし。いかなる故《ユヱ》に乳《チ》を吐《ハク》のミ。顖門《ヒヨメキ》及《オヨビ》顔色《カホイロ》。呼吸《イキアヒ》。二便《ベン》の通利《ツウリ》までを互《カンガヘ》驗《アハセ》て見《ミ》るべし。聊《イサヽカ》も平素《ツネ》に異《コトナ》さることあらば。發時《リツソク》に高手《カウシヤ》の醫師《イシヤ》に謁《トヒ》て速《ハヤク》治術を施べし。乳《チ》を吐《ハク》やいなや癇《カンキ》を發《ハツ》し卒《ニハカ》に死《シヽ》たる児を數多《アマタ》見たり。緩慢《ユルヤカ》なるも頻《シキ》吐乳《チヲハク》ときは。間《ホド》なく衝逆どと思《オモヒ》て忽棄《ン》を望のらば。吐乳治《ナホラ》ざるあひだを乳《チヽ》哺《ノミモノヲ》常の半《ナカバ》を減《ヘラス》てよし。醫《イシャ》の高手《カウシヤ》なるものなきゆゑ。寒郷《カタヰナカ》などの醫工《イシ》に乏《トモシ》きところにてゞ妄《ミダリ》に藥を用んよりも。まづ乳をしばらく與《ノマセ》ずして其《ソノ》動靜《ナリユキ》を鑒《カンガヘル》べし。もし卒《ニハカ》に衝逆《サシコム》なとあらば。鳩尾《ミヅオチ》と左肋端《ヒダリノワキバラノハヅレ》乳直下にて腹部《ハラノウチ》の不容《フイヨウ》といふ邊《アタリ》を指頭《ユビサキ》にてしつと按臍《オサヘヘソ》へ向て抑降《オシサグル》やうにすべし。この鳩尾《ミヅオチ》と不容《フイヨウ》とを按指《オスユビ》を。もろともに撓《タユミ》るれやうにするをよしとす。又は掌《テノヒラ》を伸《ノベ》たるまゝにて。小指《コユビ》のかたの掌側骨《テノヒラノミヽノホネ》を鳩尾《ミヅオチ》に抵當《アテ》て下へむかひをくふやうに抑降《オシクダス》もまたよし。指《ユビ》下《シタ》に動悸《ドウキ》ありて築々《ビクビク》と跳《ヲドル》ごとくおぼゆるもののまさしく抑《スナ》て緩《ユルム》べからず。尤仰《モツトモアフムケ》しむべからず。前へ屈《カヾム》もあし。常のやうに膝《ヒザ》

へ抱《イダク》の高枕《タカマクラ》に臥《フサ》しむるがよし。一時餘《トキアマリ》も手を放《ハナ》さず按《オサヘ》く慢ず
れば衝逆おほくは止《ヤム》べし。急《ニハカ》に醫《イシヤ》を迎《ムカフ》ることもならず藥の用
べきものもなくば新汲水《クミタテノミヅ》を小茶盞《チヤワン》に半分《ハンフン》ほども飲《ノマ》しめ顔《カホ》へ
も歕かく爲し。苦味《ニガミ》の藥《クスリ》熊膽《クマノイ》の類《ルイ》を吐《ハキ》あるものには決《ケツ》して服《フク》
しむべからず。却《カヘツ》て宜《ヨロシ》からぬことあり。その佗《ホカ》蜜《ミツ》に煉《ネリ》たる藥
など尤禁《モツトモイム》べし。治術《レウヂ》に粗《ウト》き醫士《シヤ》の劑《クスリ》は用て害《ガイ》を爲《ナス》ことありま
たく俗傳《シロウトヅタヘ》の奇《キ》方《ハウ》妙藥《メウヤク》といふの類《ルイ》は妄《ミダリ》に投《トウズ》べきものにあらず。周
章顚沛《サハギ》の間《アヒダ》にはその處置《テアテ》の差錯《マチガヒ》に兒《コ》をして苦惱《ナヤミ》を増《マサ》しめぞ
れがために死《シ》を促《ウナガス》ことあるなればよく其用意《ヨウイ》あるべきこと
なほまた吐乳及癇瘵を發《ハツ》したる兒《コ》を發汗して即效を得ること

ありぞれる周身《サウシン》に微冷《ヒエ》をおぼえ皮膚粟起《ソヽケダツ》を標的《メアテ》として行《トル》べし。其時《ソノトキ》には壯歳無病《ムビヤウ》の婦人に温飲熱食《クヒ》をほどよくさせ病児《ワヅラフコ》を懐《フトコロ》に抱《イダキ》て一時許《ヒトトキバカリ》も温《アタ》むべし。纖悉なども俗家《シロウト》の會得《エトク》しがたきことどもなれば。この編《ヘン》に擧《アゲ》つくさず。まして灌水《クワンスイ》及温浴法《ウンヨクハフ》を用て驚癇《キヤウカン》を治《ヂ》することきにいふなりくへ。尋常《ヨノツネ》の守株刻舟《キハタブヲマモリフネニキザム》の醫師《イシヤ》は首肯《シヨウチ》せざる輩《トモガラ》もあれども。もとより此編《コノヘン》にはいふべきことにもあらざれどとく措《モダシ》ぬ。この病。その初《ハジメ》母の病ある乳を喫《ノマ》しめたるより得《ウル》か。母酒を喫過《ノミスゴ》したる後《ノチ》に發《オコ》ることもあれば。これまた意《コヽロ》を注ぐ自己《ジブン》の身を顧《カヘリミル》べし。さりとけく乳媼などの病《ナヤミ》ありても隠秘て告ねことあれば。家人《カナイ》も不屬意《コヽロヅカス》こと多《オホシ》。まゝ世間《セケン》の

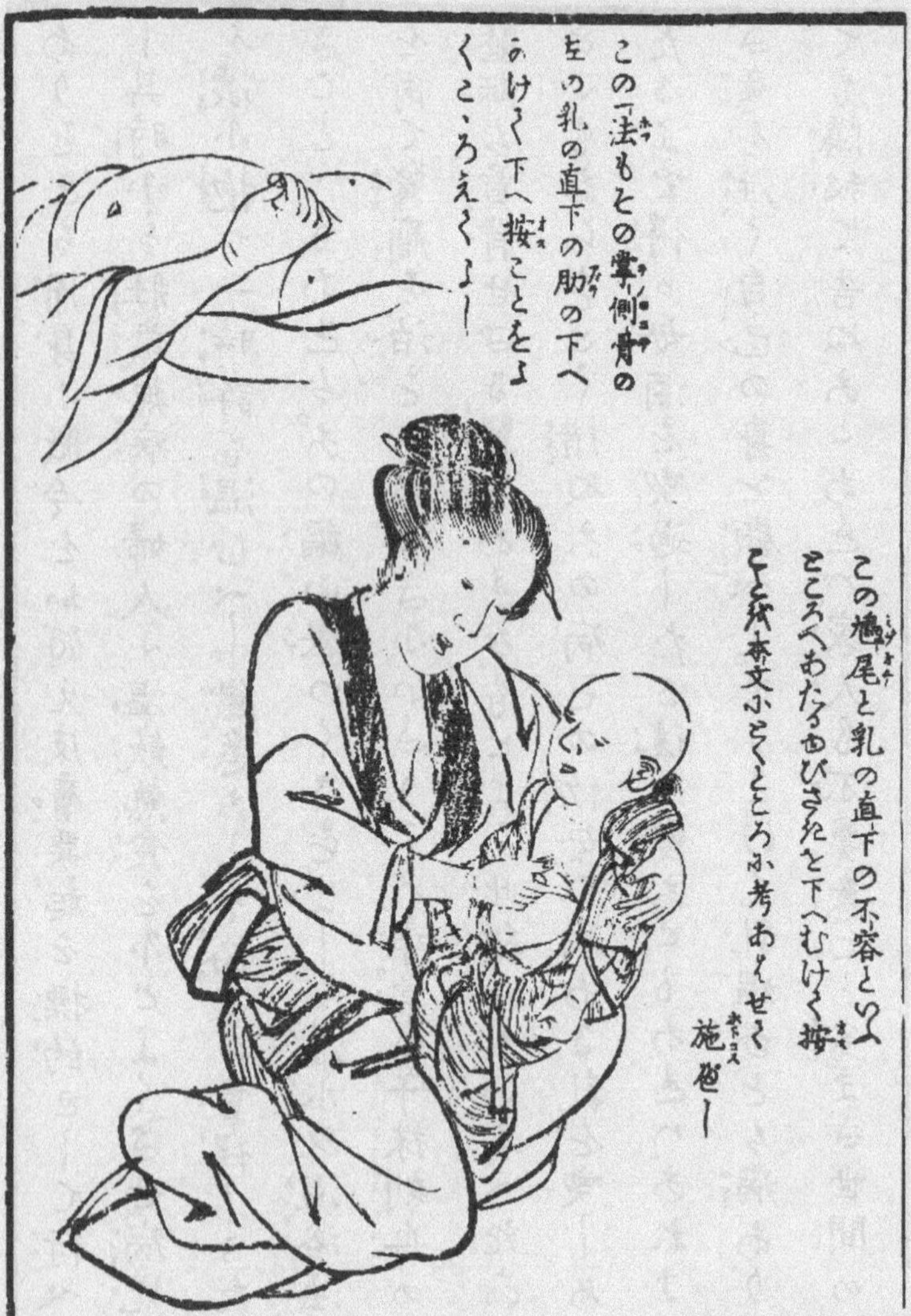
この法《ホウ》もその掌側骨の
左の乳の直下の肋の下へ
むけて下へ按《オス》ことをよ
くこゝろえてよし
この鳩尾と乳の直下の不容といふ
ところへあたるゆびさきを下へむけて按《オス》
こと残奇文にくはしきところに考あはせて
施《ホドコス》べし

陋習にて啼せはる兒に乳を銜しめてその啼を停《ヤメ》んとするものあり。啼泣ときには腹氣逆《ハラノキサカ》ぎ。その時《トキ》用るところの乳は。やゝもすれバ停滞《ツカヘ》て消化《コナレ》がたき患《ウレヒ》あり。故《ユヱ》にはなはだあしきことゝせり。また乳を與《アタヘ》て後《ノチ》兒を搖動《ユリウコカス》ことゝ大に宜からず。これらもみな吐《ト》乳の因《モト》となることあり。この吐乳證の容易ならぬことを鑿俗ともに了解せしくへ。臍《ホゾ》を噬《カム》の悔あるべけれバ。これを其幾微に防しく必々忽棄《ユルカセ》にすべからず。又青色の大便《ベン》をすることあり。これ腹中《ハラノウチ》大にあしきところあるぞと思く。速その用意ある べし。母菘を喫たる故《ユヱ》といふは至愚なることなり。この青大便《アヲキタイベン》を過ぎる兒を忽棄ならぬものなり。されどもその母か乳母小病あれバ。兒の大便青色《アヲク》なることあり。それも母乳《チ》嬭《バ》の病を速施治《ソクシヂ》すれバ。兒ハ自然《シゼン》に治《ヂ》すれども。數日《ヒカズ》を歴《ヘ》るものは。兒もまた故なしとはいひがたし。よくよく思《オモフ》べし。

小兒の病は遺毒《タイドク》に因《ヨル》こと多き意得を説

小兒の病。十に八九は父母の遺毒《タイドク》より發《オコル》もの多《オホ》く。偶《タマタマ》には乳《ク》嬭《バ》の病を傳《ツタフ》るもあり。今時《コンジ》小兒の己娩《ウマレテヨリ》より多病《ビヤウシン》なるは。多くはその遺毒にしく。その變《ヘン》を爲《ナス》にいれりくへ。後必《ノチカナラズ》癖疾《カン》驚癇《キヤウフウ》種々《サマザマ》の病となるものなり。その遺毒《タイトク》あるものは。假令《タトヘ》幼稚の中にさせる病なくとも。成長《セイチヤウ》の後外より誘導《サソヒミチビク》ものあらば内より必《カナラズ》動應《ウゴキオウ》じて大患となる也。故に遺毒《タイドク》ありと見ば。幼稚の裏《タイ》より預治を施

て遅滞《チタイ》にすべからず。貴人の兒の病にも其の遺毒《ヰドク》に困ものの多
もし然《シカラ》ざるも。乳媼《ウバ》などより毒《ドク》を傳《ツタヘ》て病となるの類《ルヰ》必《カナラズ》有べき
ことなるを。醫士《イシヤ》もそれらのことにハ注意《コヽロヲモチユル》ものなく。さえて其
議《サタ》に及《オヨバ》ざれバ。治法《チハウ》こと〴〵く差誤《タガヒ》て猶悟《ナホサトル》ものなし。まして今世の
醫俗とも小初生《ウマレ》の涎屎《ヨダレカニバ》を胎毒《タイドク》と意得さるものあり。もし毒《ドク》あ
る兒ならバ。其れをまさ胎毒《タイドク》といふも可《ヨキ》やうなれども。胎毒《タイドク》ハ
自胎毒涎屎《オノヅカラタイドクヨダレカニバ》ハ自涎屎《オノヅカラヨダレカニバ》にして。相混《アイコン》ずべきにあらず。涎屎《ヨダレカニバ》を多吐
下《クダ》しつくしたるのみにて。この遺毒の血肉《チニク》の中に潜藏《カクレ》て。時《トキ》を
待《マチ》て發《ハツ》する者《モノ》の根《ネ》を拔《サル》にたらず。故《ユヱ》にそれを治するにも。年を
積月《ツキ》を累《カサネ》。漸《シダイ》を以《モツテ》すべき別《ベツ》に法方の自具《ヲノヅカラソナハル》ありと雖《イヘドモ》能《ヨク》其《ソノ》肯綮《オモムキ》を

巻三　廿二

得《エ》さる者《モノ》にあらざるよりは。所謂《イハユル》藥《クスリ》せずして中毉《チウイ》を得《ウル》といふ諺《コトワザ》を信《マコト》に如《シカ》ず。妄《ミダリ》に治《ヂ》し得《ウ》べきにあらねば也。又小兒の頭《アタマ》に發瘡《デキモノ》を俗に胎毒《タイドク》といふは其名《ソノナ》あるなり。この瘡《デキモノ》は兒の元氣《ゲンキ》自旺《サカン》になるに從《シタガ》く。血中の毒《ドク》を體外《ソト》へ排達べき便路を得るものなり。これにこそ周身の毒《ドク》を驅《カリ》つくすべきことにはあらねども早《ハヤク》是《コレ》を胎毒《タイドク》なりと知《シル》ならば。遍に愈《イユル》ことと欲ことなく。少《スコシ》も多《オホ》く膿《ウミ》を釀《カモシ》て毒《ドク》を去《サル》の藥《クスリ》を為《ナス》べし。漸藥など大に禁《イム》。浴《ユアミ》ときにも眼瞼《マブタ》などの外《ホカ》は。瘡《デキモノ》あるところは濯《アラフ》べからず。妄《ミダリ》に貼藥《ツケグスリ》すべからず。また其ままにおくときも。外邊乾燥《カハキ》て固《カタク》なり。裏《ウラ》に膿《ウミ》を釀といへども淺出べき道《ミチ》なくして。毒氣《ドクキ》再内攻《ナイカウ》することあり。故に外《ほか》より呼膿膏を貼遄《スミヤカ》に誘導べし。血中に潜藏《かくし》て見《ミエ》ざる以前《イゼン》にはさせる事となれも既《スデ》に發出《ツキダシ》さるものを誤《アヤマリ》て内攻《ナイカウ》せしむれば忽變《タチマチヘン》して種々《サマ〴〵》の病となる。小兒の驚《キヤウ》癇《フウ》疳《カン》疾および眼《メ》耳諸件《イロ〳〵》の疾《ヤマヒ》は此頭瘡《アタマノデキモノ》を速《スミヤカ》に愈《イヤシ》さるより發《オコル》もの多《オホ》しと思意《コヽロ》を潜て顧《カヘリ》れば自知《オノヅカラシラ》るゝ事となり。こゝに末裏《カタヰナカ》の藥に乏《トボシキ》もの、ために一方の用やすきものを示《シメス》べし。其方《ソノハウ》は牛房《ゴバウ》の實の生新ものを細末にして皮《カハ》を篩去《フルヒサリ》て其末《ソノコ》を胡麻油《ゴマノアブラ》にてよきほどに和調《ネリアハセ》頭瘡《デキモノ》へぬるもの、摩貼《スリツケ》べし。藥舗《クスリヤ》に跋日栗膏《バジリカウ》といふものありそれに和《マゼ》て貼《ツクル》も尤《モツトモ》よし。頭瘡《アタマノデキモノ》愈《イエ》て後《ノチ》眼《メ》病《ヤミ》油耳《ミヽダレ》などの患ものは此の膏を頭《アタマ》へ貼《ツケ》て其毒《ソノドク》を導《ミチビク》べし。顖門《ヒヨメキ》へ貼《ツケ》く効《カウ》尤速《モツトモスミヤカ》なり。そのときには貼《ツケ》べきところを湯《ユ》にてよく洗《アラヒ》て垢《アカ》を去《トリ》て後施《ノチツケ》べし。油《アブラ》を厭《キラ》ものは飯糊《メシノリ》にて調《ネリタル》もまた可《ヨシ》。なほにて効《カウ》なきものには發疱膏《ハンハンコウ》を用べしまた其裏《ソノウラ》に膿《ウミ》を醸《モテ》ども外邊《ソト》乾涸《カハキ》痂脱《フタトレ》このぬるものは膠黏《ノリモチ》を紙に攤《ノベ》て貼《ハリ》。しばらくおきて放去《ヒツタチ》く後跋日《ノチバジ》栗膏《リカウ》の類《ルイ》を貼《ツケ》もよし毒《ドク》を誘《ミチビク》に必効《カナラズシルシ》ある藥劑《クスリ》は數多《アマタ》あれどもその辨《ワキマヘ》もなく妄用《ミダリニ》ても害《ガイ》あらんかと戒恐《オソレ》て記《シルサ》ず。雞卵《タマゴ》松魚《オキノウヲ》鰻鱺魚《ウナギ》牛旁根《ゴバウ》などを餌にさせぬよし。

小兒の病を繋《カケ》て蟲《ムシ》といふ誤《アヤマリ》を説

小兒の病を俗《ゾク》にむしといふはむじむしを同語《ドウゴ》にてもと初生《ウマレコ》のちゑほとがまを變蒸《ヘンジヤウ》といふ類《ルイ》に同《オナジ》く微熱《イメキ》ある證《シヤウ》を稱《トナヘ》来《キタリ》し古《ムカシ》

言《コトバ》なるべし。もしさならんには蟲《ムシ》の字《ジ》の義《ギ》にて蟲の字《ジ》の義《ギ》にはあらざるものを。蛕蟲《クワイチウ》といふ蟲《ムシ》は小兒にことさら多生《オホクシヤウ》しく。害《ガイ》を爲《ナス》こともや、多《オホ》ければにや。繁て小兒の病をむしといひて蟲《ムシ》の義《ギ》とのみおもふは。俗家《シロウト》にてはさることなれども醫士《イシ》もまたの意得さる輩《トモガラ》まゝあり。まべらく俗《ゾク》に從《シタガ》ふでならべ。いの小稱《トナヘ》んも害《ガイ》なけれは。自己《オノレ》もその病因《ヤマヒノモト》まぐをまたの謬認《アヤマリタガヘ》たるもの多《オホ》あり。その甚《ハナハダ》しきはいさはくは。小兒の萬病蟲《マンビヤウムシ》より起《オコル》なといふ説《セツ》を爲ものあり。是《コレ》名《ナ》に由《ヨリ》て實《ジツ》に惑《マドヘ》倒見《ヤマリ》なり。その尤《モツトモ》憎《ニクム》べきものは。傷寒《シヤウカン》。瘧疾《オコリ》。痢病《リビヤウ》。泄瀉《ハラノクダリ》等《ナド》はでにも。蟲《ムシ》といふ名《ナ》を冒《オホフ》しめて。其《ソノ》治法《ヂハフ》を誤《アヤマル》ものの多《オホク》見えさは。俗家《シロウト》もこの心《コヽロ》を得《エ》ざれがあれの

巻三　廿四

ために愛兒を害《コロス》にいたるべし。かくはいへど蚘蟲《クワイチウ》の變《ヘン》より搐搦。驚《キヤウ》瘋《フウ》顛《テン》癇《カン》等《ナド》を發《ハツ》し。或《アル》は疳疾《カン》などにもなりたるを。其蚘蟲《クワイチウ》を下《クダシ》て効《コウ》を得《ウル》は常《ツネ》に多《オホキ》かるべし。蟲《ムシ》と名《ナヅ》づくるもの絶《タエ》て無《ナシ》といふにはあれど。必《カナラズ》一偏《ヒトカタ》に聽《キヽ》く疑惑《ウタガヒマドフ》ことあるべからず。其纎悉《ソノクハシキ》ことは俗家《イ》の會得《エトク》すべきことならねば畧《リヤク》しぬ。また小兒に傷寒《シヤウカン》時疫《ジエキ》なしといふものあり。これ大なる誤《アヤマリ》なり。小兒とても同人《オナジヒト》なり。此《コノ》病無《ヤマヒナシ》といふ道理《ダウリ》やあるべき。かゝる偏見《アヤマリ》より。傷寒《シヤウカン》。痢病《レウ》などの劇急《ハゲシキキフ》にて快藥《ジザイ》など與《アタフ》べき機《トキ》にも投《アタヘ》ざして。或《アル》ひは蟲《ムシ》といひ疳《カン》と呼《ヨビ》加之《シカノミナラズ》痢病《リビヤウ》に疳痢《カンリ》といふ濫名《ミダリナル》までを稱《マウケ》て。遂《ツヒ》には治《ヂ》を誤《アヤマル》ことあり。よく〳〵意得べきことどもなり。

痘瘡のたゝろえをとく

痘瘡ハ我邦の往昔に無きところの病なり。其起原を撿《タヾス》に。人皇四十五代聖武《シヤウム》天皇《ワウ》の御宇《ギヨウ》新羅《シンラ》より初《ハジメ》て此の毒《ドク》を傳染《ツタヘウツシ》て。天下に蔓延《ハビコリ》て老少《ラウセウ》男女《ナンニヨ》ことごとく病《ヤミ》なりしといなり。まさる延暦《エンリヤク》あるまでの記載を見《ミ》るに。年《トシ》三十以上のものことごとく病に臥《フシ》。その劇《ゲキ》なるものは死《シ》をとぐる状《アリサマ》。今《イマ》麻疹《ハシカ》の流行《ハヤリ》がごとく。大人《オトナ》小兒《コドモ》ともに。いまだ病《ヤマ》ざるものは必《カナラズ》免《ノガレ》ず。流行《リウカウ》の期相距《アヒヘダツル》こと數《ス》十年に及《オヨ》ぶ。中夏《チウカ》にても。東晉《トウシン》の時代《ジダイ》に南陽《ナンヤウ》といふところに虜《エビス》を征伐《セイバツ》ありし。軍卒《グンソツ》始《ハジメ》て此の毒《ドク》を染《ソメ》たるを其初《ソノハジメ》として。闔國《カウコク》の患《ウレヒ》となりたるが故《ユヘ》に。當時《ソノトキ》これを虜瘡《リヨサウ》と稱《ヨビ》。これ悪毒《アクドク》の氣《キ》なりと見え。或《アルヒ》

巻三　廿五

は此瘡《コノカサ》西域《ニシノエビス》より東して海内に流《ツタハリ》てもあらず。中夏《モロコシ》我邦《ワガクニ》ともに振古《ムカシヨリ》たえてなき病なりしを。異域《ヒトノクニ》より其毒《ソノドク》を傳《ツタヘ》たることと燎然《アキラカ》なり。今の世にいたりても。其一生《シヤウ》に必一《カナラズヒトタビ》患べき病とのみおもひて。傳染《ウツルトコロ》の毒《ドク》なることを解《サトラ》ず。其兒《ソノコ》の此患《コノナヤミ》に罹《カヽル》を賀《イハフ》と世間の通弊《ツウヘイ》となりたるに。止《ヤム》ことを得《エ》ざるに出《イデ》たりといへども。そこまで惨怛《カナシキ》ことならずや。如此《カクノゴトク》天下一同必患《カナラズヤム》べき病ながらも。邊鄙《ヘンピ》にある五七年或《アルヒ》は十餘《ヨ》年を經《ヘ》て流行《リウカウ》する地境《トコロ》あり。江戸には歳々絶《タエ》ざるがごとくなれども。近《チカク》は高位貴族のたび〱の流行に免《マヌカレ》て。或《アルヒ》は年長《トシタクル》までも病《ヤマ》ざるもののあるを見しか。是全氣運にもよらず。胎毒《タイドク》にもあらず。斷然《ダンゼン》一種《シユ》の毒氣《ドクキ》にして。傳ふ患染ざれば病ざるの道理まさ明白《メイハク》ならずや。すでに八丈嶋五嶋などにては近來《キンライ》までも疱瘡《ハウサウ》を患《ヤム》ことなきよし。夫人《ヒトヒト》の知ところなり。さればこそ避《サケ》ば免《マヌカル》べき病なれども其事《ソノコト》今《イマ》に至りても實《マコト》に為得《ナシエ》がたし。かくのごとき毒のかくのごとく繁衍《ハンエン》て。されば ために死《シ》する人の衆多《オホキ》も。もとより自然《シゼン》の道理《ダウリ》ありて然《シカル》ことはいふならも。まさに嘆《ナゲク》べきの至《イタリ》なり。これを支那の醫人《イシヤ》が胎毒《タイドク》の説《セツ》を唱《トナヘ》たるに雷同し。或は蟬《セミ》の蛻《モヌケ》にたとへ。まさに構精中の淫液《インエキ》なりといひ。或は氣運時令に因《ヨル》の病なりなど。無根の邪説《アヤマリ》をいひふらし遂《ツヒ》に其毒《ソノドク》の所由を知ものなきが故に古今治法聚訟。誤多《アヤマリオホキ》も宜《モツトモ》なり。是《コレ》はほとんど天刑病にも類似さる癘疾にして。生民《ヨノヒト》の艱厄《ナンジウ》。國家《クニイヘ》の災害《ワザハヒ》この上なきに。絶《タエ》て覺者《サトルモノ》なく。たゞ名利《メイリ》に走《ワシル》貪濁《ドンヨク》の醫人等《イシヤドモ》その時行をまつこと。慈子《アイシ》の遠征《トホキタビ》より歸《カヘル》を待《マツ》がごとくなるぞ。其心《ソノコヽロ》はこのにぞやがて痘瘡《ハウサウ》の毒《ドク》の人より人に傳て火の燃《モユル》がごとく劇甚ことを知《シリ》ての後《ノチ》も麻疹《ハシカ》の西より東に流來天下一同患《ヤミ》つくせぞ。突然と一人の患ものなく。再數十年を經《ヘ》てまた流行《リウカウ》せるもこれ異邦《イコクノ》海舶《フナダヨリ》より毒《ドク》を輸ところなること明《アキラカ》に察《サツ》し知《シル》べし。痘疹《ハウサウ》は今においてぞ此國《コノクニ》固有もの、やうになりて絶《タユル》ことなけれど。はこのにも其源《ソノモト》を塞毒氣《キ》を驅《カリ》つくさに策《サク》なけれども。麻疹《ハシカ》も今にもこれ外國との通舶を禁て。其由《ソノヨリ》て來《キタル》ところを杜絶ならば。必其毒を轉輸さいとも決して有きとなるべし。痘疹を避んことは僻邑山村に於ては易きことなれども都會の地に在ては大に為がたきことゝ思べし。しのはあれども。予恒に意を留て。他の危險病患あるのは又は病愈て後虚羸たる兒などのいまだ痘せざるものに會バ。避らるべき理を必其家に提醒。きれおためにに當時の痘瘡を免しめたるもの多世間に子を多産する者いつも二歳もしくは三歳に至ば必痘患に罹て死といへる類あり。これ其兒の性質に然べき理あることなく。設其年期を過て後に痘を患ときは多は命を隕すなどのことはなきものまゝあるべし。されば尤其年期を避しめてよし。就中。毒の尤猛烈にして。病もの十の七八は必死をる年あり。かゝるときの流行《リウカウ》はいかにも避《サケ》て患《ヤマ》ざるやうにと願ふことなり。この五六年以前の流行《リウカウ》は特《コト》に危険症《アヤフキシヨウ》の多《オホ》かりし故に勉《ツトメ》て人にこのことを殊授《ツタヘ》て。予が教《ヲシヘ》をよく守《マモラ》しめ。避得《サケエ》さるものも多《オホ》かりき遂《ツヒ》には患《ウレフ》べきも。かゝるときにはあるべきたけ傳染《デンセン》さるやうにすべきことなり。若し流行《リウカウ》の盛《サカリ》にならぬ最初《サイシヨ》と。近隣ことごとく患て。痘瘡《ハウサウ》の巷説《サタ》もや、歇《ヤミ》たる落後《ノチ》に係《カヽハル》ものは多かる軽《カロシ》。この事《コト》も意得《コヽロエ》て益《エキ》あることあり。しかはあれどもいかに意《コヽロ》を注《トヾメ》ても免得ど。これが為《タメ》に死《シ》をとるもまた天命《テンメイ》也。其毒《ソノドク》を轉染《テンセン》は。もとより幽微《カスカ》にして測《ハカル》べからざるがことしといへども多《オホク》は痘家《ハウソウケ》の器物《キブツ》衣服《イフク》に着《ツキ》て輸。また痘兒の氣《キ》に觸《フル》るにも至く傳。近隣なとしれを風の往来《ユキヽ》に漏《モラ》さるゝ醫人の痘兒を診《ミ》てその臭氣《ニホヒ》醫《イシヤ》の體《カラダ》に著《ツキ》て未銷《イマダサン》ざるに。そのまゝ来《キタリ》て兒を診より違《チガヘ》あり。痘家《ハウサウケ》へ過《ユキ》て遂《ツイ》に訊《トフ》ものよりも染《ウツル》或《アルヒ》は痘家《ハウサウケ》へ往来《ユキヽ》をる幼童猫兒《ネコ》なとよりつたふるもあるべし。されどもその毒《ドク》の猛烈《マウレツ》迅竄《ジンザン》なれども火薬《クワヤク》の迸《ホトバシル》がおとれるものに如し。来《キタル》も去《サル》も馳驟なれば。いさゝか毒《ドク》氣に觸たるも。その散《サン》ざるなとをまた時《トキ》を過さず。故《ユヘ》に程《ホド》を經《ヘ》さるを傳染《ウツヘタル》の恐あるなとにあらねど。細小《コマカ》心を致醫士《イシヤ》も稀《マレ》なるものなれば。痘毒《ハウソウ》近傍《キンジヨ》に流行《ハヤル》を知ず。醫《イシヤ》の由《ヨシ》く来《キタル》をしるを聞《キヽ》て。もし痘兒《ハウサウゴ》を診《ミ》て程を經ざらんにれ。その兒に病あるときも診《ミ》を乞《コヒ》なとも用捨《ヨウシヤ》をべし。況家人《カナイノモノ》も痘

巻三　　廿八

家へ消たるまゝにく。衣服《キモノ》をも更ず児《コ》の側《ソバ》へよるべからず。児を抱く通衢《トホリ》を往来《ユキヽ》をべからず。瘡家より齎来《モチキタル》ものなり。いさゝかも児《コ》に示《ミセ》しむべからず。痘児を葬する墳墓《ハカ》ある地《トコロ》へ児《コ》を携《ツレ》て行べからず。暑月尤薫蒸《ムシアツ》て感冒《カゼ》やすし。まゝ痘児の故衣服《フルキモノ》なその毒染着《ソミツキ》て。年月を経ても銷ず未痘児これを着て傳染《ウツリ》たるものを平正に見すれば。市《イチ》に購《カヒ》たる故衣《フルギ》を直《ジキ》に児《コ》に着《キセ》しむべからず。まず盤の痘児に刺《サシ》たる鍼《ハリ》よりも傳輸すとあれば。なればまぐも心を同意し。かく百許しくなれ懼なと毒蛇《ドクジャ》のごとくなるも。なほ冥々中毒《ドク》と轉輸ものなれべ。實《マコト》にこれ避《ヨケ》をなられ。痘瘡の流行《ハヤル》ざる地《トコロ》へ児を携《ツレ》てなだらく避にをなのぞ。かくはいへども。幽冥不測に傳《つた》はる毒《どく》なれば。今の世にありては貴人《きにん》もまた免《まぬか》るゝもの希《まれ》なるを。況《まして》屋を比《なら》べ戸《かど》を接《つらね》て。往復《ゆきゝ》絶《たえ》ざる庶民《かろきもの》の家《いへ》においてをや。一次《ひとたび》避得《さけえ》たりとも。遂《つひ》に免《まぬか》るべきにあらず。幼弱《いとけなき》にして病《やま》ざるも年長《としたけ》て必患《かならずわづら》ふ。年長《としたけ》て患《かん》ものは。幼弱《をさなき》にして病《やむ》ものよりも危険《あやふき》なこと多が、これを避《さけ》ざるもまた愈《まさ》れり。己《おの》に異邦《いはう》には種痘《しゆとう》とて。他《ほか》の痘《はうさう》を患《わづらふ》ものゝ、膿着《のうちやく》ある痂《ふた》を取《とり》て。いまだ病ざる児《こ》の肌膚《はだへ》に貼《つけ》て。はやく痘《はうさう》を発《はつ》しむる法《てあて》ありと聴《きけ》り。予が今こゝに避《さく》べき術《てだて》を語《かた》る。平常《へいぜい》をいふにはあらずと知《しる》べし。さて痘瘡《はうさう》鄰側《となり》に流行《はやり》とき。小児微《すこし》も熱《ねつ》あらば。その序熱《がさ》の序熱《さ》にあらざること考ふるべし。此時《このとき》風邪《かぜ》と相混《あひこん》じて別《わかち》がたきもの《あ》

卷三　廿九

れども。仔細《コマヤカ》に観《カンガヘ》れば差異なきにあらず。険症は序熱《ジヤネツ》より最其
用意《ヨウイ》あるものなれば。軽忽《ユルカセ》に思《オモフ》ことなく。予が述《ノブ》ところに心を
潜て会得《ヱトク》あるべし。
疱瘡《ハウサウ》の序熱《ジヤネツ》は。風寒邪熱に類似《ニヨリ》て。弁別がされがたしといへ
ども。意を加《クハ》へて覈察《コクサツ》すれば自明なり。その熱初往来ありて。漸に
甚なりては更《サラ》に歇《ヤム》ことなく。熱来は貪眠。睡裏驚悸或は搐搦。心
下軽按ても苦懣情状ありて。気喘涙を流。眼傍をへて腫さるの
こおもへる、をの。及腰脚沈重状ありて行歩整ず。甚は脚軟て
立こと能ざるもの。これら皆序熱《ジヤネツ》の候と知べし。このうちに搐
搦驚悸《モノオドロキ》なとるは。疱瘡《ハウサウ》ならねど。小児熱あることこれに多あることあ

れハ、されどこの理、にくを決定《ヂヤウ》しがたく諸證を參互して後辨知べし。醫も等卒《ナホザリ》に看過《ミスゴス》もの多《オホ》けれバ、かゝる患狀をその母預記得て遺漏なきやうに醫《イシヤ》にも告《ツグ》べし。擗搦劇《ヒクツキハゲシ》けれバ、上吊直視。人事不省《セヒトキ》にいたるものあり。失措《ウロタエ》べからず。痘瘡《ハウサウ》ならバ必回復《ナホル》べし。予ハ拊水術《スイジユツ》を用ていつも驗を得。この時《トキ》に灸をすると先を禁ずべきことなり。偶灸《キウ》に宜《ヨロシキ》ものあれども、病家にその差別《シヤベツ》ハ爲《ナシ》がたけれど、きべくせぬがよし。また浮熱《ネツ》の甚《ハナハダシキ》に、衣服《キルモノ》を重襲《オホツキヤ》て煖なるを後必害《カナラズガイ》あり。また清涼過《スギル》もあし。平常《ヘイセイ》より微温《スコシアタヽカ》ならんがごとくおもふ度《ホド》をよしとし、必鬱蒸しむべからず。されども頭巾を着《カブル》など、嚴冬凝寒《ゲンムキナムサ》の時節なりとも宜《ヨロシ》からず。必切禁《ホビシクイム》べし。瘡《ハウサウ》を

卷三　三十

頭面に多發しめて救がたきにいたるも十が八九は頭巾《ヅキン》の害《ガイ》なり。頭《アタマ》を過《アマリ》に温暖《アタヽカ》ならしむるときは之《コレ》に由《ヨリ》て氣衝《ノボセ》上迫の勢《イキホヒ》を増《マシ》てその重ものは兒を害《コロス》にいたる。輕《カロキ》ものもなほその宜からざるを見る。必頭面を覆《オホフ》こと戒禁べし。この巾子《ヅキン》によりて世上の嬰兒を亡ふと幾何ぞや。尤嘆べき弊習なり。慈念あらん人は此一事をだにも勉て人に教諭て。其悪習を變しめば。大なる陰騭なるべし。一己《オノレバカリ》のことを看過べからず。己《オノ》が子を愛する念より。他《ヒト》を利益することをもとむべし。その餘慶己《オノ》が子に及《オヨボ》して。自然と病患を免がるゝことあるべし。依て予が衆人に望ところなり。序髮の間は。最頭部《カシラ》を清涼して鬱蒸《ムレル》ことなく。腰脚はいかにも温暖《アタヽカ》なるをよしとも。脚《アシ》も冷るとも脚爐にて温ことは決《ケツ》して禁べし。唯至熱湯《タヾイタツテアツキユ》に塩少許《シホスコシバカリ》を和し。脚をよくよく温て後乾る手《テ》巾をもてよくよく拭とりて後衣衾を纏裹て暖《アタヽカ》ならしむべし。冷ば再三かくのごとくすべし。乾萊菔葉《ダイコンヒバ》或《アルヒ》は忍冬《スイカヅラ》などを湯に煎じて膝《ヒザ》より下内外踝足心までもたびたく温るはさらに益よし。胡萊菔葉を用るもよし。塩包を煎《セン》したる湯《ユ》も可《ヨシ》。痘児《ハウサウコ》を居室は宏濶ところを良《ヨシ》とも。褥《トコ》を室の中央《マンナカ》に安く。前後左右人の往来自在なるをよしとも。室裡《ザシキウチ》に人数居べからず。両三輩《ニサンニン》を限《カギリ》とすべし。小室《コザシキ》をなかなかさら人の少《スクナキ》を欲《コノム》。一家《イツケ》に数子痘瘡を患時同室に居しむるは甚禁。順痘も変《ヘン》して危険になるもむくことあり。必別《ベツ》

巻三　　卅一

に居《オラ》しむべし。もし卑賤《ビボクニン》にく別室《ベツマ》なきものは。嚴醋《キツキス》一二合を器に盛く廣間に安《オク》る。又は熾炭《スミビ》を醋中《スノなか》に投《イレ》てをり〳〵室内《ヘヤウチ》を薫《こべ》さて板障《アマド》亮隔《シヤウジ》を闢《ヒラキ》てその鬱氣を排洩《モラシ》てよし。空濶《ヒロキザシキ》ありとも火爐《ヒバチ》多《オホク》安《オク》べからず。をべく温涼《アツサスサ》平常《ヘイゼイ》に異なきをよしとも瘧兒《ハクサウ》を久抱及懐に入て寢しむるは好《コノマ》からず。なるべきだけ下に臥《ネカ》したるつさよし。食膳《シヨクゼン》下飯《サイ》は汁《シル》なるもの。飯まさハ粥の類にくもなるべきだけ暖《ヌクカ》なるものを用ゆべし。鐵子を喫しめんよりも醴酒まさる葛湯《クズユ》大麥霜糖湯などを用ゐさよし。泥滞やき脾質の兒はされらの類も消息わるべし。渴わるものは白湯にて多用たるさよし。好茶を喫しむるにと最よし。厚熟より上品の茗茶をとりく喫く益多最善眠ものにハ氣烈ものを多濃煎し藥に換て喫しめバ殊効あり。渇《カハキ》あきにもをり〳〵湯茶《ユチヤ》を與てよし。尤《モツトモ》一次《イチド》に多服しむべからず。大渇て生果を好《コノマ》バ。香橼《クネンボ》蜜柑梨子《ナシ》葡萄《ブダウ》の類少づゝ與ても決《ケツ》して害《ガイ》あるものにあらず。たゞ消化《コナレ》あしきものを禁《イム》べし。魚肉ハ羮汁を良とす。雞卵《タマゴ》も豆油汁にて煮《ニ》たるハ用べし。湯煮たるハ泥滯やすし。たゞ魚肉ハ少《スコシ》づゝをり〳〵喫しめたるがよし。必過可らず。序熱より收靨にいたるまで食禁《ドクイミ》の意得に異《カハル》なることなしと知べし。大便《ベン》下利《クダル》ことと。見點の後《ノチ》ハ宜《ヨロシ》からずまた秘結するかとも好からず。序熱の中尤《モツトモ》大便《ベン》の通ドなきを嫌《キラフ》。もし大に秘結《ヒケツ》することあらバ。軽下劑を用べし。過泄しむ遠からず高手《カウシヤ》なる醫《イシヤ》に諮《トヒハカル》べし。衣服《キルモノ》は日ごとに改《トリカユル》をよしとす。被褥も日々新に汚穢なきものにすべし。緊身《ハダギ》は最《トリワケ》いさゝかも垢汚たる臭氣《クサミ》あるは用べからず。枕《マクラ》ともをりく更《トリカフ》べし。窮乏《ビンボフ》なる里とも爲得《ナシエ》がたきことはあらず。懈怠《オコタリ》く忽棄《ユルカセ》にせまじ。毒氣《ドクキ》内攻の甚《モシキ》しなることなり。初中後《シヨチウゴ》この用意肝要《カンエウ》なり。しかるを近頃痘疹科と稱《トナフ》る醫派ありて。さあらぬ説をいひふらし。痘兒《ハウサウゴ》の臥内は塵つもるとも掃除《サウヂ》をすべからず。衣服《キルモノ》被褥《ヤグ》も更《トリカフ》べからずと病家に教るものあり。これ大なる謬妄《アヤマリ》にて。痘兒に巨害あることは前巻看病《カンビヤウ》意得《ココロエ》の條に述《ノベ》たるごとくなれば。参閲《カンガヘミ》てその非を了解べきことなり。まして痘瘡中母もしくは乳母の攝養は。前の一瘟瘧の亭熱に擒ぬ上まで不省人事にいたりかかに掬水術の一法を施にる冷水を手巾に浸て兒の頭上を頭に灌洗面部をもあらひその水やゝぬるむとされバ再冷ものに換て灌こと八九十遍にいたれバ頭面の肌膚冷て氷のごとくなるに至て止ぞし醒覺と遅ものハ冷水の氣を内服せしめて治をることありいづれも見たるらひのあることゝ也史記六倉公傳ニ菑川王病召臣意診脈曰蹶上爲重頭痛身熱使人煩懣臣意即以寒水拊其頭刺足陽明脈左右各三所病旋已病得之沐髮未乾而臥診如前所以蹶頭熱至肩ニあり拊水の名及術蓋此に據る瘟瘧席熱卒厥を發をるものハこの術を活用しく其急を救且起脹灌膿の期に至く巨利を得ことあるハ予が發明多年經驗の事にしるく其必効あるものを認て施行こと世人もや知ものあれどもこの牢抗刻舟之醫ある首肯せざることあれバ俗家ハ唯其効あるを信して用ゆべし

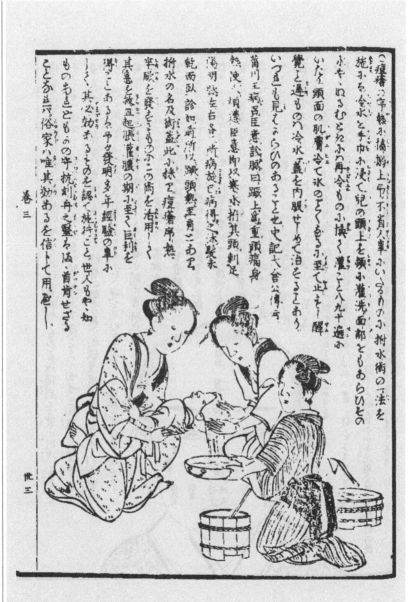

痘の先顔に發見るものハ痘熱の頃より其兒喜眠《まどろみ》やすきもとよりハ搐搦《ちくでき》を發し内攻《ないこう》し易《やすき》こと
あるハ毒の頭面に上り迫ことまれバ兩眉の間の上下に多く發《はつ》さるハ下咽喉《いんこう》と相應《あひおう》して聲《こゑ》必ずれく
嗄或ハ咳嗽あるべく或ハ鼻頭に多く見るハ下腸胃《ちやうゐ》に配する故に起脹灌膿の時に至て下利《げり》を促易し
もし過て祇破ものハ其部分の應ずるところにその變を見はることハ常に多く驗知ところなり按するに
靈樞五色篇云庭者首面也闕上者咽喉也闕中者肺也下
極者心也直下者肝也肝左者膽也下者脾也方上者
胃也中央者大腸也挾大腸者腎也當腎者臍也面
王以上者小腸也面王以下者膀胱子處也顴者肩也顴
後者臂也臂下者手也目内眥者膺乳也挾繩而上者
背也循牙車以下者股也中央者膝也膝以下者脛也
當脛以下者足也巨分者股裏也巨屈者膝臏也これ當
明部分なりこれを古より觀相家に傳へて面部を周身に配
當し病處吉凶を知べき術の類にして相家には兩眉を手
とし法令を足とし或ハ準頭を背部に配をへ等の説やこれと異ことありと
雖余醫家四診中の望の其一に具ものにして古昔の遺法今五行家の書に存をるものにして
古今二千年余初しての事紀ハそれ味偏ありこれべし此配當なれバ其證ありて的實に今に施用べき事を發明の説
あるに至らざる事あれハ記載に此にハ僅にその概略を擧て看讀の一助に供まてなり

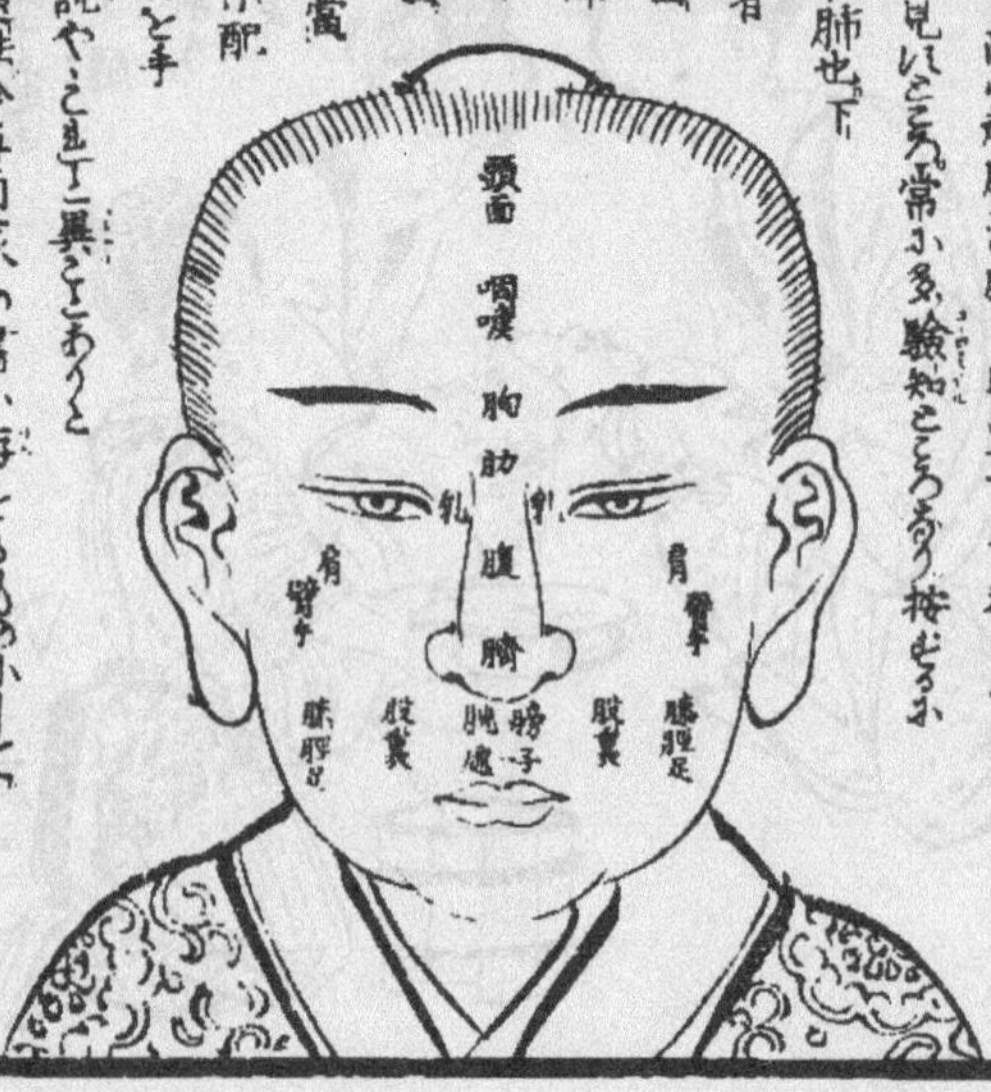

條に說たるをゆめゆめ忘失ことなく意《コヽロ》を注ぎて愼持《ツヽシミタモツ》べし。疽の吉《ヨシ》凶《アシ》は序熱と見點の中にありて起脹灌膿の善悪《ヨシアシ》はこの裏に預定《サダマル》ことなれば。最保護の喫緊とすることなり。また序熱より温暖ならしむべきと。清涼《スヾヤカ》ならしむべきとの區別《シヤベツ》あれども。それらのことを辯析《ワカチ》がたく。假令《タトヘ》說得《トキエ》たるも。容易《タヤスク》領會《サトリ》がたけれど。そのことは省《ハブキ》ぬが不婆心意得させたきは。痘瘡《ハウサウ》を患ること。さもその貴賤の級によりて差《タガヒ》あることも。越前《エチゼン》にて乞食《コジキ》の兒《コ》の疱《ハウ》瘡《サウ》を患たりし話《ハナシ》を。看病《カンビヤウ》意得の條《クダリ》に載《ノセ》たるがごときを相照《カンガヘアハセ》て。すべての病者その慣来《ナレキタリ》たる平常《ヘイゼイ》と懸絶《カケヘダタル》なきをよしとすることとこそ第一《ダイイチ》の意得と知べし。

見點《ケンテン》す。熱《ネツ》ありてより五日めの朝痘見《アサハウサウミユル》ものを順痘《ジユントウ》とす。これ四日の夜中に出さるなれず。序熱《ソネツ》の中と三日こして。四日の夜よりを見點《ケンテン》と定《サダム》るなり。これより遲《オソキ》は苦《クルシ》からず。然《シカレ》ども發すと遲《オソク》しく宜《ヨロシ》からぬ痘《ハウサウ》あれど。必《カナラズ》よしとはいひがたし。熱《ネツ》あるやいなや直に痘《ハウサウ》の見《ミユル》る。尤《モツトモ》險惡と知べし。まづ頬《ホホ》と口邊《クチノハタ》に見《ミエ》て。後《ノチ》に頤に及準頭に發《ミユル》る順《ジユン》にして吉とす。額準頭より先《サキ》に出て後《ノチ》に頬に見《ミル》は逆《ギヤク》なりとせし。面上に痘《ハウサウ》の發見部分《ハツケンブブン》を以て逆吉凶を判斷《ダン》ずとす。確乎《タシカ》なる道理《ダウリ》あれども。古人の論《ロン》じ及《オヨボス》ものもなければ。其何《ソノナニ》の故《ユヘ》なることを知《シル》人もまた希《マレ》なり。もとより俗家《ゾクカ》に告《ツゲ》諭《サトス》も益《エキ》なきことなれば。發明《ハツメイ》の説《セツ》あるも此にはいはず。まさ

予が歴見ところにては假令面部稠密ならざるとも。頭上髪中に瘡の多《おほ》出さるるは善《よろし》からぬ證《しよう》にして。まゝ不慮《ふりよ》の變《へん》に逢《あふ》ことあり。必輕視すべからず。この證《しやう》は序熱中頭巾《づきん》を着《かぶせ》て頭《あたま》を冒《おほふ》ものに多し。恐《おそる》べし。頭髪ある児《こ》をば。これを瘡熱《ぞうねつ》ありと正《たゞ》に知《しる》べ。髪《かみ》をのこりなく剃《そり》たるもよし。毒《どく》深《ふかき》ものにしては頭熱《あたまねつ》をもぞ。多は危《あやう》險におもむくこと多ければなり。但《たゞ》し剃《そり》たるあとへは。油《あぶら》か酒《さけ》やうのもの塗搽。單の巾《ぬの》を用て霎時冒《おほひ》さるもよし。むさしく褻おくは宜《よろし》からず。風《かぜ》なく寒《さむ》からぬ時《とき》にはかくをするにも及《およば》ぬことと思《おもふ》べし。見點後《ご》へ。天氣沖和《のどか》にして風なくば。よく抱《いだき》て門巷又は苑中《にはのうち》を緩歩べし。室奥《いへのうち》にのみ在《あり》ては氣《き》の鬱滞すことを恐

巻三

卅五

べなり。起脹灌膿收靨《カセ》同意なり。
起脹三日の中に。漿水を輸《ハコビ》て粒々《ツブタチ》分明《アザヤカ》に紅暈多をよしとす。此
紅暈ハ紅絲《アカキイト》を以て痘《ハウサウ》の根《ネ》を纏《マトヒ》ふるがごときをよしとす。締《シマリ》な
くたゞぼつとして赤《アカ》きことのましのらず。咬牙《ハガミ》あるに灌膿《カンウミ》に
至て變《ヘン》ある者し。虚里の動悸甚《ハナハダ》に尤恐《モツトモオソル》べき悪症にて死に瀕や
すく。決《ケツ》して忽視ならぬ大と也。善痘に起脹なれども痰膿を醸《カモ》
して灌膿の日に至《イタレ》バ收靨《カセ》にもむくものあり。かゝる等ハ薬
を用ず自然に任《マカセ》てよし。痘《ハウサウ》多く出るもの。涙《ナミダ》出て開がられに。先
乳を點ずべらくありて手帕《テヌグヒ》端を熱湯《アツキユ》に浸拭てむらのをべし。
痘の眼に入たるをそのまゝおれて明を失たるものあ山べな

且舌《シタ》にて舐《ネブ》りてむらのをとることをつとむべし。もし舌にて舐《ネブラ》んことおもはゞ。よく漱口《ウガイ》して後《ノチ》にすべし。眼中《ノウチ》赤脉《アカスヂ》ありて色あしく見えざるは黒睛《クロメ》瞳子《ヒトミ》に翳點《カキボシ》ありとせば。はやくその設爲《テアテ》をすべし。輕視あるべからず。鼻中《ハナノウチ》より瘡多發《ハツ》したるは。金銀花《スヒカヅラノハナ》を煎《セン》じて撒綿絲《モメン》にて浸《ヒタ》し鼻中《ハナノナカ》状をよく掃除《サウヂ》をすべし。これも口にて吸出《スヒイダ》さる尤《モツトモ》よし。鼻渣《ハナクソ》あらば湯《ユ》にてとくとしめして穵耳《ミヽカキ》にてのごいさを施し。そのまゝにおくときは鼻塞て息《イキ》の往来《カヨヒ》障り鼻涕咽《ノンド》に流《ナガ》滴《イリ》て。嘔逆《ムカヒト》を發《モヨホ》し害《ガイ》をなすことあり。故《ユヱ》に小兒啼《ナキ》拒《コバ》むを強《シヒ》て速《ハヤ》く事《コト》を濟《オコナフ》べし。愛著《アイヂヤク》して爲得《ナシエ》ざれば却《カヘツ》て後《ノチ》の害《サハリ》を爲《ナル》べければ。よくくはいろうべきことになれと。

灌膿定期《ホンウミヒカス》三日のあひだ。膿色《ウミノイロ》ハこのにも濃《コク》白うちに黄《キ》を間《オビ》。光澤《ツヤ》ありて圓満充實て痛《イタミ》あるもの尤善《モツトモヨシ》ごの時《トキ》にいたりては紅暈まさく締《シマリ》ありて瘡根をきりくと鮮明《アザヤカ》に纏絡《マトヒツク》さるがごとくみゆるものよし。紅暈散漫たるはあしただ赤見《アカク》ゆるものを吉《ヨキ》ぞと意得べし。急卒《キフハン》に周章《ウロタユル》すとあり。起脹中には。その紅暈《アカミ》締《シマリ》ありといふうちにもただ直紅に根もとでこのりしこのとしまさくみゆるをまづれ佳《カシ》といひ。灌膿になりては。紅繭絲《アカキイト》やうのものにく緊《カタ》くよりとこのけたるやうにきりくと締ねがならぬなり。その差別《シヤベツ》をよく領會べし。癢あるはよゑしこのらど。起脹《イツカノミ》のなこのべより膿色《ウミイロ》を現さるは。灌膿に恬視をべからざ。其白さ瑪瑙のおときはたれ膭たるにはあらず。しかるを庸醫は誤認てこれを膭さりといふを信《シン》。俚諺に所謂《イハユル》足下《アシモト》から鳥《トリ》のたつやうなる急變に逢て。卒《ニハカ》に狼狽ことあり。かゝる證《シヤウ》は。其痘粒圓滿やうなれども心を留《トメ》てよく熱着は皺《シワ》あらく空虚なるものなり。故に不慮の變とおもふは遺失なり。見點の初より逆《カネ》その吉凶は知ることなり。又灌膿《クワンノウ》に微熱《ビネツ》の發《ハツ》ことあり苦からど大に發熱煩懣はなし。下利《リ》あるも凶と雖元氣自然の運用によりて下利を促し。毒を腸胃より除去《ノゾキサリ》て。それよりして順快におもむくことあれば。一途にはいひがたく。餘症《ヨシヤウ》を參互て善惡を定べし。内攻をるどれに。寒戰咬牙て胸腹《ムナハラ》に動悸甚なりて。下利ものあり。下利《クダリ》のなきもあれバ、に至《イタリ》ても能食ものハ十に八九ハ治べし。穀氣《コクキ》なきものハ救《スクヒ》がたし。初《ハジメ》より食の進《スヽム》ものハ起脹灌膿滯《トヾコホリ》なく。たとへ一二の佳ならぬ症《シヤウ》あれども難治にあらず。良痘ハ痛《イタム》こと常《ツネ》なれども。稀《マレ》にハ癢《カユミ》あれても険悪《ケンアク》ならぬものあり。さハいへど痒《カユミ》ハ儘《マヽ》く吉《ヨロシ》からぬ證《シヤウ》なれバ輕視するならバ小兒ハ痒《カユキ》をも多ハ痛《イタム》といひて分《ワカチ》がたきものあり。故《ユヱ》に傍《カタハラ》にあるその心を用て熟察をべし。起脹灌膿の中《ウチ》に小便《ベン》に血を泄《モラ》すとあり。これ尤《モツトモ》難治なりと雖ども是また一偏にハ定《サダメ》がたきことあり。衂血《ハナヂ》ハ苦《クルシ》からバぞ是も過多ハ速に止《トメ》ねバならぬものもあり。黒血を吐《ハク》ものハ駭《オドロク》危からバ、鮮血ハ恐《オソル》べし。古人痘色の灰白を寒とし紫黒を熱《ネツ》と云へども寒熱を以て別は治療の上に於て害《ガイ》あることなり故《ユヱ》に瘡色の白を見て虚寒とのミ思ふ醫士《イシヤ》ならバ。療治を委《マカセ》がたし。かくいふも大小深意の存《アル》ことにて。俗家には諭《サトシ》がたくまた明《アキラ》めがたきことなり。さて順痘《ジユントウ》は發出多しといへども。速《スミヤカ》に灌膿になりて。第《ダイ》三日にはすでに收靨にかゝるものなり。

收靨三日の間《ウチ》は。既《スデ》に滞《トドコホリ》なく灌膿を經しは。食《シヨク》の多少と二便《ベン》の通利《ツウリ》に意《コヽロ》を注《モチユル》の外何《ナニ》の醫術《レウヂ》もなし。險症の膿成ざるもの。收靨の日にいたりて死ぬることあり。故《ユヱ》に險證は定期を過たりとも降心を爲すべからず。輕《カロキ》ものはこの時既《スデ》に落痂《フタオツル》もあれ。然ども先《マヅ》は落痂《フタオチ》のとれになれて。壯實《タフレヤナルウマレツキノ》孩兒は少《スコシ》輕《カロキ》下劑《ゲザイ》を投《アタヘ》て。腸胃《ハラノウチ》中の汚穢《アシキタマリモノ》を掃除《サウヂ》しくよし。收靨《カセ》以前より腹中《ハラ》に蚘蟲《クワイチウ》を生《シヤウ》ずるものあり。注意《コヽロツク》べし。もし蚘蟲《クワイチウ》ありと知《シラ》ば。速《スミヤカ》に蚘蟲《クワイチウ》を下《クダ》すべし。灌腸間も此蟲《コノムシ》あれば意表《オモヒノホカ》の障《サハリ》となることあり。落痂《フタオチ》以後《イゴ》は淡薄食品《アサカロキタベモノ》を撰用《エラミ》ふべし。一切過食しむべからず。労怯《カラダツカレ》て食味の失《ナキ》ものは。をすく魚肉《ウヲ》鰻鱺《ウナギ》雞卵《タマゴ》など然些《スコシ》づゝ與《タベサセ》てよし。喫過《クヒスギ》しくは大にあし。飲啖進ものに膏粱《ウマキモノ》一切無用《ムヨウ》なり。米粥《カユ》も粘稠《ネバリ》を湯にあらひて喫しむべし。碎麥《ヒキワリ》などもよし。酸澁肥膩はなほさら禁《イム》べし。俗家《シロウト》にて酒湯《サヽユ》といふことを然古来よりなせども。瘡發《デモノ》多《オホキ》に早浴《ハヤクユアミ》するはあし。大氐《タイテイ》痂落《フタオチ》つれて後《ノチ》をよしとす。輕痘《カルキモ》はしからず。世に麻利耶加《マリヤカ》といふ薬を痘瘡《ハウサウ》に必用ものとするは大なる誤

にぐさい物痘瘡《トウサウ》に於てさらに其益《ソノエキ》あるを見ざれども善眠も

のは尤大害《モツトモタイガイ》ありて多服《オホクノマ》しむることもがために痘児を害《コロス》こ

とあり決して用べからず。

うにこうる犀角など妄に服《ノマ》しむるもあし。其他杜鵑《ホトヽギス》の焼《ヤキ》たる。

鹽蔵鶴肉《シホヅケツルノニク》および焼《ヤキ》たるものなどを服《ノマ》しむること尤宜からず。

臍帯乱髪《カミノケ》爪《ツメ》などの焼存性も大にあし。これらの物《モノ》いづれも痘

瘡に効あるものにあらず。小児の狭小腸胃に数多の薬剤《クスリ》を

受容に堪《タエ》んや。いたづらに苦悩《クルシミ》を増《マス》ことを思ざるの甚れ。こと

医俗の通患なり。

序熱あるやいなや額より準頭《ハナバシラ》へ臙脂《ベニ》を貼《ヌル》ものあり。かくそれ

ぞその邊《アタリ》へ痘瘡《ハウサウ》出れると少《スクナシ》といひ習《ナラハ》せども。この臙脂《ベニ》を貼《ハル》おろふる。眼ふおそ見え稀。痘《なみち》ろおとぐく皮下《カハ》ふ出齊《デソロヒ》あるなり。まさ臙脂《ヘニ》ふかゝる効《カウ》あるおとも絶《タエ》ぐなきをおも何事《ナニゴト》ぞや。依據も

な汜弊習ふさゝおの臙脂《ベニ》をぬりたるどおろる。痘色辨知《ハウサウノイロミワケ》ごのたくしさゝ醫の診候を誤ことあゑ。必無益のことなり。又てりやこのをぬるおと尤《モツトモ》あし。

痘兒を平常《ヘイゼイ》より厚被《アツギ》ふさせるを害《ガイ》もなしとざし。初中後《しじウ》ども決しく志のるまド汜おとなゑ。寒月《サムキコロ》ふさもをうくろ空《ソラ》の色《イロ》を見せおめてよし風なきこ汜ろ門巷《カド》へ出たるも苦《クルし》のらばたゞ寒

風かよひ器皿の冷《ヒヤ》たるもの。看病人《カンビヤウニン》の手足《テアシ》の冷《ヒヤ》ある。衣服《キモノ》被窩

り冷《ヒエ》たるを禁べし。瘄兒もし寒氣《カンキ》に觸冒くより變證《ヘンシヨウ》出さるを速懐に抱て厚被にし温熱物《アタヽカナルモノ》を喫《クハ》しめて微汗を取《トル》べし。然ざれば內攻《ナイコウ》さるあり。もし乳《チ》を與ものもとの意得にて。身《ミ》を暖《アタヽム》にし温物《アタヽカナルモノ》を喫てよし。

日曬燥烈ところに瘄兒《ハウサウコ》を安しむべからず。闇室《クラキトコロ》は大によし。渇《カハキ》あるものにも下利《クダリ》を恐て飲漿《ノミモノ》を禁《イム》ものあり以《もつて》の外の意得たおひなり。渇《カハキ》あるものにはをり〳〵飲液《ノミモノ》を用るをよしとするな

とる。初《ハジメ》にいふごとくなり。

過《スギ》ぐ酸味の品《モノ》と。至鹹《シホカラキ》ものと。極《キハメ》て甘物《アマキモノ》とは禁《イム》べし。

乳酒《シロザケ》を用べしといふ人あり。證《シヨウ》によりて喫《ノマ》しめてよきもあり

ども。先《マヅ》へ禁《イミ》たるがよし。兒《コ》の近旁《ソバ》に侍《イル》ものも飲《ノマ》ぬがよし。もし兒に酒を喫《ノマ》をべきものあらず。乳酒にも限《カギル》べからず。菜を食《クハ》しむるを宜《ヨシ》とするものあり。多《オホク》へ停滞《ツカヘ》て化《コナレ》がたきものふさかなつさく害《ガイ》あり。禁《イミ》たるがよし。虎子《オマル》を枕邊《マクラモト》におくへよろしからず。便下《ダイセウベン》せしをりくに必《カナラズ》掃除《サウヂ》しく臭氣あらしむべからず。月經の婦人《ヲンナ》先《マヅ》は用捨《ヨウシヤ》あるべし。止《ヤム》ことを得ざれば衣服《キルモノ》褌《フンドシ》までもをまつく更《アラタ》て抱持をべし。痘兒看護の人もすべて衣服《キルモノ》の穢垢《ヨゴレ》たる。臭氣《ニホヒ》あるものを着《キル》べからず清潔なるをよしとす。

癆瘵皷脹の病あるものおよびそれらの病者を看護したる輩。傷寒熱病を患《ワヅラ》ひ癒《イエ》て後いまだ浴《ユアミ》せざるものおよびこれらの病あるものを保護《カイハウ》したる。その衣服《キルモノ》をも更ずして痘兒に近《チカ》よるなからば。

母および乳媼《ウバ》微恙《カロキヤマヒ》あるも。其《ソノ》乳を痘兒《ハウサウ》に喫《ノマ》しむることを用捨《ヨウシヤ》あるべし。はしく重病《オモキヤマヒ》にかゝりたるそのものは兒の近傍《カタハラ》に侍《イレ》らざるも禁《イム》べきことなるを。病に由《ヨリ》て乳質《ニウシツ》あしくなることにも意を注《ツカ》ぎ與《アタヘ》て止《ヤム》ことなければ。たとへ輕易《カロキ》痘疹《ハウサウ》なれども大《オホイ》に害《ガイ》となるもののあり。嘗《カツ》て一婦《フ》人癆瘵《ラウサイ》の漸《ゼン》ありしに其《ソノ》子痘疹を患《ウレフ》しのべ予其《ソノ》乳を喫《ノマ》しむることを切禁《カタクキン》すれども不肯《キカズ》して與《アタヘ》し

に面部《メンブ》纔《ワヅカ》に十餘顆《バカリ》に過《スギ》ざりし輕痘《カロキハウサウ》の忽《タチマチ》に内陷して斃さりし
を見たり是尤記得あるべきことなり。
常に口臭もの。身體《カラダ》に悪臭《アシキニホヒ》あるもの。旁《ソバ》に居《ヰル》べからず瘡《デキモノ》を發《ハツ》し
たるもの尤宜《モツトモヨロシ》からず。
搔爬《カキヤブル》ことを禁《イム》は皆人の知ところなり。こ患を禦《フセガ》んとて袖狹《ソデセバキ》襦
袢を着しむるは好《コノマ》しからず意《こゝろ》を注《ツケ》て看護《マモリ》てよし強《しひ》て流俗に
随んとならば常服の袖《ソデ》へ單《ヒトヘ》の布《ヌノ》を補添《ヌヒソヘ》て。袖《ソデ》を長したるなど
尤便利なり
下に臥しめたるまゝなるはあし或《アルヒ》は臥《フサ》しめ或《アルヒ》は抱《イダキ》て專兒の
意に轉せしむるがよし。

疱瘡中兒をして多言ならしむべからず。たゞをりく意に適話して爲に慰べし。

或疱瘡神の有無を質ものあり。予答て言。神ありとおもふ人は必有とこゝろうべし。正に有とするものは清潔祭祀て朝夕に禮拜し尊崇べし。決して惑ことあるべからず。もしまた無といふ人は必定なしと決すべし。有といふも理なきにあらず。無と決するもまた理あり。有か無かと疑惑するはなはだ可からず。ただ一方に定べし。有と思人の心よりは疱瘡の見點より收靨に至までも其日期あるを初として。ことぐく不思議ならざるはなし。神ありとするとも更に疑べきにあらず。又無といふ人の心にもいづくまの神あるなれ。疱瘡《ハウサウ》も神《かみ》あらバ麻疹《はしか》にもまた神《かみ》あるべし。もし然バ黴瘡肥前《ヒゼン》瘡にもまた神《かみ》あるべし。其他瘍疾癰痢癆瘵癥瘕癇疾癩病。百態千状の病一ッとして不思議ならざるはなし。疱瘡のみいのぐの別《ベツ》に神《カミ》あらんや。かゝる疱瘡神の有無はその人によるものとして。いづれに定たまさも深害あることにあらねバ予は預らざるところなり。

予幼くして麻疹を患ひ。其苦悩甚しかりしを記のえにて。治術のありとも思《オモ》ものけど。近年又天下一般に麻疹流行して。江戸地方にもきたりしかども。以前のごとく炎熱の候にあらざる故にさしたる險證もなく。一人も此病にて死する残聴に因く樂せずして愈《イユ》もの多《オホ》けれバ。其治法を委《クハシク》せずといへども従前の麻疹《カ》の治術用薬のことに於て少疑なれことと能はざれども険重の症に對して。的確なる實験を經《ヘ》たることあるにあらねバ。今此編《ヘン》にて説べきこともなし。まゝ水痘のことゝきにいたりくは断然たる一家の説《セツ》あれども。もとより輕易症《カロキシヤウ》にして。俗家《シロウト》にさしく示《シメ》すべきこともあらねバ。これまゝ別《ベツ》にいはず。この病を真痘と相混《アヒコン》して。老醫《ラウイ》もまゝ診《シン》あやまることあれ。その痘瘡《ハウサウ》との異て。面部《メンブ》の分派《ワリアヒ》よりて背腰《セコシ》に多發見《オホクアラハレ》して。食味《シヨクミ》もあまり變《カハラ》ず熱あること一時《スグ》に發見《デハジメ》て。顆粒大小遅速《オソキハヤキ》なれ。一齊に起脹せず。これを以て辨別《ワカツ》べし。且其患状痘瘡《ハウサウ》とは懸絶《オホヒニヘダタ》ありて。決《ケツ》して混同《コンドウ》すべ

きにあらば。別《ベツ》に併症《カラミヤマヒ》の悩《ナヤミ》あるものなくば。多《オホク》ハ薬せずして治を
なすなり。もし悪寒《サムケ》あるものか微感冒《カロキヒキカゼ》など状発散《ハツサン》をするやうな
る投剤にて。必出膂《アツロヒ》になるなり。速《スグ》に水漿《ミヅ》を輸《ハコビ》てほどなく收靨もの
なりか。その間《アヒダ》にある二三顆まさる大半膿を釀《カモス》ものをばトするさい
とあり。その膿《ウミ》をのあるを見て。邊《ヘン》に痘瘡《ハヤガサ》ならんこと誤認ること
なこれをりくかゝる證《シヤウ》を着《ミル》しとあるべし。この詳く記得《コヽロヘ》をるなれ
ほさなり。

病家須知巻之二終

病家須知巻之四

目録

産の心得ウ廿七　○難産に妄に鈎を用て害あること廿八

○妊婦こゝろうべき肝要のこと廿九　○産椅の害あるあらはし卅

○産蓐を製すること并に圖卅　○ふたご児の心得并に圖卅二

○うまれ子の聲をあげざるものを救ふ法并に圖卅三　○産後の

あつかえ卅四　○ちのけめまひを救ふ心得卅五并に圖卅六　○ちのけ

めまひの起つる病因さまざまあること卅七　○同冷水を用る秘訣ウ卅七

○そりの病を救ふ心得卅八并に圖ウ卅八　○そりの病おこるを知ことウ卅

○血の下がるを救ふ心得卅一并に圖卅二　○同水を用て治する

こと卅三　○同ちのけめまひを兼たるものを救ふことウ卅一并に圖ウ卅二

○すべてながちの婦人は護るふ心得ある事卅三　○胞衣下らざる胞の

心得ウ卅三　○胞衣下るを知らずしてひざちし婦人あること卅四

病家須知巻之四

病家須知卷之四

婦人《フ》持病《ヂビヤウ》の心得を説《ト》

凡婦人《フ》女子の宿痾《ヂビヤウ》といふもの、起原《オコリ》は。性質《ウマレツキ》柔順ならにしく猜疑ふかく。人を怨世を尤心情《コヽロザマ》の偏僻たるより發《オコル》ものおふし。それといかにといへど。婦人《フ》は十が八九は褊心《コヽロセバク》愚癡なるものにて。とかくに挂念間断なく悒鬱て病となることも多ければなり。男子よりは喜怒哀樂《ヨロコビイカリカナシミタノシミ》の情感《ジヤウカン》ト易《ヤス》。たゞ目前《メノマヘ》のことのみを執て遠識なきは。婦女《ヲンナ》の常態《モチマヘ》なれば。いかに才氣《サイカク》あるとも男子の思慮《チエ》にはいかでか及《オヨブ》べきを自友《アキラメ》て。一切の心畫意匠を一掃盡て。詮《セン》なきことに思を費せ。舅姑の己《オノレ》に阻も夫の吾《ワレ》に歎も皆定なる因縁《インエン》ぞと明めて何《ナニ》ごとゝも介意ぞ。中饋《アサユフ》の事業墜棄《オコタラ》ば。慈恤と旨とし一切遜順に。先行ばになくば。漸《シダイ》に心裏寛平《コヽロノウチノビヤカ》になりて。いかなる艱困《ナンギ》に遭《アフ》ことありてもぞれを苦《ク》とおもふ心も發ぞ鬱悒爲病《キノムスボル・ヤマヒ》と云《イフ》ことあるべからず。然《シカレ》ば病苦《ビヤウク》の去《イヌル》のみならず。惰もやみて愛躁も自親て。後榮を期身となりぬべし。故に婦人の攝養《ヤウジヤウ》とて外《ホカ》に託《タク》べきこともなく。たゞ心意の收攝と身體の怠慢を誡んことこそ切要《カンエウ》なれ。世に宿痾をさせることもなけれども平素心意の放遣なく。或《アルヒ》は疝癥《シヤクキ》に困迫《クルシメ》られしはにされども治ぬと云類も且予が教に從て灸藥を許さずと専ら婦の四徳といふ。和順貞固その道を己が持藥と存心婦德婦言婦容婦功の四事《ヨツノワザ》と導引ぞと常《ツネ》ふ思《オモフ》く力行なべ。跡懶の癖《クセ》も自然ふ散鬱敗之意もいつーの轉く。氣血の循環よく。子藏病癥瘕の類《ルイ》も大躰《オホカタ》る醫《イシヤ》の療術を待《マツ》ふ及《オヨハ》ばーく治べきなり。のくきること初《ハジメ》のおひざる難堪なるやうなれども決《ケツ》ーく為得《ナシエ》がたきことふあらぞ必奮發く試《コヽロム》べーこれ婦人攝生《ヤウジヤウ》の大本《モト》なり。

懐妊《クワイニン》のこゝろえとこく

凡天地の間《アヒダ》ふ生《シヤウ》あるもの、子を産《ウマ》ざるるなけれども。人ふる難産《ナンザン》といふことありく。之《コレ》が為《タメ》ふ命《イノチ》を隕《オトス》ことの多るい。のなることぞや禽獸《トリケダモノ》る孕《ハラム》ことありくも自然《シゼン》ふ委《マカセ》くさらふ我意を交《マジユル》ことなく。己《オノ》が身《ミ》の飛動ふ閑《イトマ》なけれべ。體《カラダ》の運化《コナシ》もよく。臨産《サンノトキ》い

卷四　二

のゞあらんと沈思《アンジワヅラヒ》もあらねバ。氣《キ》の抑鬱《フサギ》もなく。故に産《サン》甚《ハナハダ》易《ヤス》し。人もまた如此懐妊《クワイニン》の初《ハジメ》より自然《シゼン》の條理に從ひ我意を加ことなく。臨産をとあらんのかくあらんのど。同心費思ことなくし。唯人倫道に背《ソムク》ことなきを攝養《ヨウジヤウ》とせバ。数孕《イクタビハラム》をるとも穏と産。て其兒《ソノコ》もまた強健《スコヤカ》なり。然を人にのみ艱産《ナンサン》多《オホキ》も。皆攝生修身あしく自為孽にて。己心のら吾身を害ものなりと知べし。自然の條理に從といふも。いのふも其心《ソノコヽロ》を和平《タヒラカ》にして懊悩をることなく。欲を省慮を寡し。假令有身とも居恒の動作裁縫嗇御の職。身の級に從ひ毫も怠ことなかるべし。農婦はたゞ挿秧藝草などの前へ。勞ことのみを廢しくよし貴人も朝夕に己が為べき

業《ワザ》なくとも強《シヒ》て園中《ニハノウチ》など閑歩然《ブラツキ》べき舉止《タチフルマヒ》となして必《カナラ》ず逸惰なることなく或ハ常《ツネ》に昔《ムカシ》の聖賢君子の書《シヨモツ》などを讀《ヨマ》せて聽《キカ》こ
とを旨《ムネ》としたまふべし。茗讌《チヤノユ》十炷香絲管《イトタケ》の戯伎ハ臨時にハ爲たまふも可。耽て行《ナス》を好《コノマ》しこのらハ懐妊《クワイニン》の中風《カゼ》に冒《アタラ》ん寒《サムサ》をや感たまハんと障屏《ベウブフスマ》設置《タテマハシ》衣衾《キルモノ》襲に被《キセ》まゐらせてただ氣《キ》の抑鬱こ
とのみなるべ。腸胃の傳輸《コナレ》も自遲慢胸腹支痞《ツカヘ》たまふと聞《キク》ひとしく喧嚷漫朮黄芩地黄等《ナド》の泥滯《ナヅミ》やすき藥物《クスリ》を安胎主劑と謬執させる族《ヤカラ》なきにも。妊娠《クワイニン》の保攝とて進《スヽメ》まゐらるるの類ハ悉
妨害《サマタゲ》とならぬことなし。豪商大賈もこれに準《ジユン》しく保養過宜の失《アヤマリ》の自然《シゼン》に背《ソムク》ことあるにより。産《サン》の害となるもの多。樵婦田嫗

なども。旦夕《アサユフ》の營爲《イトナミ》に隙《イトマ》なけれバ。逸居《コモリヲル》べきやうもなく。副急《サシカカリ》たる病《ヤマヒ》あるに非《アラズ》バ。藥《クスリ》を用《モチ》る痛苦《ナヤミ》も知《オボヘ》ず。故《ユヘ》に產前後《サンノゼンゴ》の障害《サハリ》も收素《モト》より貴賤貧福其常《ヘイゼイ》を異《コト》にし。衣食坐臥《キルモノオキフシ》にその別《ワカチ》なきに非《アラネ》ど。貴《タツトキ》も人也賤《イヤシキ》もまた同《オナ》じ人なり。體《カラダ》に何等《ナニホド》の差別《シャベツ》のあるべき。然バさせる病《ヤマヒ》もなきに。何《ナニ》の保護の藥《クスリ》あらんや。惡阻《ツハリ》ありとも。月日を經《フ》れバ自然《シゼン》に止《ヤム》ものにて。強《シヒ》て醫療を加《クハフ》るにも及《オヨバ》ず。況藥のみを據《タノミ》て產《サン》の易《ヤスカラ》んことを望《ノゾム》は大なる左計にハ非《アラズ》や。然んよりハ飲食《ノミクヒ》を節《ホドヨク》し。體《カラダ》の運化《コナレ》を第一《ダイイチ》の用意《コヽロガケ》とし。身孕《ミオモ》ありと知《シリ》ての後《ノチ》は男女の交《マジハリ》を嚴制夫婦《フウフ》蓐《トコ》を同《オナジ》して臥《フス》ことなかるべし。是自然《ゼン》の道理《ダウリ》なれバなり。この持戒《ツヽシミ》ありけれバ。胎位《ハラノナカ》ら漸《シダイ》に歟斜《スヂカヒ》になり。胞瘡《ハウソウ》して咳嗽《セキシハブキ》もあり。腰脚《コシアシ》攣急《ヒキツリ》して疼《イタミ》を知覺と云を起こと能ず。或《アルヒ》は痔疾《ジシツ》脱肛《ダツコウ》をなるもあり。小便通利《ツウリ》あしくなんにして。腰脚《コシアシ》浮腫《ムクミ》て苦悶《ナヤミ》もあり。腹痛下血《ハライタミチノオリル》もあり。產《サン》に臨《ノゾミ》ても胎兒《ハラノコ》の位置《ヰズマヒ》正《タヾシ》しからねば。順《ジユン》に娩《ウマル》ること能《ナラ》ず。難產《ナンザン》と爲《ナリ》甚《ハナハダシキ》きハ命《イノチ》を斷《オトス》ことあるにいたるぞ。このみならず慾念《ヨクネン》の炎《ホノホ》内に燃《モエ》て。子としてその氣質《キシツ》を稟《ウケ》しめ。胎毒《タイドク》もまた之《コレ》が爲《タメ》に熾《サカン》になり。生來《ウマレナガラ》多病《タビヤウ》にして夭閼《ワカジニ》をとるの憂《ウレヒ》あるの。不然《サナクレ》ば其兒《ソノコ》蠢愚《オロカニ》貪婪《ヨクフカク》して。不孝《フカウ》の子とならんことも必然《マノアタリ》なるべし。世間《セケン》に難產《ナンザン》をするものをみるに。十が八九は其夫妻《ソノフウフ》多慾《イロブカク》にして慎《ツヽシミ》なしき人におほし。故に古昔《ムカシ》は胎敎《タイケウ》とて。胎《タイ》内より子を敎《ヲシフル》といふは至理なり。今其胎敎《タイケウ》の大旨《アラマシ》を略《リヤク》してこに説《トク》ていへば。凡《スベ》て懐姙《クワイニン》してよりは。其母《ソノハヽ》益《マス／＼》身を慎《ツヽシミ》寢《イヌル》に側《ソバダ》ず。坐《スワル》に邊《カタヨラ》ず。立《タツ》に蹕ず。邪味割の正《タヾシ》からぬものは食《クラハ》ず。席の正から ぬところに坐ず。目《メ》に邪色を視《ミ》ず。耳《ミヽ》に淫聲を聽《キカ》ず。夜も必端坐して聖賢《ムカシノヒト》の道《ミチ》を述《ノベ》たる書などを讀《ヨマ》しめて之《コレ》を聽。身を懦弱《ダジヤク》ならしめず。妄に喜ず。怒《イカラ》ず。哀ず。憂ず。高《タカキ》に陟《ノボラ》ず。遠《トホキ》に奔ず。何《ナニ》にても正《タヾシ》からぬことは毫《スコシ》も耳目に觸。心志に發《オコ》ことなしといへり。況て飲食《ノミクヒ》男女の慾戲劇遊侈の念《コヽロ》をいかぐり起《オコ》ことのあるべきか。かるは產前後《サンゼンゴ》の疾苦《ヤマヒ》も知ず。其生子も形容《カタチ》端正して才德の世に過《スグ》たる人となるといふは其母《ソノハヽ》の擧動の正《タヾシキ》に感じて形を成神を發《ハツ》する。自然の道理《ダウリ》なればなり。今の世にて如此に能ずこも胎内《タイナイ》の子は必父母の性質ニ類似ものあることを常《ツネ》ニ忘《ワス》れず。身《ミ》を責己《セメオノレ》を剋《コク》べし。昔《ムカシ》の胎教《タイケウ》の一端《カタハシ》なりとも修得《マナビエ》するべきことと。ならばや。さあれバ懐妊《クワイニン》の攝生《ヨウジヤウ》もまた天地自然《シゼン》の道《ミチ》ニ従修身《ミヲヲサメ》正心《コヽロヲタヾスヿ》の外《ホカ》ニはあらぬことを。よく識得《コヽロエ》べきことなり。

悪阻《ツハリ》の意得を説

妊娠数月を歴て。飲食《ノミクヒ》ともニ吐逆《トキヤク》して容納《オサマリ》がたく。諸薬効《カウ》なきものあり。これを強《シヒ》て止《ヤメ》むとするは却《カヘツ》て害《ガイ》あり。一応薬を用て治《ナヲル》ことなくバ。必灸薬を託《タノ》させず。自然《シゼン》ニ治《ナヲル》を待《マツ》べきなり。故《ユヘ》いこのことなれバ。併病もなき悪阻は薬《クスリ》せずして必《カナラズ》治《ナヲル》ものなるを。誤《アヤマリ》て駄薬《ムダクスリ》などを用て其自然《シゼン》ニ拗戻《モトリ》たる治術《レウチ》を受《ウクル》こともあれバ。

後必臍《ノチカナラズホゾ》を噬《カム》の悔《クヒ》あることあるを懼《オソル》べきなり。懷姙《クワイニン》して直《スグ》に惡阻《ツハリ》となるもあり。五六月《カ》にして發《オコル》もあり。いづれも經脉和胎位定とき《なら》ねば治《イエ》ざることと。先《マヅ》記得《コヽロエ》べきよし。然《シカリ》と雖《イヘドモ》寒熱往來《サムケアツケオコリサメ》ありて。咳嗽《セキ》なども出《イデ》。漸《シダイ》に羸痩《ヤセオトロヘ》ものなり。それよりして勞瘵《ロウガイ》になることあれば必緩看べからず。懷姙《クワイニン》中惡阻《ツハリ》に咳嗽《セキ》を挾《カネ》やがて勞瘵《ラウガイ》に成《ナリ》て死ぬるものまゝあり。或《アルヒ》は孕中故なく產後《サンゴ》蓐勞《ウカシロウ》となるものこれら惡阻《ツハリ》を強《シヒ》て治《ナホ》さんとして發《オコリ》さするもあり。惣じて諸病《シヨビヤウ》とも嘔氣甚《ハナハダ》しく一切《イツサイ》の藥を容受《カウイ》がたきものには。伏龍肝《フクリウカン》一錢五六分許《フンバカリ》を水に和其水を澄清《スマシ》て粉の交《マジハラ》ぬやうに分《トリワケ》て火に温生《アタヽメ》薑《ガ》の生汁《シボリジル》二三滴を加《クハヘ》て用ゆれば大抵《タイテイ》の嘔《ヘドヲ》へ止ものおかり。水のままに用ることもあり。伏龍肝といふもの旧家などにて年久なりたる竈心に通赤《まつか》に焼《やけ》たる土塊あり。それを極細末にして用薬舗《きぐや》にもあるものなり。この水にて半夏《はんげ》を煎《せん》じ服《ふく》するもよし。胃中に汚穢あるの。滞食《とゞこほり》にて嘔を発したるものになる。此等《これら》の薬《くすり》を先《まづ》は効《しるし》あり。これまた豫知べし。

鎮帯を用ふる心得をとく

懐妊に、古昔《むかし》よりの習《ならひ》にて鎮帯を用ることゝ。其利害の論区々なれども。元来懐妊は天然《てんねん》のものなれば。鎮帯《はらおび》にて胸下を纏縛《まとふ》これ。可ならぬことにて。緊紮とさる胎《たい》の生育《そだち》の妨害《さまたげ》に為《なり》て。難産の原を為《なる》ことあり。妊娠中に嘔逆浮腫を患るもこの鎮帯《ヲビ》の害《ガイ》に由《ヨル》者《モノ》なかりし。故《ユヱ》に近來《キンライ》帯下醫《サンクワ》之《コレ》を禁《キン》ずることを其理《ソノリ》至《シ》極《ゴク》せり。然《シカ》るあれども往古《ムカシ》よりの俗習《ナラハシ》にして孕婦《ハラミヲンナ》五月《ガツ》にいたれバ、着帯《チヤクタイ》を祝こと。貴賤繋てしのり。千餘《ヨ》年の昔《ムカシ》よりかくの如《ゴトキ》の弊いまさら止がたきる庸人の常《ツネ》なれバ。強《シヒ》て鎮帯《ハラオビ》を脱《トカ》しむれバ。狐疑を生《オコシ》甚《ハナハダシキ》に至《イタリ》ては。紲定《シメクヽリ》されバ兒《コガ》肥太《フトリ》て産艱《ウマレカヌル》などいふ膚《アサ》説妄言を信《シン》トして空に之《コレ》が為《タ》に識神《コヽロ》を勞《ラウ》するの害《ガイ》あり。故《ユヱ》にただ布の粗薄ものの單《ヒトヘ》を用して緩に腹上《ハラノウヘ》を掩纏《オホヒマトヒ》その端《ハシ》を挾《ハサミ》て膀べのらざるまでにて縛紮《シメクヽル》ことなきを可《ヨシ》とす。かくすれバ胎《タイ》の倚斜をも防《フセギ》。その婦人《フジン》の意《コヽロ》も降《オチツク》なり。其說《ソノセツ》の委ことさる既に坐婆必研に載たれバ此にハ略《リヤク》しぬ。ただ嚴禁べきことを[illegible]なり。四

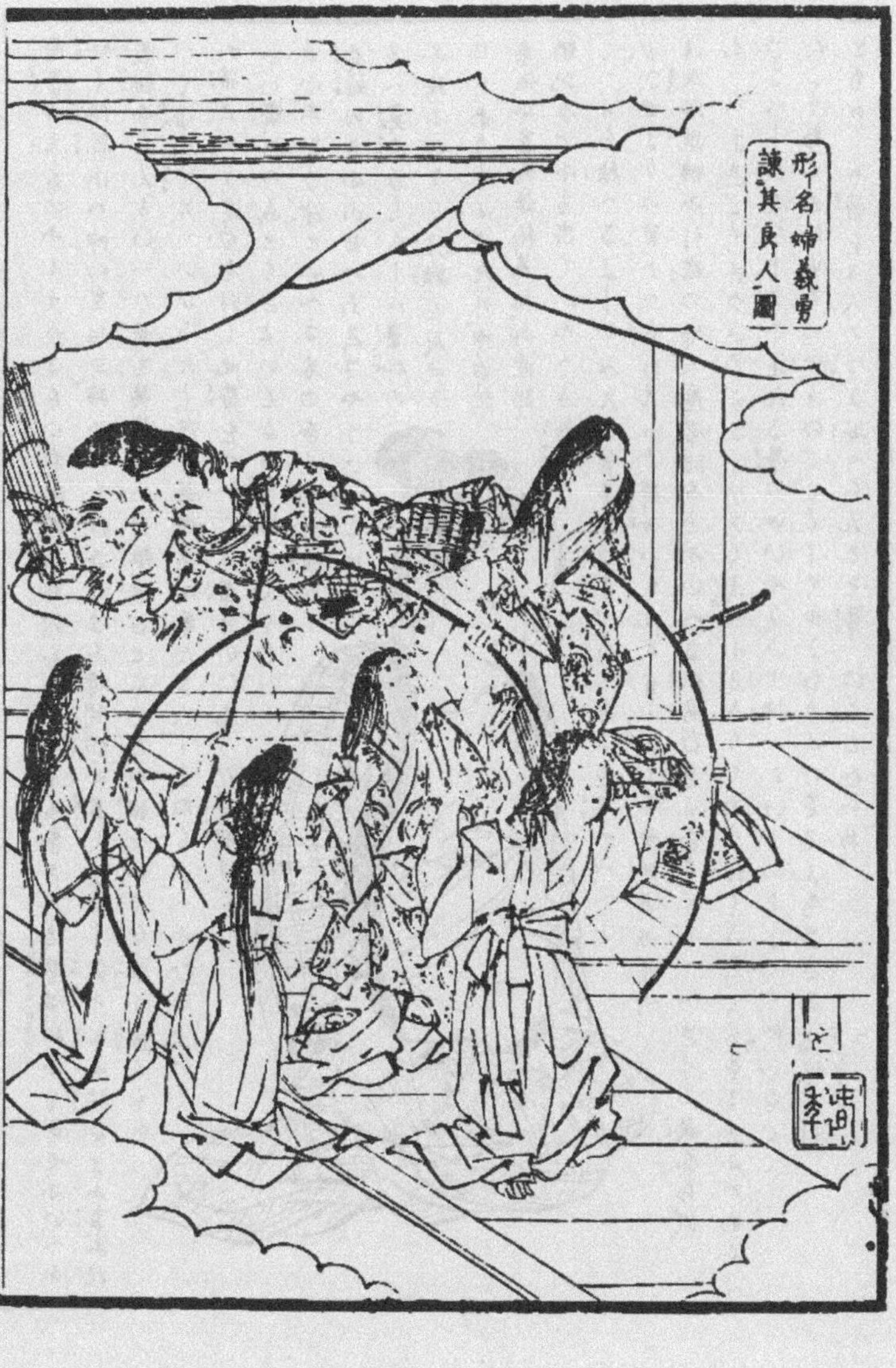

巻四

七

産帯《はらおび》の事《こと》ものにみえたるハ、小右記、源氏物語などやはじめならん。紫藤研にもそでにいへる
如《ごと》く、俗説《ぞくせつ》にハ神功皇后三韓《かん》におもむきたまふ時、懐胎《くわいたい》に当《あた》りたまひし故に、石《いし》を挿《はさ》ミたまふ事《こと》あれ
盤鶴などらんといへり。是《これ》を萬葉集にハ鎮懐石《ちんくわいせき》ともいへば、胎《たい》をいはひ鎮《しづ》むる識《しるし》さるを
べく帯の始《はじめ》といひがたし。読者具竹集に挙《あげ》たる人しらねどへにむをぶいて
た帯とよぶる連句《れんく》を引《ひい》て、此帯《このおび》をいはふる帯《おび》といひならひ、結肌《ゆひはだ》え
さハ斎肌の義ともきこえど、いへさハ来類にて今《いま》の
世にたがり添といへるものの名ま添一種《ひとくさ》の
添繻の名におそはおとさやうの心とせ
人ハ寛東なれども、ハ斎肌の
名論ふとりし来類を用ふる
世もありしにや、此外、中右記、
東鑑、平家物語、拾芥抄、御産部
類記などにも出ておかりさ其夫
こてつのら結へるよしにみえ、又着帯と祝《いは》ふとも、あるを思へべいと
古き世よりの習ひハ有けんのし、産士にも此事有り。覚て妻愛伸方、保産心
法及、俗説辨に引、遺の婦人産帯記などにいへるおもむきもあらくて、のさきにに異ならば。
たつハおぼごもなる心のごとくひろく南北にこふりてあまねくよせくもそるとにハあら
さるべし。さて今木文に述たる帯のゆひやう、ならび挿をけるのを手て知、やとくて
たよりあしとおもえハ、かさのごとくしてゆるらかにむをでんもまさあしゅうらば
ともかくも帯をする人の心に安からんことを専一のことならぬ。

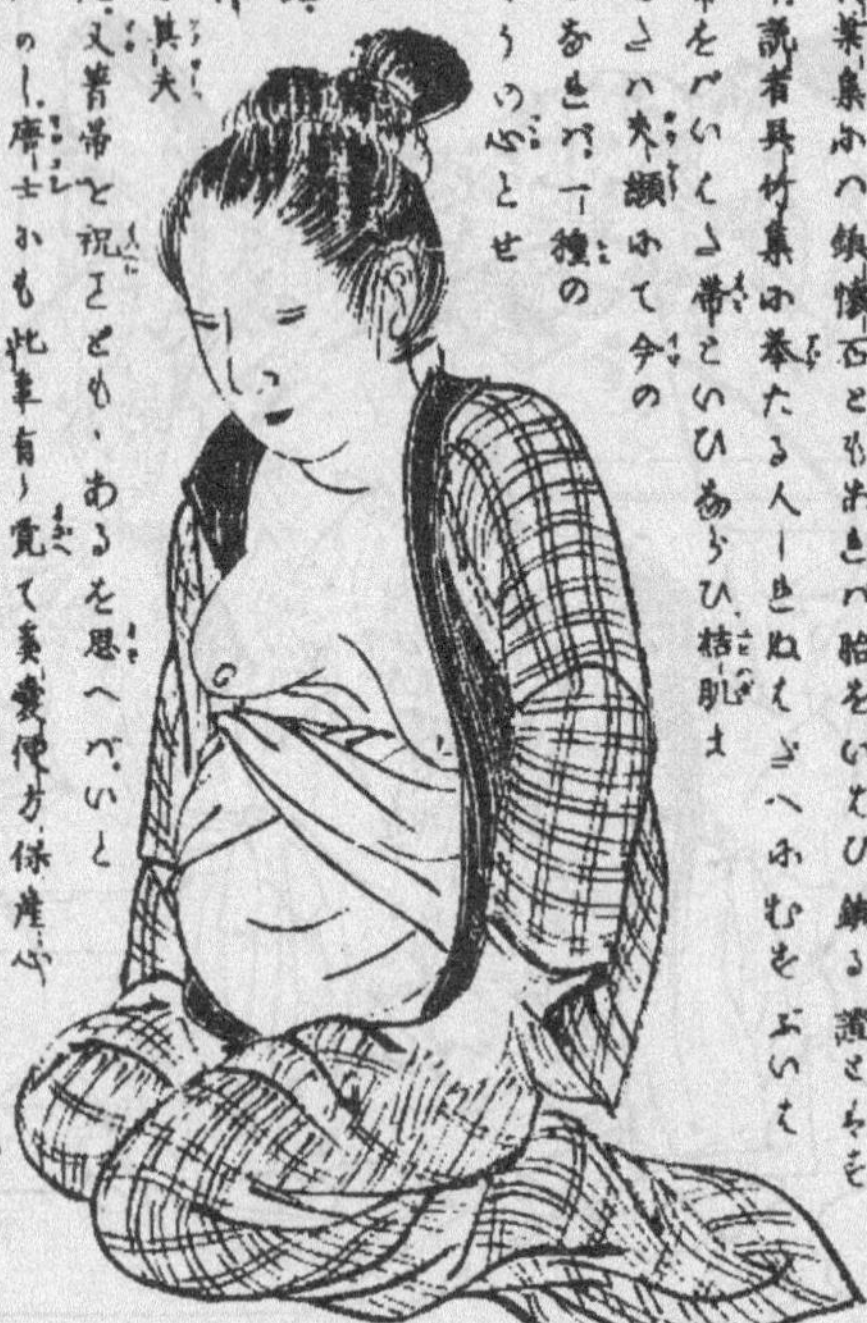

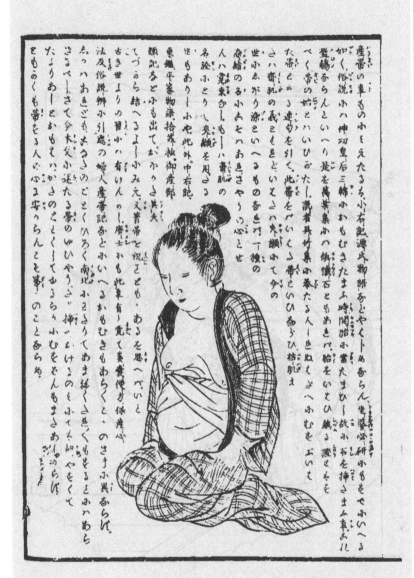

五ヵ月より後《のち》ハ夫妻《ふうふ》同寝《どうしん》を戒《いましむ》ることを尤切要《もつともせつえう》なることハ既に言《いふ》がごとし。其他《そのほか》惣《そう》て身《み》を屈曲《かがめ》てはげしき労動《はたらき》を為《なす》ことハ可《よろし》からず。ば、多《おほく》ハ胎《たい》を転動《うごかし》て損《そん》あり。農婦《ひやくしやうのをんな》に難産《なんざん》あるハ、妊娠《にんしん》月満《つきみつ》るまでもなほ耕作《かうさく》の営《いとなみ》を廃《やめ》ず、插秧《たうゑ》耘耔《くさとり》などの前へ屈《かがみ》て為《なす》ことのミ多《おほき》ものにありときく。これらにくも察《さつ》をべし。月重《かさなり》て交接《かくしやう》をするの体《からだ》に害《がい》あることもあり。この農婦《ひやくしやうのをんな》の耕作《かうさく》の労動《はたらき》にも勝《まさ》りて欲火《しきよく》を熾《さかん》にし胎《たい》を圧迫《おしせばむる》ことぞ。いゆでう障《さはり》となるならざるべきさま世俗《このしや》懐孕《くわいにん》中なる脚《あし》を伸《のば》して臥《ふす》ことを禁《きん》ず。体《たい》を屈《かが》め両脚《あし》を縮《ちぢめ》て寝《ね》しむこと尤《もつとも》害《がい》あることなり。若《もし》如此《かく》もせば、子蔵《こつぼ》絞束《しぼり》られ下より諸蔵《はらわた》を圧《しめ》て、此下苦遏《はりつめ》状寐《ゆるりとね》がたく、孕中《たいにんちう》患《わづらひ》あるのミならず。胎児《たいじ》之《これ》が為《ため》に欹斜《カタヨリ》て難産《ナンサン》の原《モトヰ》となる。必《カナラズ》體《カラダ》を屈《カヾムル》ことなく。両足《リヤウソク》ともに適宜《ヨロシキホド》に伸《ノベ》して臥《フス》べし。尤《もつとも》偏《カタ子》に臥《子ル》るもよし。時々《トキ〳〵》左右へ轉臥《子ガヘリ》をするもよし。胎《タイ》少《スコシ》にても斜《ナナメ》になることあらばその倚《カタヨリ》たるところの胸《ムネ》腹《ハラ》腰《コシ》脚を拘急《ヒキツリ》て甚《ハナハダ》しき痛《イタミ》と知《オボエ》。蒼卒に起坐《タチヰ》なりがたきにいたることあり。然るに疾《ハヤ》く高手《カタレヤ》の蓐母《トリアゲバヾ》の、乳醫《チヽイシヤ》の事熟《コトナレ》たるものを乞《マネキ》て。按腹《アンプク》して胎《タイ》を正位に復《カヘ》しむべし。腰脚《コシモ》の攣引《ヒキツリ》る速《スミヤカ》に治《ナホ》なり。俗家《シロウト》にても手を下《オロシ》て縦容《コヽロシヅカ》に胎《タイ》の傾側《カタヨリ》たるかたより按《オシ》て正中《マンナカ》に至べし。随分《スイブン》少《スコシ》の偏《カタヨリ》る治《ナホル》ものなり。妊婦自行もよし。其時《ソノトキ》にも仰臥《アフノキ》て先《マヅ》胸《ムネ》より小腹《コバラ》まで徐々《ソロ〳〵》と心を静《シヅメ》て按排《オシサスル》べし。隻手《カタテ》にて力入がたしと思《オモハ》ば両手を疊《カサネ》て切按てよく〳〵撫摩べし。強按ても必《カナラズ》そ逆にて胎《タイ》を損《ソコナフ》るといふことハなきものなれバ。其貴意《ソノコヽロバセ》ハあるべからず。蓐月《ジヨクゲツ》近《チカ》ならバ。殊致意《コトサラコヽロヲ》て毫《スコシ》も偏斜《スヂカヒ》ならぬやうにすべきことなり。産《サン》に臨《ノゾミ》て苦悩《クルシミ》の多少ハ皆《ミナ》胎《タイ》の正《タヾシキ》と偏《スヂカヒ》なるに由《ヨル》ことなり。故《ユヱ》に懐孕《クワイニン》の切緊《カンエウ》とすることなり。また臨月《リンゲツ》近《チカ》ならバ。大便《ダイベン》の燥結《ヒケツ》せざるやうに在念《コヽロガケ》べし。産《サン》に臨《ノゾミ》て胎《タイ》の出路《デルミチ》を礙《サマタゲ》て。免身の碍となることまゝあることなり。故にすこしにても燥結《ヒケツ》日を經《フ》ことあらバ。速《ハヤク》薬《クスリ》を用て宜ほどに通利《ツウリ》あるやうにすべし。さきにもいふごとく。懐孕《クワイニン》ハ自然《シゼン》のものなれバ。孕《ハラミ》たるハ必《カナラズ》分娩べきに定《サダマリ》たることにて。難産《ナンザン》といふハ絶《タヘ》てなき理《ハヅ》なるを。皆《ミナ》保護の節のならざるに由《ヨリ》て空《ムナシ》に苦悩《クルシミナヤム》のミならバ。遂《ツヒ》にハ母子ともに命

巻四　九

を断《オトス》に至《イタル》る。れ尤《モットモ》嘆《ナゲク》べきことなり。又妊婦《ハラミヲンナ》の留心《コヽロウ》べきハ。月足て娩期近づけバ。腹肚急痛腰股《コシモヽ》拘攣《ヒキツリ》。小便頻數ガ息切に促く。產戸も裂んことを思《オモフ》ほどの苦悩《クルシミ》あり。否バ娩身るなきものぞと先記《マヅシルス》べし。而《シカル》を微の陣痛にも失措て。今や分免《ワケイデ》んものと。其期も來《キタラ》ぬに自心を勞して已に意識を妄《ミダリ》に悶むるのミならず。擧家《ヤウチ》驚《オドロキ》て。醫を迎《ムカフ》る人を走《ハシラ》せ。穩媼《バヾ》の來《キタル》の遲《オソキ》を罵《ノヽシ》り藥《イカリクスリ》よ白湯《サユ》よと躁擾《タチサハギ》の聲噪く。それらのためにもまゝ氣逆《トガノボセ》て。諸藏《ハラワタ》を上部《タヘノカタ》に牽引《ヒキツラ》く。遂《ツヒ》にハ難《ナン》產《サン》の原《モト》となるなり。故《ユヘ》に孕婦《ハラミヲンナ》第一の用意《コヽロガケ》ハ。陣痛促とも。努堪くなるまで。堪忍《カンニン》の艱ハ旁人《ソバノヒト》に告《シラスル》ことなきをよしとすべし。其夫親及貴人の婢長《ハシタカシラ》もこの用心《コヽロヘ》なけれバ。產婦《サンプ》の為善ならず。假

令洗娘《トリアゲバヾ》の未詣に娩し。其児《ソノコ》を收《トリアグ》こと過時ともよく包裹て寒風
にさへ冒しめざれ。決《ケツ》して害《ガイ》なきものなり。産婦《サンプ》の心氣《コヽロモチ》だに
平にして。上逆《ノボセ》の患《ウレヒ》なくバ。胞衣《エナ》も速《スミヤカ》に下《オル》べきことも亦より論《ロン》
なし。假令《タトヘ》胞衣《ノチザン》の下ること遷延《ヒマドル》とも。必《カナラズ》患《ウレフ》べきことにあらば。こ
れまた胎児免身《ウマレイデ》て。其用廢バ必《カナラズ》下去《オル》べきハ。自然《ゼン》のことなく。日《ヒ》
數經過れバそのまゝ子藏中《コツボノウチ》に腐壞《クチクヅレ》て。終《ツヒ》にも出《イヅ》べきに定《きまり》りた
るものなれバ。このく初《ハジメ》より産婦《サンプ》の意《コヽロ》の降《オチツキ》て。胞衣《ノチザン》の下《オリ》ざるに
懊惱せぬやうにせること尤切要《モツトモカンエウ》なり。この、れバ胞衣《ノチザン》下らバ崩
癥を發《ハツ》しく。暴死なとの變《ヘン》ハ決してなきことなりと思《オモフ》べし。故
にこのことを豫孕婦に示諭《イヒキカセオク》べきことなり。猶《ナホ》末《スエ》の胞衣《ノチザン》の條に

卷四　十

於《オイ》て辯析《トキサトス》を省《ミ》て知べし。

姙癇《レンカン》を救《スクフ》心得を説

此病《コノヤマヒ》は姙娠中《クワイニンチウ》の劇證《ハゲシキシヤウ》にして。吸呼《イキツカヒ》促迫《セハシク》。眼目《メノタマ》上吊《ウハヅリ》。口噤《クチツグミ》反張《ソリカヘリ》て。人の省《ミサカヒ》なく。その胸下《ムネノシタ》堅結《カタクムスボリ》て。心《ムネ》に衝逆《ツキカヘル》勢《イキホヒ》甚《ハナハダ》しく苦懣《クルシミモダヘ》なり。倏忽《タチマチ》に發《オコル》ものなれバ。醫師《クスシ》を招にも多《オホク》は副急《マニアヒ》がたきものなり。故《ユヱ》に之《コレ》を救《スクフ》の法《シカタ》を豫《カネ》て識得《コヽロエオク》べきことなり。其法《ソノシカタ》は姙婦を仰《アフノ》に臥《フサ》しめてさて其左旁《ソノヒダリノカタハラ》に從《ソヒ》て。婦の脚《アシ》の方へ面《オモテ》を向て坐《スワリ》て。右の拳《ニギリコブシ》を以て婦《ヲンナ》の左の乳の正下《マツシタ》の肋端《アバラノハシ》の不容《フヨウ》といふ處《トコロ》を。力を極《キハメ》て抑按《オシサゲ》へし。但し心窩の方へかけて。按處は肋骨端《アバラボネノハシ》腹部にて乳の直下と記へし。右拳にて力足《タラ》ざれバ。左手を右の上へ添て力を合《アハス》べし。

尤周身の力を手頭に在しめ強按《ツヨクオス》に非バ制止《セイシ》なしがたし。されバ按も、小腹《シタハラ》に努力《ツトメ》を入て。切《シキリ》と應手《アヒテ》あるやうにすべし。掌をもて抑力《オスチカラ》よりハ腰《コシ》を定《スヘ》て正《ジツ》と抑壓《オシシヅメル》のたが利《ユタカ》ものなり。やゝ苦《ク》迫《セマ》覧《ユルヤカ》になるを知《オボユ》べし。拳《コブシ》も從《シタガヒ》て縦《ユルメ》て勢《イキホヒ》の旺衰《タクロウ》に任。緩急宜を得《ウ》べし。心《コヽロ》に毫《スコシ》も怠慢《ユタン》なくたゞ其勢《ソノイキホヒ》の静《シヅカ》なるときハ力を用《モチユ》ること微《スコシ》せざるべし。拳疲《コブシツカレ》て勢旺《イキホヒサカン》なるときに抑定《オシシヅメ》なしがたけれバなり。月満て拳《コブシ》の胸下《ムナモト》に入りがたきもの也。四指頭《シシノサキ》を用て按《オス》もよし。容易《ヨウイ》の力にてハ中く壓鎮《オシシヅメ》がたきことゝ思《オモヒ》へし。決《ケツ》して按《オシ》て胎《タイ》を損《ソコネ》んこと疑慮《アヤブミ》ことなかれ。其患《ソノオモヒ》を必《カナラズ》なきことなり。かの圖《ヅ》を參窮《ヒキアハセカンガフ》べし。ことに限《カギラ》ず。一切《イツサイ》の病の心下《ムナサキ》に衝迫《ツキセマル》ことを劇《ハゲシキ》ものなり。此術《コノジユツ》を施《ホドコシ》てよ

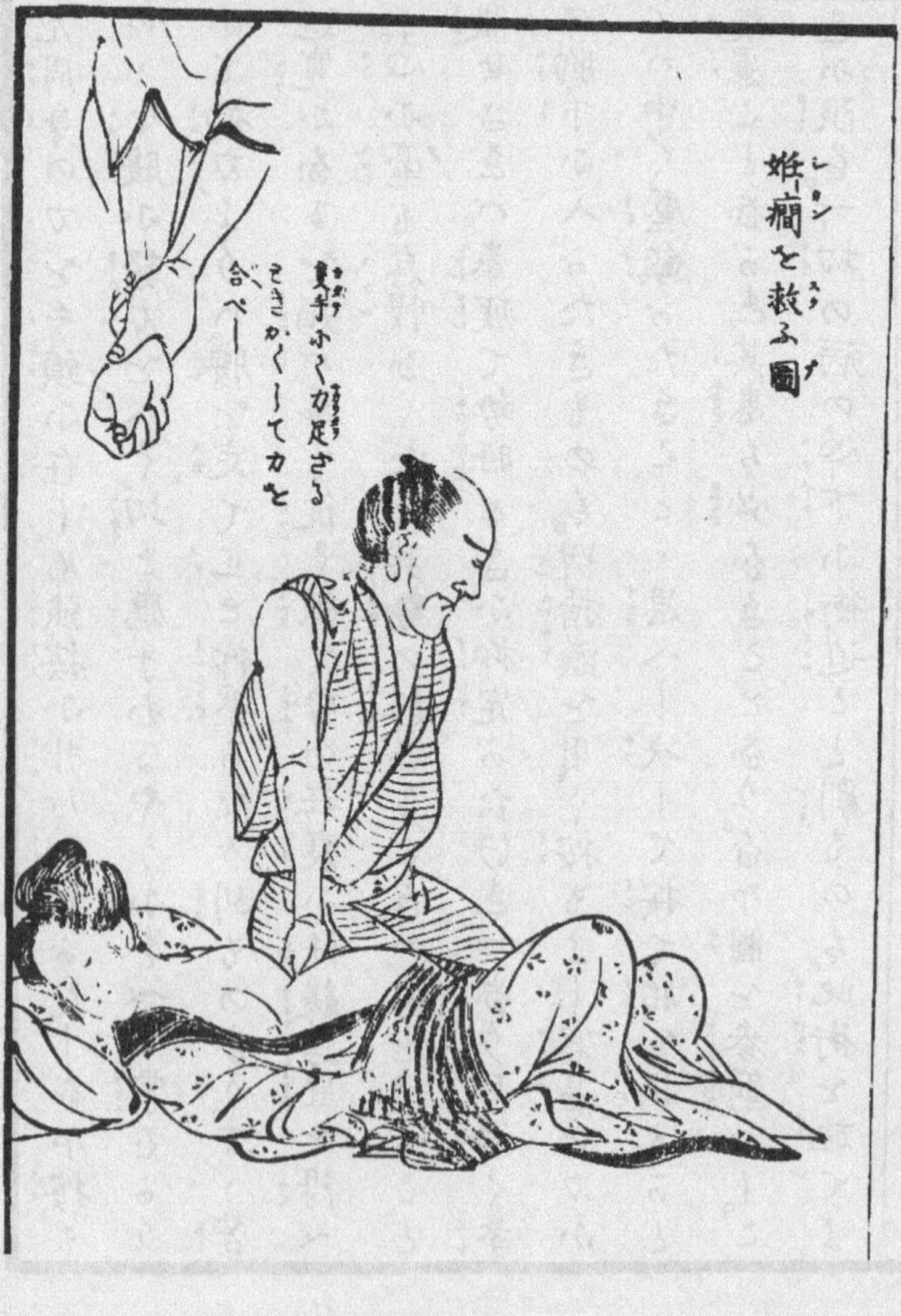
娠癇を救ふ圖
其手ふく力足さる
ときかく〳〵て力を
合べし

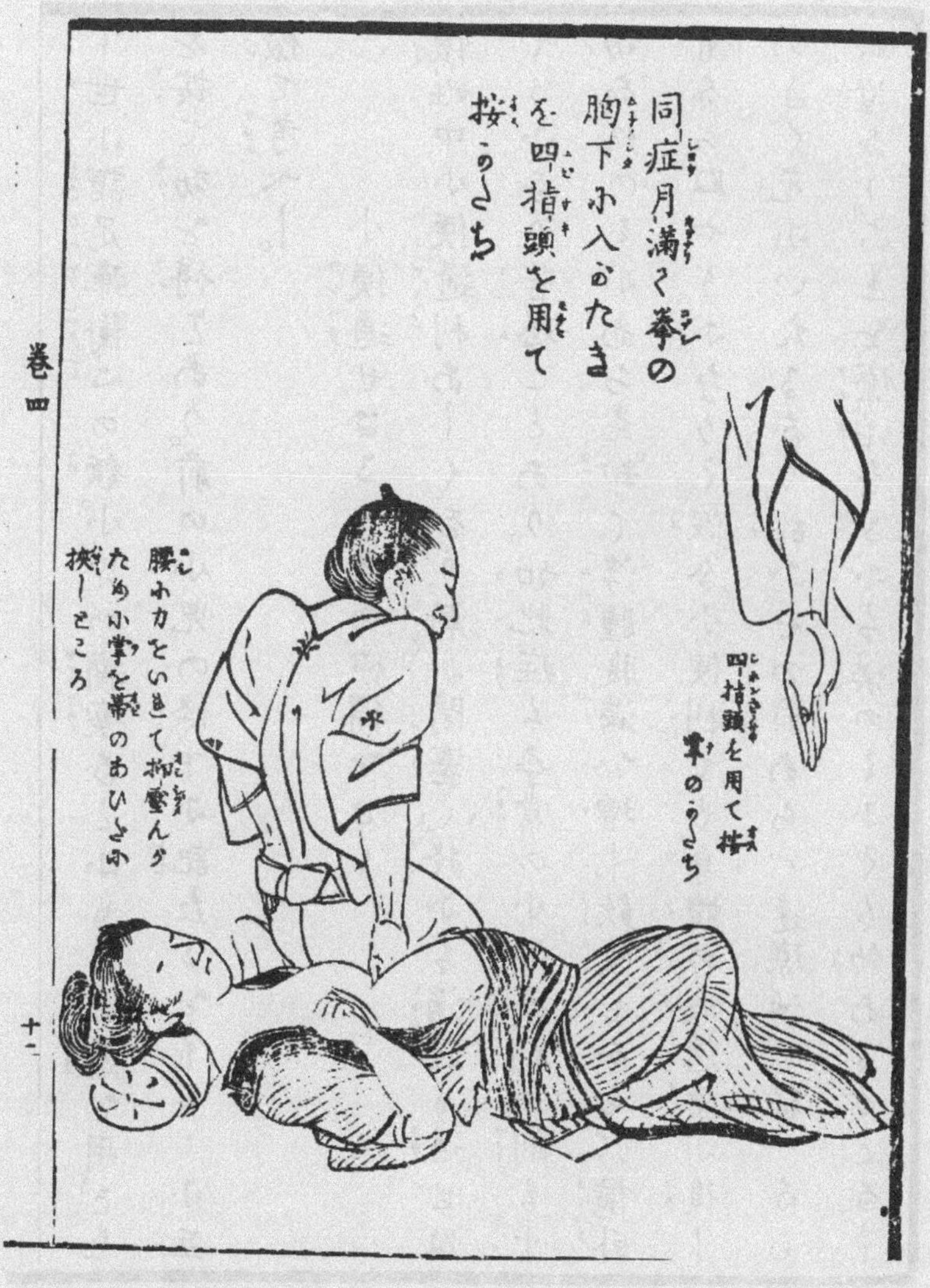
同症月満て拳の
胸下に入がたき
を四指頭を用て
按のうち
四指頭を用て按
掌のうち
腰に力をいれて抑壓んかため小掌を帯のあひだに挟しところ
巻四
十二

し世《よ》に謂《イハユル》足痺《ロクケ》衝心《シヤウシン》の類《ルヰ》。小兒の癇癖《キヤウフウ》などにもこの意《コヽロモチ》を用《もち》ゆべし

を按《おし》て効《カウ》を得《ウル》ことあり。前の小兒の條下《トコロ》に記《しる》したるとも。こゝに互《たがひ》

検て考べし。

小便通《ヘンツウ》せざるときの心得をとく

懐妊《クワイニン》中小便通利《ヘンツウリ》あしくなり。漸《シダイく》に閉塞《フサガリ》し終《つひ》には涓滴《ヒトシタヽ》も通《ツウ》ぜぬ

やうになり苦悩《クルシミ》することあり。如此症《シヤウ》を尋常の小便通利《ツウリ》の剤《クスリ》をせ

効《シルシ》なきのみにあらずして却《カヘツ》て浮腫腹満《ハラハリ》を増《マシ》し。飲啖《ノミクヒ》もならずして横臥《ヨコフス》

もならぬやうになりて。假令《タトヒ》小便利《ツウジ》ても。身體《カラダ》の疲憊《ツカレオトロヘ》素《モト》に復《フク》し

がたく死《シ》にいたるなり。故《ユヘ》にその萌《キザシ》あらば速《スミヤカ》に療治《レウヂ》せねばならぬ

ぬ證《シヤウ》なり。此症を療治《レウヂ》するにも薬《クスリ》のみにても効《シルシ》あることなし。

高手の産科《サンクワ》を識得ことなれば。それに託て手術《シユジユツ》を心得《コヽロエ》て疾小便の通りあるやうにすべし。それまでにはいたらずとも。胎児《ハラノコ》漸大になれば。小便通利《ツウリ》あるごとに佁礙やうになり。まさに尿道閉塞《トヂフサガル》やうに慮て。いつも通利《ツウリ》爽快ならば困苦することあり。このわけなり。小便の滲きたる囊《フクロ》を膀胱《バウクワウ》といひて臍下《ホソノシタ》におさまり。其《ソノ》口を陰戸の上際《ウヘギハ》に出《イデ》たるものなり。さて子藏《コツボ》は其後《ソノウシロ》に位し。前には膀胱の尿道あり。後《ウシロ》には腸《ハラワタ》の屎道ありて其間《ソノアヒダ》に嵌《ハサマ》れり。この子藏胎兒《ハラノコ》の月を重《カサ》ねて生長《セイチヤウ》するに随て張大《オホキク》なるなり。もし故ありて前へ倚斜《カタヨル》の下に垂て。横骨上際へかゝれば。膀胱《バウクワウ》の口を壓《オス》ゆゑに。小便の通路を閉塞《トヂフサギ》て快利ならざるなり。これを薬に

卷四　十三

て通トさせんとするなり。たとへバ喉《ノド》を絞《シメ》らしたるものに噴藥《フキグスリ》ことするが如《ゴトク》効應あれことなり。喉《ノド》を絞らしたるものゝ速《ハヤク》その手《テ》を放《ハナセ》バ氣息《イキ》通理にく。膀胱莖に壓《セマル》ところの胎兒《ハラノコ》を提起《ヒキアゲ》て鬆しバ復利も。其法は廁に登りて小便《ベン》をする毎《タビゴト》に已の両手を以て横骨上際へ重按て。上のゝ上へ胎兒《ハラノコ》を提挈《ヒキアグル》やうにして膀胱莖を壓ものを寛しバ。小便速《スミヤカ》に利するなり。之《コレ》を提起にへ重掌にて先小腹の皮《カハ》を下へ引なり。横骨上の腹皮《ハラノカハ》に餘裕《クツロギ》あるやうにしてぞの手を横骨上際に投入て大に力を張て擡擧ざしへ。下墜《ヲリ》たる胎の復やうにするならぬなり。小腹の皮《カハ》を下へ持滿ち。上へ提ときの餘地あらしめん。の爲なり。さてとくと小便しをそり

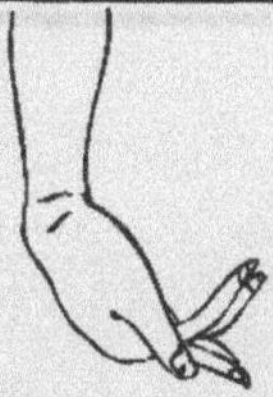

て手《テ》を放也《ハナスナリ》姙婦自提こと能はざれば便器に跨しめて一人《ヒトリ》其背後《ウシロ》に在て。婦《ヲンナ》の帯《オビ》をゆるめて袂《リテ》より手を挿《サシ》て前《マヘ》の如《ゴト》く横骨上際にしたがひ胎児を向上《ヒキアゲ》為し。何《イヅ》れも下の図《ヅ》を看《ミ》て検《ケンガウ》べし。まさに己に産《サン》に臨《ノゾミ》て小便膀胱《セウベンブクロ》に實《ミチ》て児《コ》の出路《ウマルヽミチ》を礙《サマタゲ》なるべし。必《カナラズ》先《マヅ》其小便を通《ツウ》ずべし。其法《ソノシカタ》は姙婦《ハラミヲンナ》を便器《マル》に跨《マタガラ》しめ。常《ツネ》に溲をするごとくなして。事《コト》慣《ナレ》たる婦嫗《ヲンナ》の隔心《キヤクシン》なきものなどによく諭告《サトシ》て。産婦《サンプ》の背後《ウシロ》に接《マハリ》て。その跨間《マタノアヒダ》より陰戸《マヘ》中に食指《ヒトサシユビ》と中指《ナカユビ》をふのく挿て。子藏《コブクロ》の前のゐさへ迫《セマル》ものを鈎曳《ヒキヨセ》て上へ擡擧《モチアグ》るやうにを逵べし。膀胱莖寛鬆《クツロギ》て小便快利也。胞裡の溲泄盡たりとおもへば手《テ》を放《ハナス》べし。かくして通利《ツウリ》をとるうちに疾産科醫《ハヤクサンクワイシヤ》の高《カウ》

巻四　十四

妊婦《ハラミヲンナ》小便《ベン》通《ツウ》じかぬるときハ己《ジシン》の両手《リヤウテ》を以て胎《タイ》を提挙《ヒキアグ》る図《ヅ》

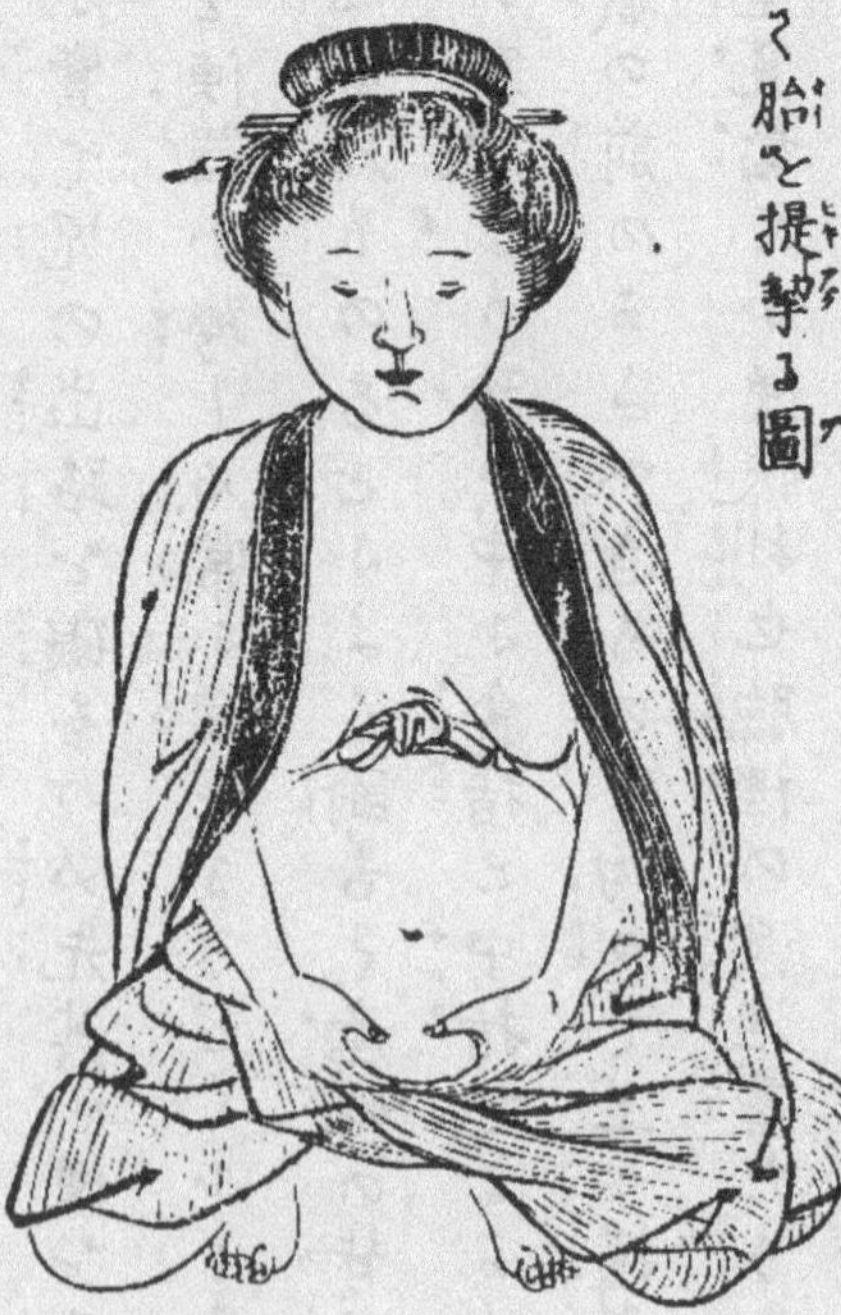

すべてこの症あるものハ懐妊中とりあけその飲喰を ひかへさせ候ハゞのちらに損害あることと深慮べし。

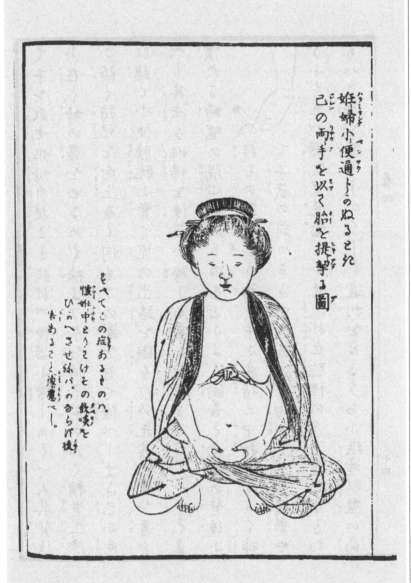

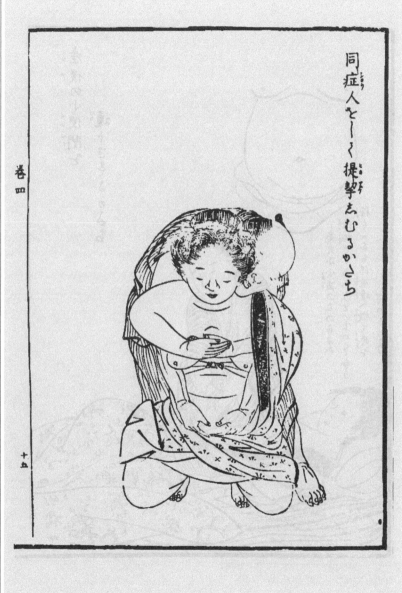

同症《しやう》人をして提挈志むるかたち

卷四　十五

産後の小便閉を
通トさとるのさら

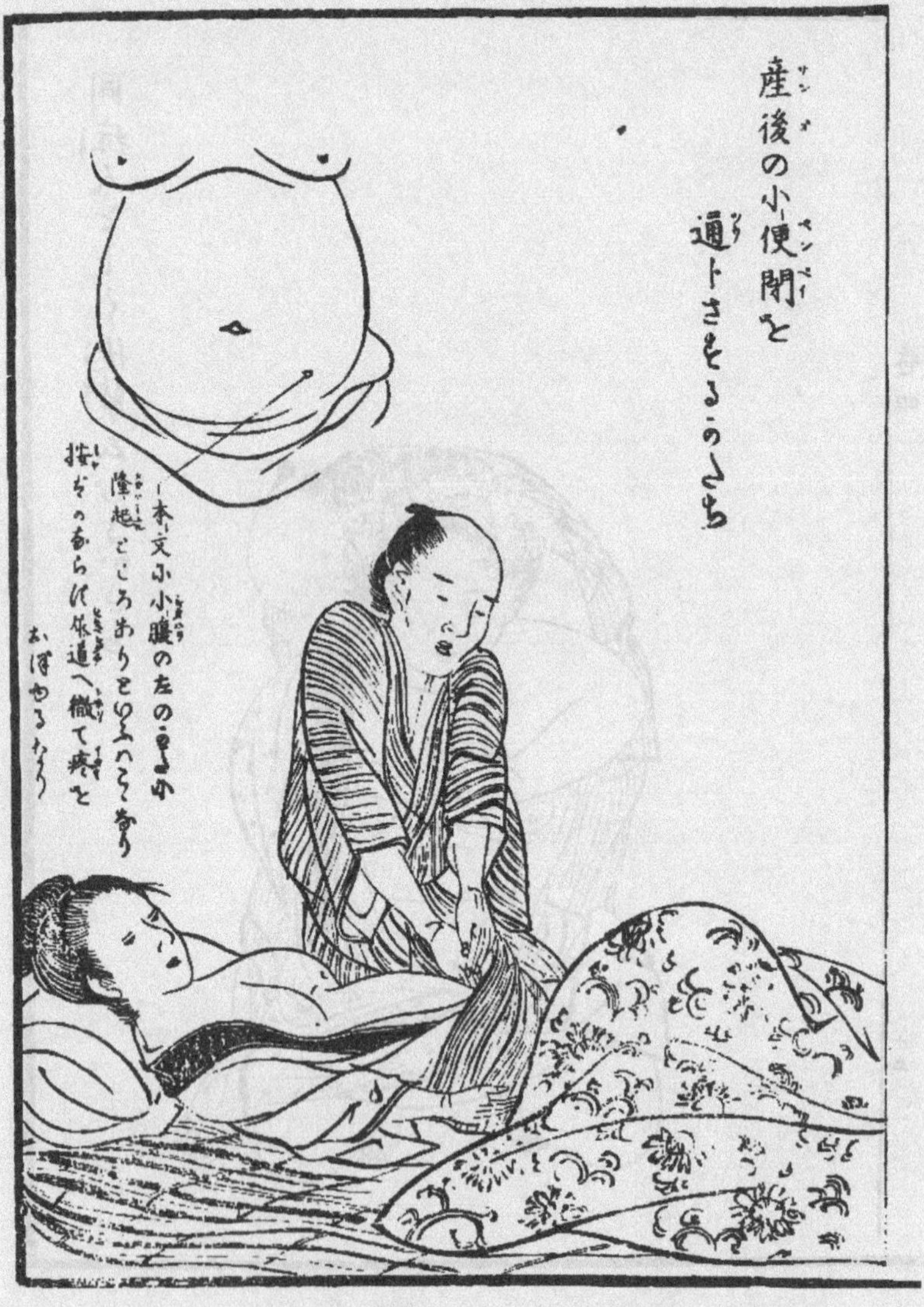

手《シヤ》なるものは。生婆《トリアゲバヽ》の術《ジユツ》に精《クハシキ》ものを招《マネキ》て訊《タヅヌ》べし。まゝ産後《サンゴ》卒《ニハカ》に小便通ぜずして苦悶《クルシム》ものあり。其婦《ソノオンナ》の小腹《シタハラ》の左方《ヒダリノカタ》髀樞骨と横骨《タテノホネ》と相接《クミアフ》ところの内臁《ウチカド》の腹部《ハラノタチ》に。微隆起《スコシタカクシキ》ところあるべし。それを按《セ》べ尿道《セウベンタチ》へ徹《トホリ》て疼《イタミ》を知《オボエ》なり。その處《トコロ》を按《オシ》て上の方へ勾引《ヒキヨセル》やうにすれバ小便利《ツウ》ずるなり。されども初《ハジメ》に言《イフ》ごとくして下の方へ扯《ヒキヨセ》て皮《カハ》に餘裕《タルミ》あるやうにせるべし。痛《イタミ》を知《オボユ》るなり。便器《マル》にのゝらせて、背後《ウシロ》より行《オコナフ》べし。左の袂《タモト》を祖《ヌガ》せてそれより手を挿《サシ》てよし。産婦《サンブ》婁《ワカ》頓《ジ》たるものなり。仰《アフ》に臥《フサ》せて綿絮《ワタキヌノ》を陰戸《マヘ》にあて、行《カコチ》も可《ヨシ》。この三症《シヨウイウ》何も小便通利《ツウリ》の劑《クスリ》にても効《シルシ》なきものにて、輕視《ナホザリ》にすれバ、不測之變《ハカリサイナン》に逢《アフ》ことあり。遍專門《ハヤクセンモン》の人に聽《タヅネ》てその治術《レウジ》を受《ウク》べし。今此《コヽ》に述《ノブ》るものハたゞ急卒《ニハカ》の用に具《ソナ》へん為《タメ》のミなり。

催生薬《ハヤメグスリ》の心得を説

世に臨産の催生薬《ハヤメグスリ》といふものを用《モチフ》ること。俗套なれども更《サラ》に其理《ソノリ》なきことなり。時来《トキキタラ》ずしてハ。いかに奇效《フシギ》の薬《クスリ》ありとも。娩得《ウ》べきものにあらざれバ。陣痛頻なるに。さやうの薬を連服《オホクノマ》しむれバ却《カヘツ》て胸膈《ムネ》に泥滞《ナヅミ》て害《ガイ》をこそなれ。利《リ》あること決《ケツ》して無《ナカ》るべし。もし薬《クスリ》にて免身《ウマル、》ものならバ。草木《クサキ》の果實《ミ》も糞瀣《コヤシ》などにて。時《トキ》の来《キタル》を待《マタ》バ速《ハヤ》く成熟《ジユク》させる法《シカタ》あるべけれども。其期《ソノトキ》に至《イタラ》ざれバ然こと能《アタハ》ざるハ衆人《ヒトビト》の知《シル》ところなり。かゝれバ催生薬《ハヤメクスリ》の益なきハたとまゝに推知べし。志のもあれども有病者《ヤマヒアルモノ》なハ常《ツネ》の例《レイ》にあら然ハ薬《クスリ》の用絶て無といふにもあらねど臨産るたいハ陣痛を忍て時《トキ》の来《キタル》を待《マチ》その耐《タヘ》がたきに至《イタリ》て坐草にも如ど。必々着急焦燥ことなかれ。これ第一の用心なり。

臨産の心得をとく、

産《サン》に臨て難娩なるハ胎《タイ》の歆斜せるに由《ヨル》もの多《オホ》ければ。産媼に告《ツゲ》て遄正位に復しむべし。産媼術蹟ときハ。旁人《カタヘノヒト》よく腹《ハラ》を撫て。微にても倚斜《ユガミ》たるものハ。按《オシ》て正中《マンナカ》へ復べし。已《ステ》に産《サン》せんとする期来るとき。腰間より股膀へ攣引て。坐臥《オキフシ》自由ならずして重を知。肛門《モン》の方へ膨脹やうにもなり。小便頻數《タビヽ》にて忍《コラヘ》がたく。陣痛来頻或ハ両手十指頭に脈動を自知もの。これら免期近に在まさかある候《しるし》なく倏忽《タチマチ》一陣痛《ヒトシキリ》にして免《まぬ》をのもあれども。それは少《まれ》なることなり。已《スデ》に娩《ウミ》んとするに至《イタリ》ては。腰間《コシノアヒダ》殊《コト》に重墜《オモク》周身《ソウミ》に熱《ネツ》を發《もよおし》額《ヒタヒ》より汗出《アセイデ》眼裡《メノウチ》に華《ハナ》を視《ミ》。陰戸《マヘ》の裏《ウチ》脹《ハレ》たるのと疑《オモ》ふ。陣痛堪《タヘ》がたく。破漿《トアノミヅ》先《マヅ》出《イヅル》を徴《しるし》として。胎児《ハラノコ》子宮口《コブクロノクチ》を出《イヅ》るなり。古《ムカシ》より分娩は男は俯《フシ》女は仰《アフギ》といふは非《アヤマリ》なり。男女とも俯《フシ》ながら産《ウマレ》て。地に落《オチ》れば仰《アフムク》なり。破漿《トアノミヅ》と云《イフ》は粘滑《ネバリ》たる液《シル》にて被膜《フクロ》自然《シゼン》に破裂《ヤブレ》て。その水の迸散《ホトバシル》を胎児《ハラノコ》は車乗《ノリモノ》にして。滞《トドコホリ》なく陰戸《マヘ》を脱出《ヌケイヅル》なり。一切《サイ》の動物《イキテハタラクモノ》その生《シヤウ》ずるに先《マヅ》鼻《ハナ》よりは。竺土《テンヂク》の古昔《ムカシ》。人の母胎《ハハノタイナイ》に形《カタチ》を成《ナス》ことを説《トキ》しも其理《ソノリ》をいへるにて。漢土《モロコシ》に鼻《ハナ》の字《ジ》を初《ハジメ》と訓《ヨム》も其意《ソノコヽロ》あたれり。今胎児《コ》の産《ウマル》にも先《マヅ》鼻《ハナ》よりす。天地自然《シゼン》の妙《メウ》理《リ》思《オモフ》べし故《ユヱ》に其面《ソノカホ》を陰戸《ヅヘ》へ向《ムカ》て鼻《ハナ》より産出ものは出産《シユツサン》決《ケツ》して礙《サハリ》なけれども破漿後時過《トキスグ》れども胎児《コ》の産門《マヘ》を出こと能はものもこれ胎位の正ならぬ故《ユヱ》に面《カホ》を向《ムカ》て娩こと能は。頭顱先出《イヅ》て陰戸《マヘ》に挿《ハサマ》れ。下墜《サガリ》がたれは由《ヨル》もの多《オホシ》い。このにもされども産出がたく生嫗《トリアゲバヾ》の術にも及《カナヒ》がたきに至《イタリ》て世間《セケン》の帯下醫鎬に鈎《カギ》を用《モチヒ》てこれを曳出《ヒキイダ》す。此鈎《コノカギ》を用《モチ》ゆれば顱骨《アタマノホネ》を傷ゆゑに免出ても児《コ》は死《シ》ぬるなり。あれ止《ヤム》ことを得《エ》ざる計《テダテ》より出《イデ》たりと雖《イヘドモ》不仁《フジン》の所為《シワザ》尤悪《モツトモニクム》べきことは。その生胎《イキタルコ》も死胎《シニタルコ》に譲《ナシ》て。俗人《シロウト》を瞞《アザムカ》くものあればなり。其他《ソノホカ》先《マヅ》手《テ》を挺或は脚《アシ》を出ざるは横産《ヨコザン》にて手《テ》と脚《アシ》とを交出などをるもの。其他《ソノホカ》坐産《ザサン》とて先尻を見れ類《ルイ》の。手術《シユジユツ》の及

巻四　十八

ざるものは悉《コトゴトク》かの鈎《カギ》を用こととのミ認《コヽロヱ》甚《ハナハダ》きに至ては竊生《ナカゴ》の尤《モツトモ》免身しめ易《ヤスキ》ものに鈎《カギ》を以て児《コ》を害《コロシ》さりしもありが、ることどを丼心しく妄《ミダリ》に爲《ナス》徒多《トモガラオホシ》。ゆゑに人寰《セケン》の廣《ヒロキ》之《コレ》が爲《タメ》に子を殺《コロス》すもの多《オホキ》は幾何《イクバク》ぞや。近頃《チカキコロ》は收生嫗《トリアゲバヽ》にも之を行《オコナフ》ものありと聞《キク》り。鈎《カギ》を用ることは皆《ミナ》俗家《ゾクカ》に秘殊《カクシコト》に産婦《サンプ》にも知《シラセ》さるやうにすることなれべ。醫士《イシヤ》坐婆《トリアゲバヽ》の術《ワザ》に由《ヨリ》て命《イノチ》を續《ツナギ》たりと喜《ヨロコベ》ども。己《オノレ》が子はかの鈎《カギ》の爲《タメ》に殺《コロサ》れたることを知《シラ》ざるは。蠢愚《アサマシク》可哀《アハレムベキ》こととにて。名利《メイリ》に奔《ハシル》世人の慘虐嘆息《ナゲク》べきのかぎりなり。故に今《イマ》丁寧《ネンゴロ》に告《ツゲ》諭べきは胎《タイ》は被膜中《フクロノナカ》の水を車乗《ノリモノ》にして滑脱免身といふ。自然の理《リ》に意《コヽロ》を潜て審思なべ。その之《コレ》を救《スクフ》べき手段《シユダン》は俗家《シロウト》にても發明《ハツメイ》すべきことなり況《マシテ》醫家《イシヤ》生嫗《トリアゲバヽ》も予が辭《イフマデ》を待《マタ》て知《シル》べきにあらず予《ワレ》るたゞ鈎術《カギツカヒ》の世に廢棄て兒《コ》の横死《ムリジニ》するものなからんことを欲のみ素《モトヨリ》專門《センモン》にあらねど婆心《セハヤキゴヽロ》の黙止《モダシ》がたくて俗家《シロウト》に告諭《シラスル》る且其蘊奥に至《イタリ》ては世《ヨ》の收生嫗《トリアゲバヽ》に傳《ツタヘ》て廣《ヒロク》天下に行《オコナハ》しめんと思《オモヒ》て別《ベツ》に手記《シルシ》たる書《ホン》あり。惣《スベ》てかゝる禍《ワザハヒ》に罹《カヽル》も其原《ソノモト》を撿《タヾス》れば皆《ミナ》攝生《ヨウジヤウ》の天理《リ》に逆《サカヒ》心意《コヽロモチ》の和平ならぬより起《オコル》ものなれば婦人たるもの豫《カネテ》より懐孕《クワイニン》の自然《シゼン》なる理《ワケ》をよく明《アキラメ》て坐臥《オキフシ》飲啖《タベモノ》を慎《ツヽシミ》心《コヽロ》意《モチ》の寛靜《ノドヤカ》になるやうにすべきことなり。もし不然《サナク》して徒《イタヅラ》にかれこれと熱中陣痛《シキリイタミ》の耐《タヘ》がたきや努掙《イキミ》にも心身を勞費氣逆がちにて。諸藏經脉上に牽引《ヒキツリ》腹肚《ハラノウチ》擾亂《テンドウ》して。卒《ツヒ》に難産《ナンザン》となるものなれば。今娩身《イマクワンレイブル》までも心意《コヽロモチ》平素《ヘイゼイ》に異《カハル》ことなく。必《カナラズ》其自然《ソノシゼン》に委《マカス》べし。その期至《ジセツイタラ》ねば。いかに思《オモフ》とも産《タマル》なきものにあらず。これらのことを常《ツネ》に記得《コヽロニトメ》て忘《ワスレ》ざるやうにすべきこと肝要《カンヨウ》なり。然《サル》ど必《カナラズ》難産《ナンザン》なく。娩後《サンゴ》の變《ヘン》もあるべからず。故《ユヘ》に此一條《コノヒトクダリ》より外《ホカ》に用意《コヽロエ》なしと豫思《カネテオモフ》べし。まゝ産椅を用ることを宜《ヨロシ》からぬことながら。是《コレ》まゝ習俗の常《ツネ》なれば。卒《ニハカ》に廢《ヤメ》がたしと雖《イヘドモ》凡《スベ》て産後《サンゴ》にん。心身疲頓《キモカラダモツカレル》ものなるを産椅《イスノウチ》中に端坐《ヒツトスワラ》せて。睡《ネムル》にも頭《カシラ》を俯しめず。もし微《ホト》も偏《カタヨレ》ば傍侍者《カヽガクニン》之《コレ》を警覺《ヨビサマ》し。七夜《ヤ》を過《スギル》までるかくのごとくにすることと習《ナラハセ》とするいひながらも。其狀《ソノアリサマ》斃もうつゝぜぬに類して。産婦《サンプ》の精神《キブン》大に困憊《ツカレ》虚乏し。血液の運行遲澁易く。後日の病因《ヤマヒノタネ》となること明《アキラカ》なり。惣《スベ》て産椅中《イスノウチ》に在《アル》間《アヒダ》は腹中《ハラノウチ》寛裕《ユルヤカ》ならねば残血《チ》の洩路《モルヽミチ》を挂碍《サマタゲ》こと多《オホク》腸胃《ハラワタ》舒暢《ノビヤカ》ならざれば飲食《シヨクモツ》の消化《コナレ》も兼順《ヨロシ》からば。動《ヤヽモスレ》ば熱《ネツ》を醸《カモ》し。不《フ》食《シヨク》眩悸《メクルメキ》頭痛《ヅツウ》などし。便利《ツウジ》調《トヽノハ》ば膝《ヒザ》脛《ハギ》痲痺《シビレイキミ》後々《ノチく》は脚癉《カクケ》痿躄《アシナヘ》になるものあり。故《ユヱ》に産《イ》椅《ス》の害《ガイ》を為《ナス》ことを如此《カクノゴトク》居多《オホキ》を知《シラ》べ。断然用ふべきものにあらず。孕婦《ハラミヲンナ》ある家《イヘ》翁《オヤヂ》及《オヨビ》婦人《フ》も。此理《コノリ》を會得《ガテン》せべ。他《ホカ》より問訊《タヅネトフ》ものいゝなることをいふども。それらのことに疑惑《マドフ》ことなく。産《イ》椅《ス》を去《ステ》て用ることなく。娩《サン》後《ゴ》はたゞ枕《マクラ》の方《カタ》を漸《シダイ》に昂《タカク》して。常《ツネ》のやうに脚《アシ》を伸《ノベ》て側臥《ヨコネ》にをべし。その蓐《ネドコロ》の製《コシラヘカタ》は下の圖《ヱヅ》を看《ミ》て知《シル》べし。世間《セケン》に用ひ来《キタリ》し産《イ》椅《ス》を廢《ヤメニシ》ても如何《イカヾ》あらんと。疑惑《ウタガヒ》解《ハレ》やらずば。平素《ヘイゼイ》注意《コヽロヅク》て。産《イ》椅《ス》を

卷四　二十

産蓐之圖

被褥數枚を用て重層て
凸凹なからしめ漸に斜
なるやうにして
只脊の當処を少高
側より低し其上に褥子
を鋪枕を敷なる
その外用て褥の下
より綴にてつりと
のけて轉ぬやうにすべし
枕ハ昂く伹ども餘に離れ
好にられ大要頭と脚との
高低ハ尺餘を程とすべし
七日を過て少低し二七日を
程なる常の如くにしたるが
可或ハ褥子にて圖の
ごとくにこしらへ
たるもよし

下のかたへあけんにと
おもへる、ものハ
外るく
別の褥子やうの
ものを用て
脚のかたへ
かひあて、
よし

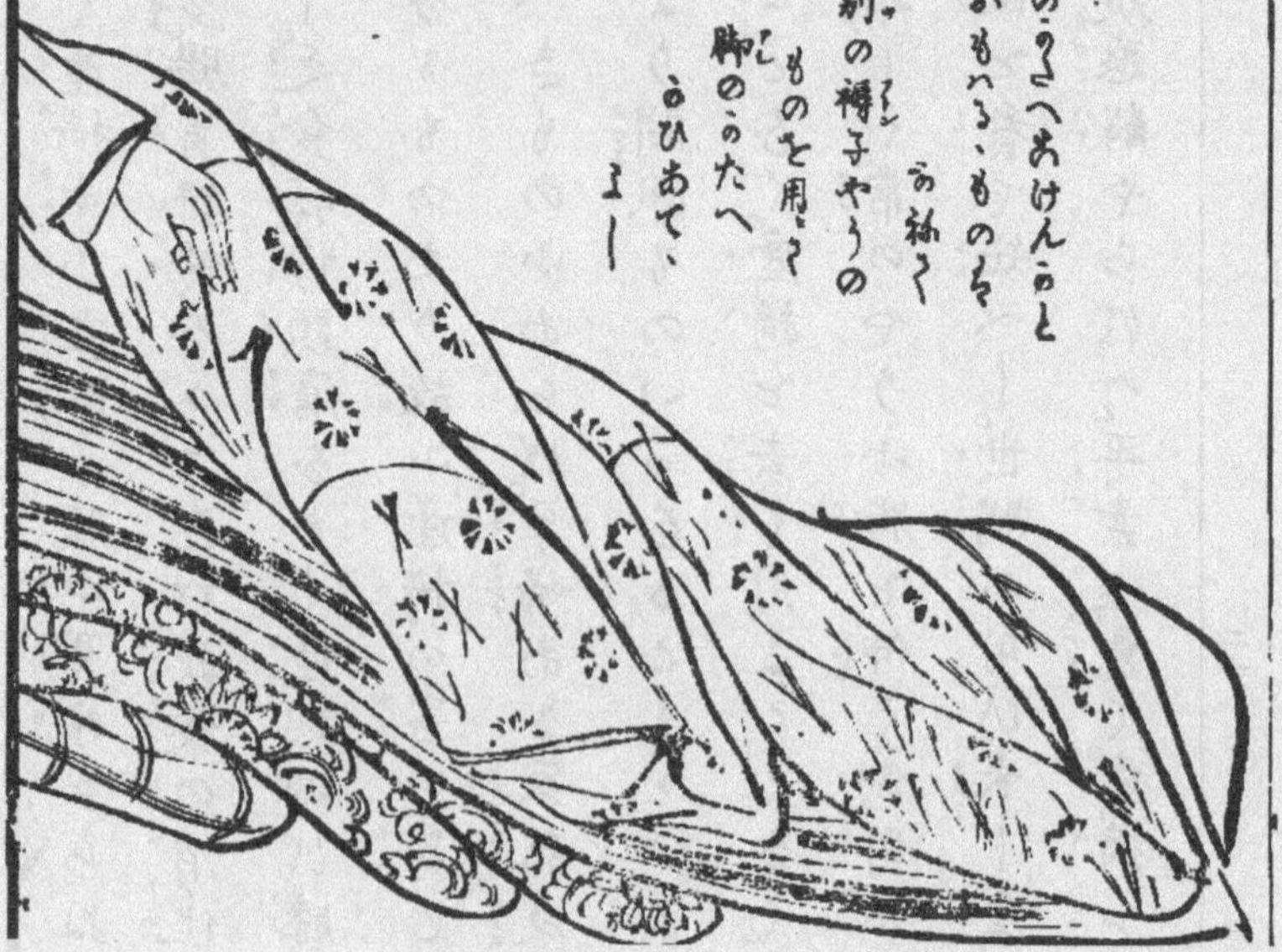

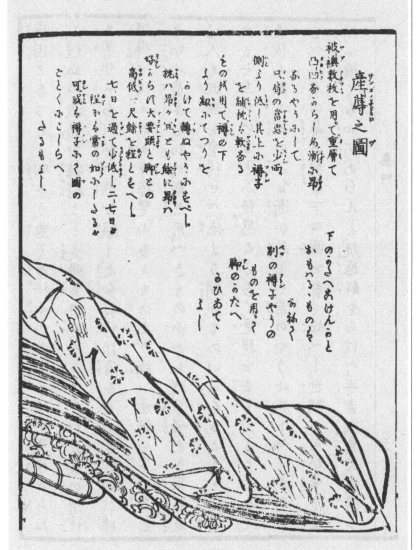

圖ハその状を示ためにかくのごとくなれども。産婦《サンプ》の體ハこれよりおちつくやうにすること、ころうべし。

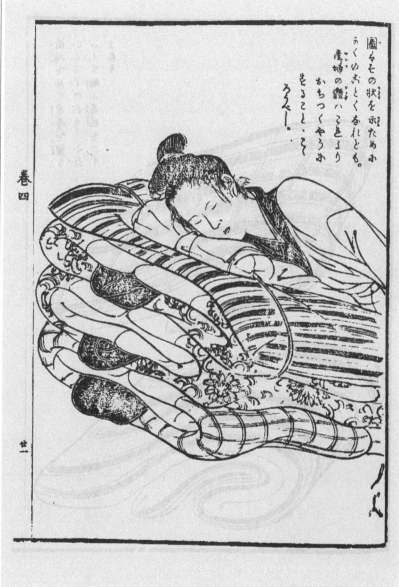

茵褥を用て産椅を製る
ふとんのごとくふた
つ重て斜に高低をつく
るなり

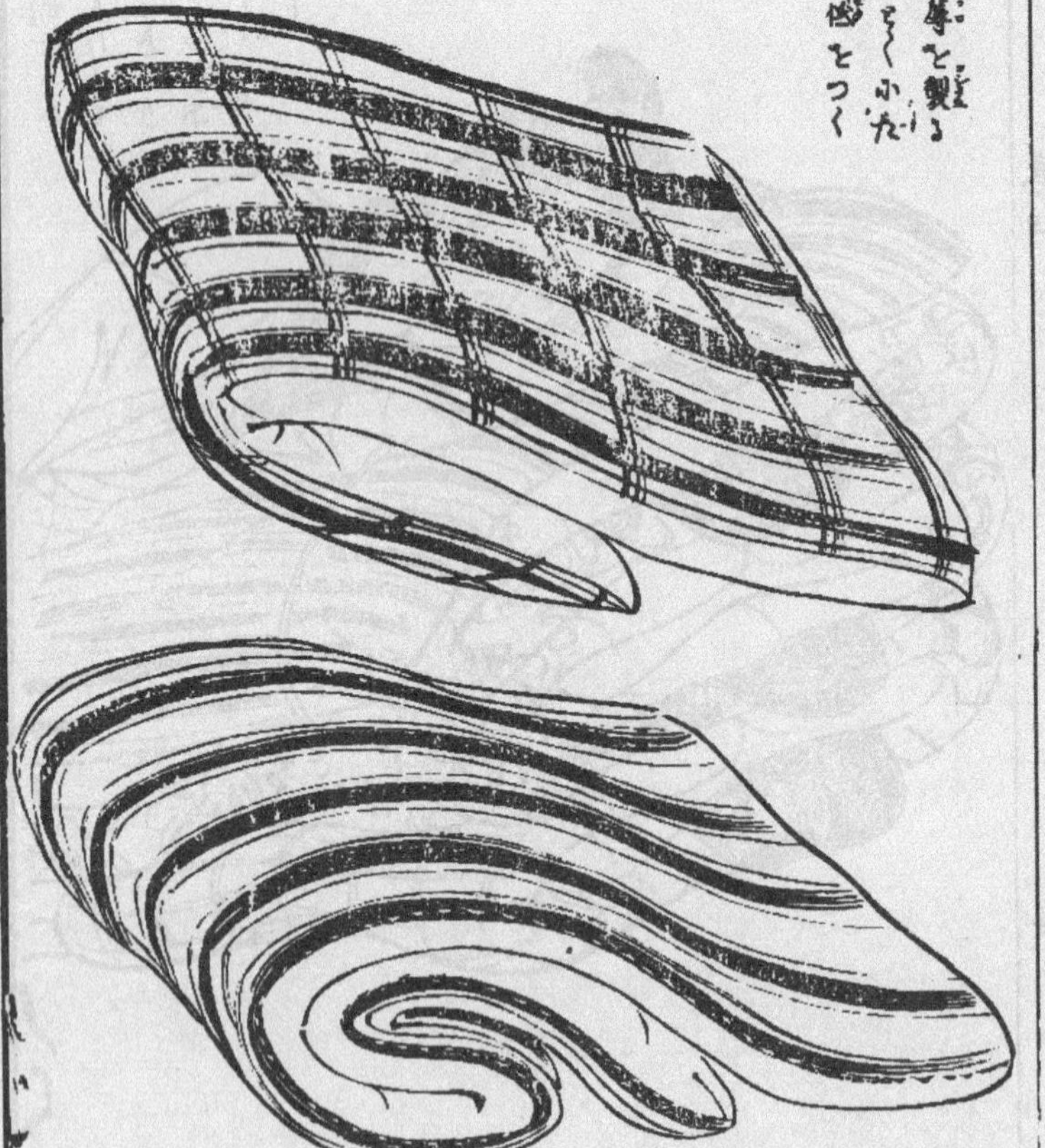

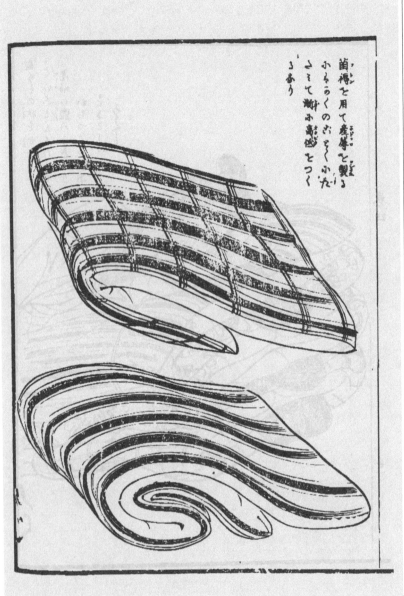

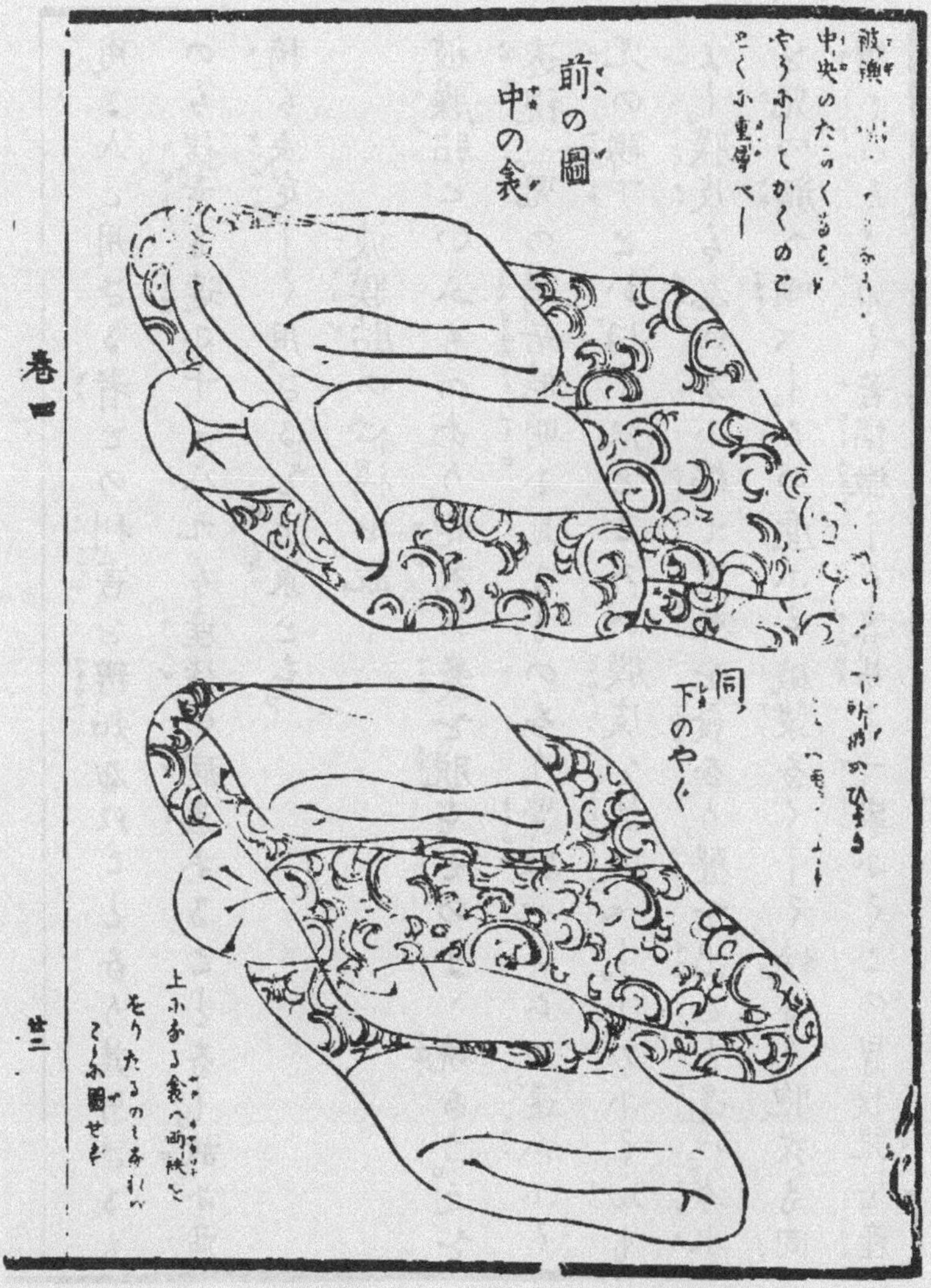
前の圖
中の衾
同
下のやく
巻四
廿二

用る人と用ざる者《モノ》との利害を辨知《ワキマヘシル》なれことあり。其用さるものも復素《ヒダチ》も速《スミヤカ》ふ。十の八九を産後《サンゴ》の病患《ヤマヒ》あることあし。故《ユヱ》ふ産《イ》椅《ス》を決定《ケツヂヤウ》して用ざるを上策《ジヤウサク》とを。

被膜胎《フクロゴ》の心得を説

被膜胎《フクロゴ》といふものあり。胞衣《エナ》の嚢《フクロ》を脱《ヌガ》ずそのまゝ娩《ウマル》あり。之を透視《スカシミレ》バ。児の蹲居形《ウヅクマリヰルカタチ》明《アキラカ》ふ見《ミユ》るものあり。驚駭《オドロク》べからバ。速爪ふて児の頤下《アゴノシタ》とおぼしきところの膜皮《フクロノカハ》を抓破《ツマミヤブル》べし。小刀ふて切《キル》もよし。膜皮を忽《タチマチ》四方ふ縮て児聲《コゴヱ》を發《アゲル》あり。聲《コヱ》を出こと遅《オソク》バ。冷水《ヒヤミヅ》と児の顔《カホ》へ噴べし。この産《サン》ふを破漿《トアゲ》なくして娩あり。胞衣も同續《キ》て出るバ。却て苦惱織しく容易し。一家ふくこの胃膜兒を産

たるもの其異状に驚怖《オドロキ》て之を捨さりしと聞り世にそれらの
あとなきにもあらねば図《ヅ》と此《コヽ》に示《シメス》のみさて胞衣《エナ》と膜《フクロ》とを目
別《ベツ》なるものを一物《ヒトツ》と誤認《コヽロエ》さる輩《ヤカラ》あり。それを此《コヽ》に用《イリヨウ》なきこと
なきべいそれば審知《ツマビラカニシラ》んと要《オモフ》ものは。坐婆必研《トリアゲバヽコヽロエグサ》に記載《カキノセ》さるを視《ミ》べ
し。因《チナミ》にいふべきなり。児《コ》落地《ウマレイデ》て声《コヱ》を発《アゲ》
ず。或《アルヒ》は手足《テアシ》軟痿《カジケ》。色《イロ》青白《フヤナク》。死《シ》ぬ如く見
ゆるものなり。まづ冷水《ヒヤミヅ》を頭面《カホ》及《ト》背上《セナカ》
へ頻《シキリ》に灌《ソヽギカク》べし。それにても声発《コヱイデ》ば。吸《イ》
呼《キ》もなきがごとく思《オモハ》るものなり。仰《アフ》に
臥《フサ》しめて。肩井《タチカタ》より膏肓《ケンペキ》の辺《アタリ》と。背《セ》の

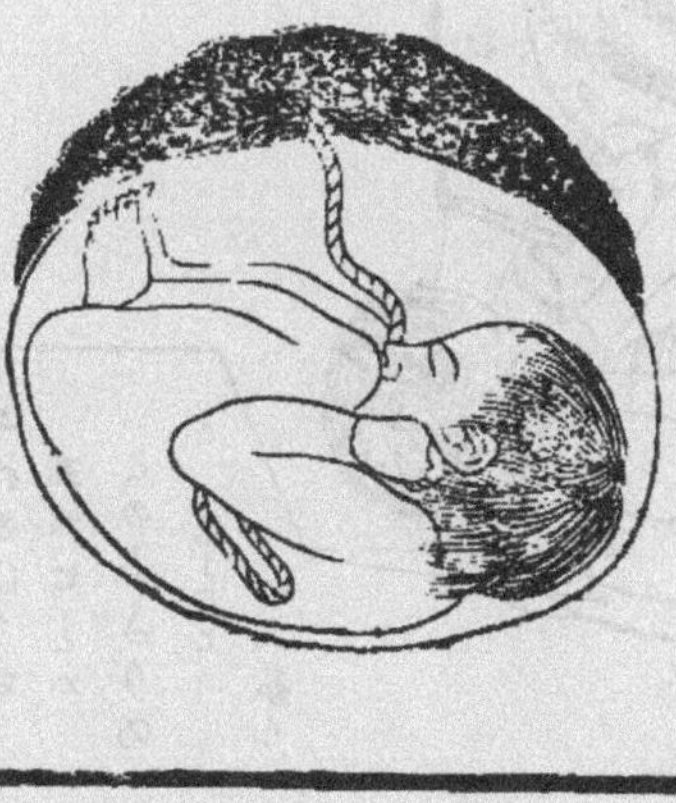

五七《ゴロク》椎《シチ》の二行《ニカウ》ぞれり
を指頭《ユビノサキ》に力を専《イレ》て強《ツヨク》
揉《モム》ときには。多《オホク》は聲《コエ》を
出《イダス》なり。聲《コヱ》發《イデ》たる後《ノチ》は。
壯健《タツシヤ》なる婦人《ヲンナ》の懷《フトコロ》に
て膚《ハダ》に著《ツケ》温《アタヽム》べし。男子《オトコ》
も無妨《クルシカラズ》臨産期過《サンニカヽリジコクヒスギ》て。女
子ともに虛憊《ツカレ》さる者《モノ》
に多《オホク》あるたとにて。尤《モツトモ》
識得《コヽロエ》べきこと也

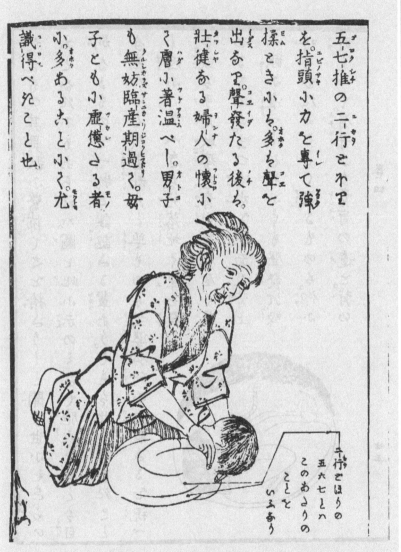

産《サン》後の心得を説

産婦《サンプ》を椅子《イス》に任しめて横臥を禁《キン》ぜし流弊《リウヘイ》なり全《マツタク》金創《キリキズ》を縫《ヌヒ》裹帯などを施さる後身體《カラダ》を動搖《ウゴカセ》ば創《キズ》は再破開《フタヽビヤブレヒラケ》て血の洩出《モレイヅル》ことあらんことを懼て危坐《スワリヰル》をよしとせるより錯来《コヽロエチガヒ》さるならめど産《サン》後の泄血なるそれとも大に殊《コト》にして少《スクナ》けれバ必後害《ナガクノチノガイ》あることになり且天理の自然にて病《ヤマヒ》にあらバ金創《キリキズ》などヽ同一《オナジヤウ》になる心得べしらバ殊《トリワケ》産椅《サンイス》の害衆多《オホキ》こと坐婆必研《トリアゲバヽノコヽロエ》にも記《シル》さる如《ゴトク》なれバ断然《ダンゼン》廢て用ることなく前《マヘ》に圖《ヅ》せるごとく臥褥《ネドコ》を造《ツクリ》て側臥にさせへし。必起歩《アユミ》を導に着しむべからバ。匍匐《ハラバヒ》にさせるがよし。それらのことも坐婆必研《トリアゲバヽコヽロエグサ》に説《トキ》をのせり。産後《サンゴ》に鹽《シホ》を禁《イム》るは瘀血《フルチ》の下

巻四　廿四

こと必ならんことを戒懼るなれども。毫《スコシ》も喫《クハ》しめざるは食を拒《コバ》
く害《ガイ》をなすこともあれば。宜《ヨロシ》からねどもなり魚類は惣《スベ》て禁ず。性
味輕淡なるを用ゐて苦《クルシカラ》ぜ過《スゴ》リに食禁の嚴《オゴソカ》なるを却《カヘツ》て不可ことなり。くはしく
も天地自然《シゼン》の正理《ダウリ》にして孕《ハラミ》さり生さりをるものを鎮帶《ハラオビ》を用て
緊束し産椅に坐して苦楚《クルシマ》しむるうへ飲啖《ノミモノ》をまで嚴制《キビシクセイ》して味《アヂハヒ》を
失しむることは。その生意に適《カナフ》べき自然《シカ》せんよりなり。初に其係
慾を戒《イマシ》め身體《カラダ》を運動して。消化に礙《サハリ》なく心氣《コヽロモチ》を和平《ヤハラカ》にして。憂悶なさ
のらしむることを巨益《タイエキ》なれば。産婦の室中も冬ゝも温煖《アタヽカ》にさるも
可けれども。火爐《ヒバチ》を多く安《オキ》數人會聚を好のらば。時々《ヲリヲリ》便房の屛障
を徹し閉塞《トヂフサギ》たる氣《キ》を排洩べし。夏秋《ナツアキ》の亢陽にも。摘子も窗戸《マド》も悉

開《ヒラキ》く。清風《かぜ》の往来あるやうにすべし。屏風蚊幬《かや》も無用なり。もし室裡《ザシキノウチ》鬱蒸をさべ。産婦《サンプ》肌熱《ハダアツ》し汗洩《アセモレ》などし體憊《カラダツカレ》病發《ヤマイオコリ》て。不測之變《オモハヌワヅラハヒ》を招《まねく》ことあり。ゆゑに四時必《かならず》其氣候に従て。常《ツネ》の棲處を異《こと》にしなく。傍人《カタハラノヒト》も居に適やうにすることぞ是第一《ダイイチ》の心得なり。今の世豪富や貴族の産後《サンゴ》に。諸患《サマヽヤマヒ》ありて平穏ならぬまでの用意あしく。自然《じぜん》の道に戻《モトル》が故《ユヱ》なり。このことよくよく顧慮あるべし。

眩運のこゝろえをとく

産後《サンゴ》の眩運劇《はげしき》ときは腹《ハラ》を上部《カミノカタ》へ牽引やうになり。胞へ衝逆ゆゑに頭眩或運轉て生氣《シヤウキ》を失《ウシナフ》なり。急卒《ニハカ》に發《オコリ》ものにて醫工《イシヤ》も間《マ》にあはぬことゝあり。此症《コノシヤウ》を下《シタ》より衝突《ツキアゲ》て。心窩《ミゾオチ》を左《ヒダリ》の肋《アバラ》の下《シタ》へ連て急迫《キウセツ》ところの塊《カタマリ》ある。それを壓鎮《オシシヅメ》得《ウル》られバ。劇症《ハゲシキシヤウ》をも救《スクフ》べし。ゆゑに病發《ヤマヒオコリ》たりとみバ。捷疾《スバヤク》その婦人《フ》に向《ムカヒ》て。左手《ヒダリノテ》をその右脇下《ミギノワキノシタ》に入同く背《セナカ》へ抵當《アテ》乳下《チノシタ》の肋端《アバラノハシ》へ右手《ミギノテ》の大指と食指《ヒトサシユビ》とを左右へ開《ヒラキ》て其衝逆《ツキアグル》ものをきびしく下の方へ壓下《オシサゲル》やうにすべし。拳《コ》頭《ブシ》にても掌側骨《テノヒラノヨコボネ》にて按もよし。産椅に在《アル》ものに多《オホ》けれバ其時《トキ》ハ按者の左足《ヒダリノアシ》を伸《ノベ》て。婦の右方へ身をそつくと入て。婦の體《カラダ》を靠《ヨリカヽラ》しめ。左手を婦の項《ウナジ》へ勾《カケ》さく。しつかりと抱《カヽヘ》婦體の些《スコシ》も動搖ぬやうにして。左右の手を緩《ユルメ》ず。殊《トリワケ》右の手を毫《スコシ》も動《ユルム》ることなかれ。かくしても失氣《シヤウキ》つかバ。傍人《ソバノヒト》に冷水を婦《ヲンナ》の面《カホ》へ頻《シキリ》に噴《フキカケ》しむべし。水をかくる間《アヒダ》も按《オシ》たる手を慢《ユルメ》べからず。徐々《ソロ〳〵》とそのまゝ

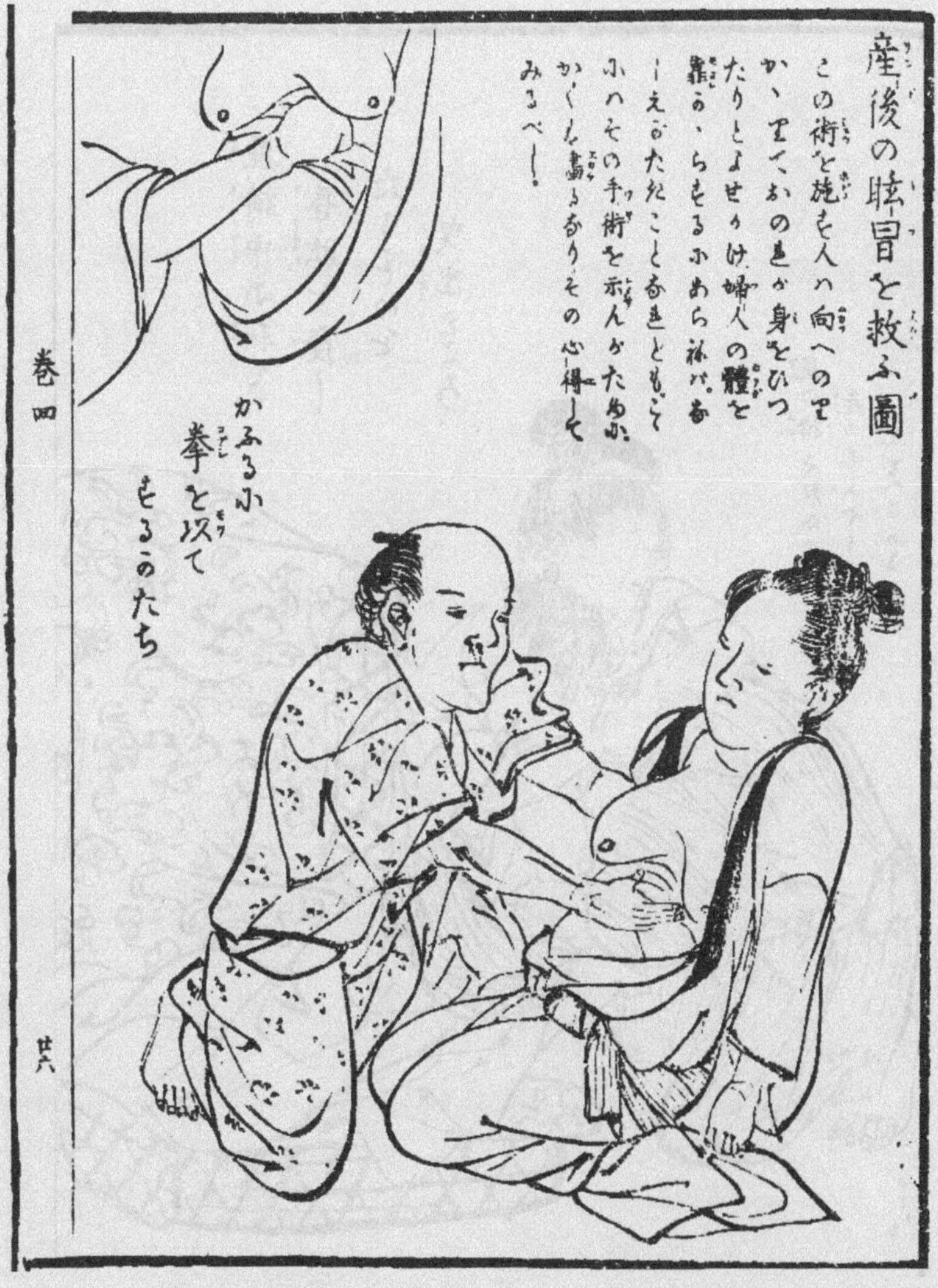
産後の眩冒を救ふ圖
この術《じゅつ》を施《ほどこ》す人ハ向《むか》ふの足
か、まくらの手か身をひつ
たりとよせかけ婦人の體《からだ》を
離《はな》さゝるふあらねバ害
しえおたるこど甚だともて
ふへその手術《しゅじゅつ》を示《しめ》さんかためふ
かくも畫《ゑが》るなりその心得して
みるべし。
かふるふ
拳《コブシ》を以《モツ》て
もるのたち
巻四
廿六

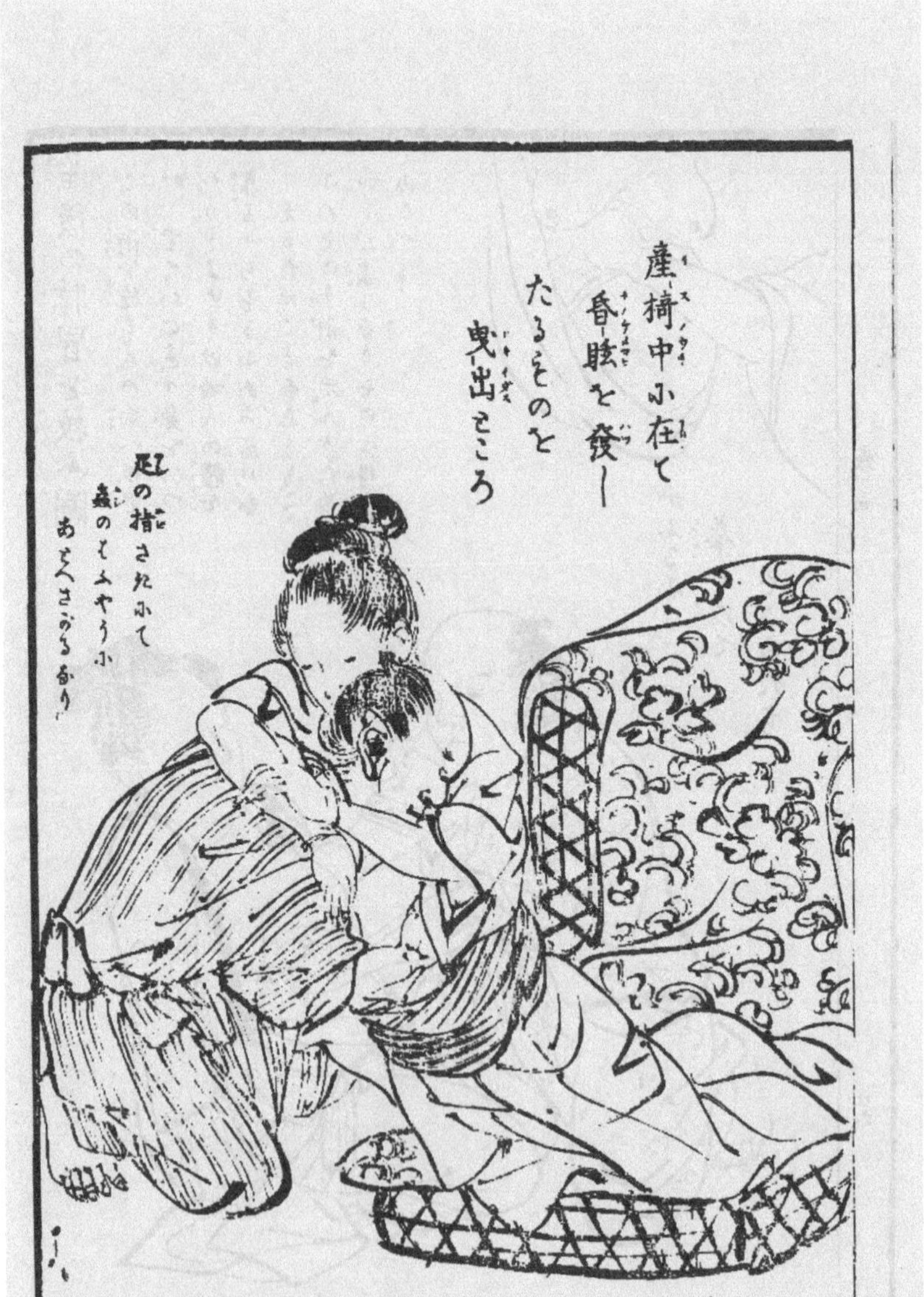
産椅中に在て
昏眩を發《ハツ》し
たるそのを
曳出《ヒキイダス》ところ
足の指《ユビ》さきにて
蟲《ムシ》のはふやうに
あとへさがるなり

に身を曳《ヒキ》く婦の靠《モタレ》たる體《カラダ》の搖ぬやうに椅子《イス》より出し直《スグ》に高《タカ》枕《マクラ》に横臥《ヨコネ》にさすべし。側臥《ヨコネ》さするまでなほ按者の手をゆるめず衝逆の勢の鎮墜《シヅマル》を待《マツ》べし。揩頭《ユビサキ》疲《ツカレ》たらば人を代しむべし。手を換《カユ》るあひだも毫《スコシ》も慢弛《ユダン》をすべからず。少選《シバラク》するうちに復素《ヘイゼイニナル》ものなり。この昏眩《メマヒ》の發《オコル》にも多方《サマザマ》の病因《ビヤウイン》あり。瘀血《ヲルチ》下の祢く發《オコル》あり。脱血にて發《オコル》もあり。脱血より發《オコル》ものは遺に其血《ソノチ》を防《フセ》さまべし。眩運《メマヒ》も止《ヤム》ぶたれたもの也。其血《ソノチ》を遏《ヤムル》の術《テダテ》は次に記をみよ。胞衣下《オリ》ずして運《メグリ》を爲《トス》もあり。何《イヅレ》も胸下《ムネノシタ》を按《オシ》て壓鎮《オシシヅム》ることもあなり。この眩運《メマヒ》の發《オコラ》んとするまへにも口吻《クチビル》鼻旁《コバナ》肉瞤《ピクピク》ものなり。そきぶやおく眼瞼《マブタ》に及《オヨブ》ものは。昏眩《メマヒ》直《ツヾイ》に發《オコル》なりと知べし。故に婦人の顔《カホ》をよく看《ミツメ》て。按指頭《オスユビサキ》の輕重を酌用《シリヤク》すべきことなり。伏龍肝《ブクリヤウカン》の細末《コ》まさる麻の嫩苗《ワカナヘ》を燒存性《クロヤキ》にしたるもの。はさる麻苧を燒《ヤキ》たる細末《コ》の類少許《スコシバカリ》を。新汲水《クミタテノミヅ》一盞《ハイ》を以て用べし。こゝに一ッの秘訣《デン》を示《シメス》なり。產後《サンゴ》の昏眩《メマヒ》を治《イヤス》に。右の藥效《クスリシルシ》ありといふは。冷水《ヒヤ》にて用るが故《ユヘ》なり。冷水《ヒヤ》產後《サンゴ》の昏眩《メクルメキ》を治《ド》するに妙效《スグレタシルシ》あり。故《ユヘ》に產《サン》後直《ツイデ》に新汲水《クミタテノミヅ》一盞《バイ》を喫《ノマ》しむるときは昏眩《メクルメキ》の患《ウレヒ》を防《フセグ》べし。これ往昔《ムカシ》の遺法《ノコリノホウ》にして。近世《チカゴロ》の高名《カウメイ》なる蘭醫《オランダイシヤ》も。黒藥《クロクスリ》といふものを冷水《ヒヤ》にて用ることを傳《ツタヘ》て。其實《ソノジツ》は水に效《カウ》あることを秘《ヒ》したり。それも故あることなれども。水にかゝる奇效《シンノシルシ》あることを俗家《シロウト》が的實に知得ば。不測之變《オモヒモヨラヌサイナン》を救《スクフ》ことあり。其說既《スデ》に坐婆《トリアゲバヾ》必研に記載《カキノセ》たれども。再此《フタヽビコヽ》に其梗槩《ソノアラマシ》を述《ノベ》て衆人《モロビト》に諭《サトス》のミ。又昏眩發やいなや即死《ソクシ》をするものあり。それも逆知《ハヤクコヽロエ》て衝逆《サシノボル》ものを按壓《イシレヅメ》ればべ救《スクフ》べし。もし既《スデ》に昏倒《クチタフレ》脈絶《ミヤクキレ》て呼吸《イキノカヨヒ》も斷《タエ》胸下《ムナシタ》を按《オシ》ても其効《ソノカヒ》なく。諸醫生《イシヤ》の伎窮《リヤウジキハマリ》たらば。疾《ハヤク》拳術《ヤハラノリ》の精煉者《スグレタルヒト》を招《マネク》べし。活法《クワツホウ》にて甦生《ソセイ》さすることあり。これ審《コヽロエ》べきことなり。なほ後《ノチ》の急病《キフビヤウ》の條《トコロ》を參查べし。

痙病《ソリノヤマヒ》をとくこゝろえを説

癇《カン》と痙《ソリ》とはそと類似《ニヨリ》たる病《ヤマヒ》なれども。癇は妊娠《クワイニン》中に發痙《オコリソリ》は産《サン》後に發《オコレ》小産《セウサン》後《ゴ》に尤多《トリワケオホシ》。痙《ソリ》といふは卒《ニハカ》に角弓反張《ソリカヘリ》身體《カラダ》剄直《フーハリ》て俗に棒《バウ》を吞《ノミ》たるといふやうなる形《カタチ》になる病《ヤマヒ》なり。癇《カン》と痙《ソリ》との分

痙病《ソリノヤマヒ》をもくふ圖《ヅ》

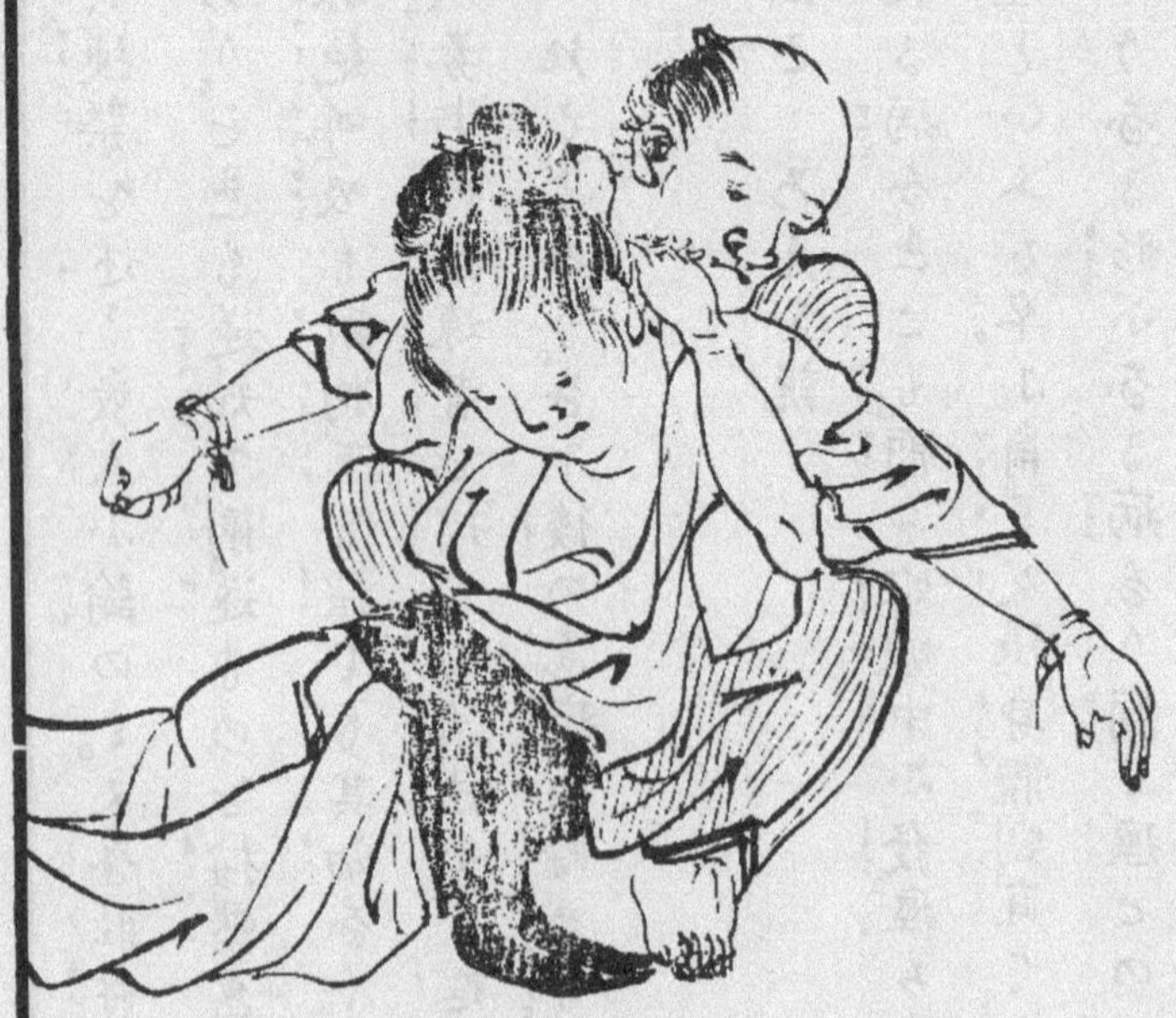

おるし症を卧さる
まゝふ發したる
ときの手術
起たるものを抑壓たる
のちふごの脚どもをこし
をちうひふ蟲て尿戯ど
もづきをあれ、おしもく
あねうちふひきてあし。
卷四
廿九

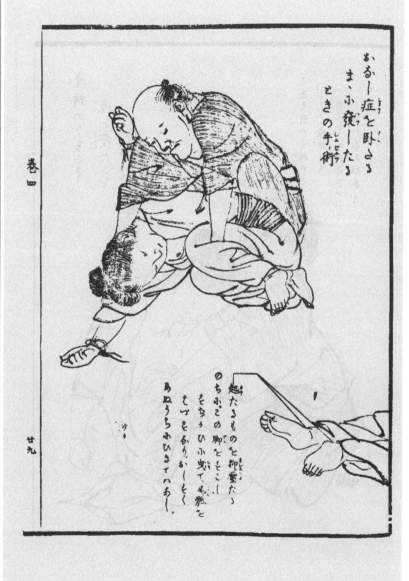

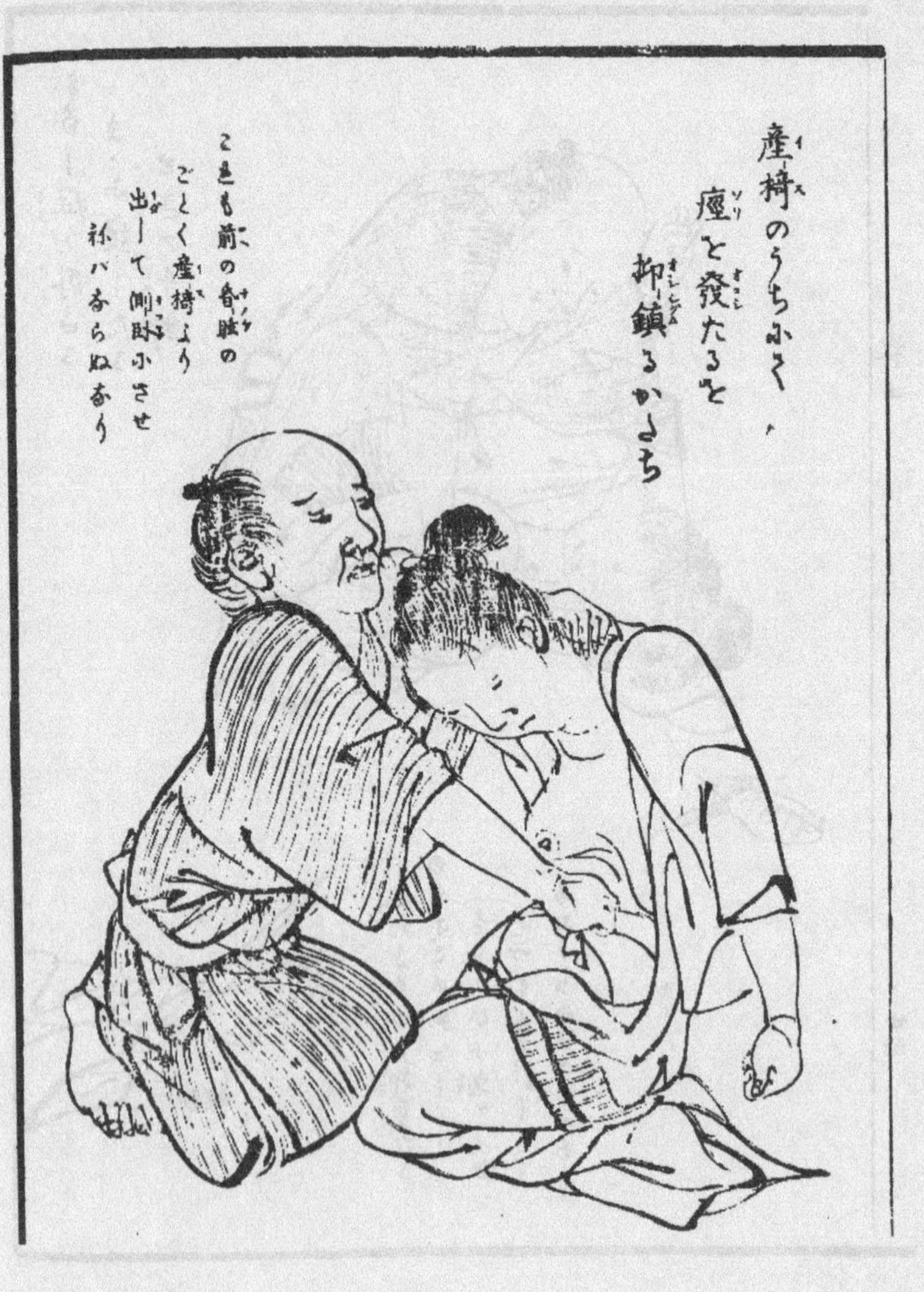
産椅《イス》のうちにて、
痙《ソリ》を發《おこし》たるを
抑鎮《オシシヅム》るかたち
これも前の昏眩の
ごとく産椅より
出して側臥にさせ
ねバならぬなり

を癇《カン》を發《オコシ》ば人事不省を痙を本生《ホンシヤウ》を失ぬものなり但《タヾ》し癇を心下を大小苦懣《クルシミ》痙《ソリ》を心下をさせることなく唯身體《カラダ》木殭になるなり痙病劇甚ものをなく一とほりの力にてを壓鎮になたれをのなれば。疾丈夫の贅力者《チカラアルモノ》をして病婦の背後《ウシロ》に接しめ婦の兩膝後より男の兩手を伸て兩肩《カタ》より頸上《クビノウヘ》へ會て十指相叉力を用て下へ壓やうにすべし起《タチ》さるものを抑屈たらば頸勁直さる臀《シリ》を轉《ハサミ》によし。向《ムカフ》に人を居《オキ》て兩足《アシ》を扯て尻《シリ》をとづさしむるもよし。頸《クビ》へ鉤《カケ》たる手をなほ縱《ユルメ》ず頃刻《ヒサシク》抑定《オシツケ》されば。病勢《イキホヒ》平穩《シヅカ》になるらば。いのにも力耗て忍《コラエ》がたくば。男の帯《オビ》やうの物《モノ》を用て。頸《クビ》より膝《ヒザ》へ懸引べし。まさ臥《フシ》るるまゝに痙《ソリ》を發《ハツ》しなば。其左右に拘

卷四　三十

を側臥《ヨコネ》にさせて。男其後《ソノウシロ》に就前のごとくに隻手《カタテ》を婦《ヲンナ》の腋下《ワキノシタ》よ
り肩《カタ》へ出て頸《クビ》へ着隻手《カタテ》を婦《ヲンナ》の膝《ヒザ》へ托左右の力を悉て屈曲べ
しまゝ產蓐に在て瘂を發ば前に對て坐男子の膝にて婦人の
膝《ヒザ》を屈右手は婦の左乳下《ヒダリノチノシタ》の肋骨と腹部の分を按左手は直《スグ》に
頸《クビ》より肩《カタ》へ勾て抑屈べし。瘂病發んとする前には胸肋乳の邊
までも攣急をおぼえ。やゝ口頸にも齒齦にも及ものなり。卒
急に發て醫を招むまもなきことあり。志あらんもの豫て記お
のば。急《キフ》を濟ことあるべし。その術は圖を按て知べし。
崩漏の意得とごく
娩後血漏下て止ば眩運を發し。或は熱を釀汗多出胸腹動悸甚

など、種々《シユジユ》の證《シヤウ》あることあり。或《アルヒ》は月を閉《トヂ》ても血下《チクダリ》て止《ヤマ》ざるものあり。かゝる類《ルイ》その醫藥《イヤク》を施《ホドコス》に間《ヒマ》あらず。敢《アヘ》て懼《オソルヽ》に足《タラ》ずと雖《イヘドモ》たゞ其卒暴《ソノソツバウ》に血泄《チクダリ》きたりて。盆《モノ》を傾《カタムクル》が如《ゴト》き急遽證《ハヤヽキシヤウ》あり。これを捷急《サウキフ》に其血《ソノチ》を抑《ヤメ》ざれば。元陽《ゲンキ》忽虚脱《タチマチツカレハテ》て。醫《イ》を招《マネク》ひまをなさず。遂《ツヒ》に死《シ》に瀕《ヒンスル》ものあり。之《コレ》を藥劑《ヘンバ》のみにて治《イヤサ》んともせば。決《ケツ》して救《スクフ》ことを得《ウ》べからず。此《コノ》の如《ゴト》く火急《ニハカ》に發《ハツ》することある證《シヤウ》なれば。俗家《シロウト》にも平素記得《ヘイゼイコヽロエ》て。其變《ソノヘン》に應《オフ》ずべきことなり。此證《コノシヤウ》產後《サンゴ》にのみ限《カギラ》ず。常《ツネ》の月信《ツキヤク》の時《トキ》にもまゝあることなり。之を救《スクフ》の術《シカタ》は其婦人《ソノフジン》を側臥《ヨコブセ》にさせて。下になりし脚《アシ》を伸《ノバシ》膝《ヒザ》の下に褥子《フトン》やうの物《モノ》を疊《タヽミ》てあてがひ。上になりたる脚《アシ》を屈《カヾメ》て。臀肉《シリニク》を雙手《カタウナ》にてあると按《オサヘ》て。頃時《ヤヽシバラク》動揺《ウゴカス》ことなかれ。かくをせべ。陰《マヘ》戸闕《シヤリ》て血《チ》の泄下《イヅ》へる道《ミチ》を壅遏《ドヂフサグ》その間《アヒダ》に。子藏中《コツボノウチ》の破裂《ホツレタル》細脉漸に愈《イエ》て。自然に止《ヤム》ものなり。かくしても陰戸《マヘ》、閉《トヂ》がたくおぼゆるものは繃綿を大さ團炭《タドン》のごとくに束《ツカネ》て。陰中《マヘノウチ》へ深送入《フカクサシイレ》て。その後側臥《ヨコネ》にして臀肉《シリノニク》端を按《オス》べし。綿は意外《オモヒノホカ》に多《オホ》く實《ハイル》ものにて。いささかにては益《エキ》なく。且木綿《ソノウヘモメンワタ》はあしく。必繃綿《カナラズマワタ》を用ることと思《オモフ》べし。もし脅眩《メマヒ》を帯《カネル》ものは。左手《ヒダリ》は臀右手は肋端不容《アバラノシモノハシ》の部《トコロ》を按《オス》ことと眩運の條下《トコロ》に述《ノブル》がごとし。そは両人にて作《ナス》もよし。また冷醋を喫し、め或は口鼻《クチハナ》へ沃《ソヽギ》かけ。あるひは塗もよし。病勢劇熱あり動悸甚なる。冷水を服しめ水を頭面《カホ》に噴などて尤捷効あり。その奇驗あ

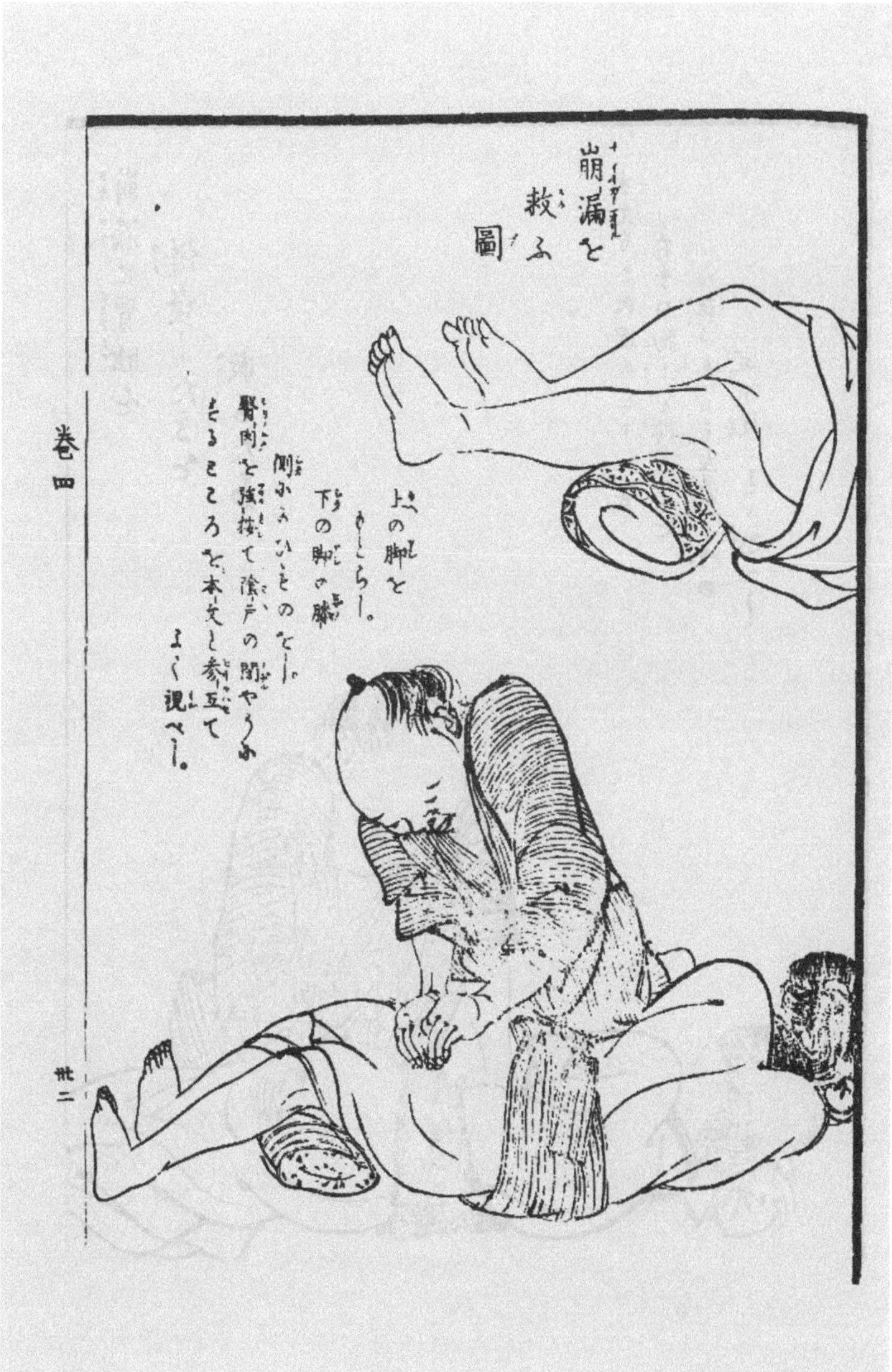
崩漏を救《すく》ふ圖
上の脚をのしらし。
下の脚の膝
側ふゐひとのをし。
臀肉を強按て陰戸の間やうふ
とるところを本文と参互て
よく視べし。
巻四
卅二

崩漏《ホウロウ》と冒眩を
併發したるを
救ふのたゐ

本文もこの圖《ブ》も左手ハ臂
右手ハ胸下を按ことを
記されども左右る時の
宜に従ことゝ思べし

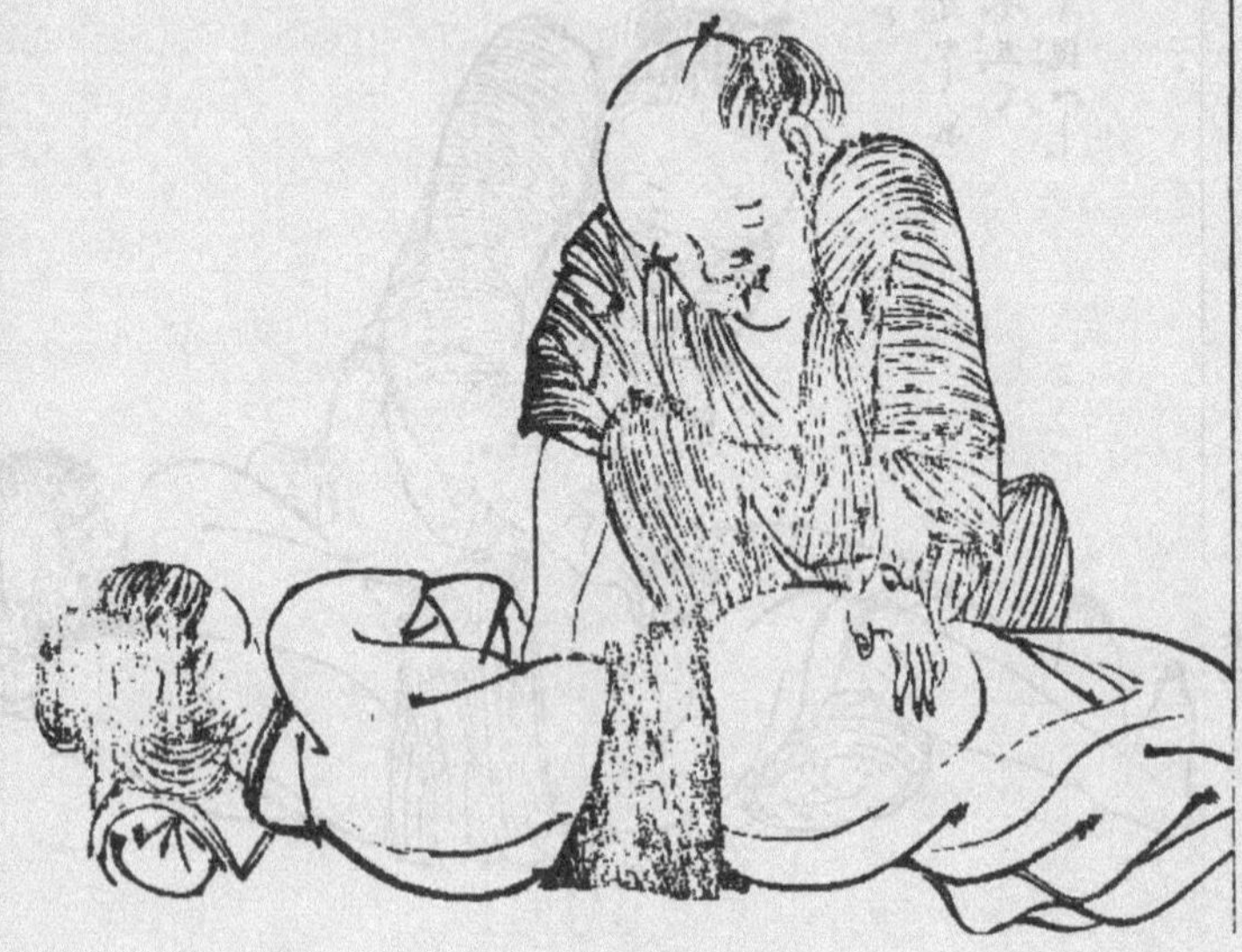

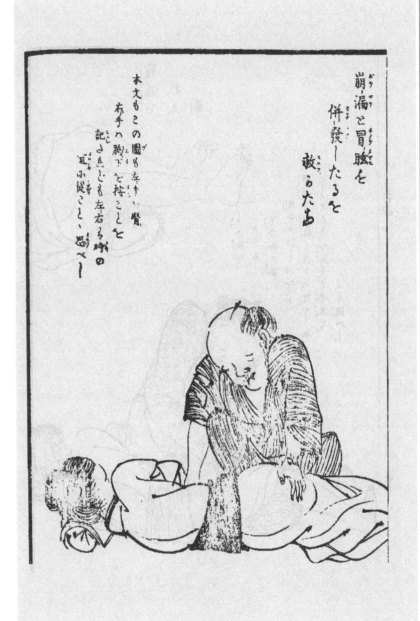

るも陰門中《ツマヘノウチ》を冷水《ヒヤミヅ》にて洗《アラフ》ところの一術《ワザ》なり。それにも小児の弄具《モテアソビモノ》に竹を以て造《ツクリ》たる水銃《ミヅデツパウ》あり。また外科《ゲクワ》にて金創《キリキズ》を湔《アラフ》に用る鑰銅《シンチウ》の唧筒《ミヅハジキ》あり。これらにて冷水《ヒヤ》を陰戸中《マヘノウチ》へ頻《シキリ》に彈射《ハジイテヤル》。これ尤妙《モツトモミヤウ》なり。手術《シユジユツ》も右の圖《ヅ》と細覧《トクトミ》て参攷《カンカウ》べし。惣《スベ》て久漏血《ナガヂ》の婦人も。寝《イヌル》にも必《かならず》この用意《コヽロエ》にて。陰戸《マヘ》の啓閉やうにして臥《フス》べきことなり。はた胞衣《ノチザン》の子藏口《コツボノクチ》へ遮滞《ハサマリ》て。崩漏《チノナガレ》の止《ヤミ》がたきものあり。その胞衣《ノチザン》を頓に下《オロス》ことも坐婆《トリアゲバヽ》の術《ワザ》なり。坐婆《トリアゲバヽ》もし心得なくば。疾《ハヤク》乳醫《サンクワ》の高手《カウシヤ》なるものを招《マネク》べし。たゞてもやく鉤去《ヒキイダシ》て。あとへ蘭綿《ワタ》を送實て。側臥《ヨコネ》にさせるまでのことなれども。こゝろえなくても。なゝく施《ホドコシ》がされことなり。

卷四　伍三

胞衣《エナ》下《オリ》ざるとれの心得をとく

児落地《コカマレイデ》て。次《ツギ》ゝ胞衣《ノチザン》の下《オリ》るゟ順《ジユン》なれども。若《モシ》子藏口《コツボノクチ》攣縮《ヒキシメ》て速《スミヤカ》ふ下來《オリキタラ》ざる時《トキ》ゟ。衝逆《ツキアゲ》昏眩《メクルメキ》を致《イタ》し。之《コレ》が爲《タメ》ふ命《イノチ》を殞《オトス》ことありこれを世間《セケン》の醫者《イシヤ》ゟ。胞衣《エナ》の唐突《ノボリ》ゝ心《ムネ》を衝《ツク》ものとときども。是《コレ》大なる差誤《アヤマリ》なり。子藏《コツボ》ふゟ子藏《コツボ》の位置《ヰドコロ》定《サダマリ》ありゝ。いのれど攣急《ヒキツル》とも。其部《ソノトコロ》を離《ハナレ》腸胃《ハラワタ》を排《オシヒラキ》ゝ逆《ノボリ》て衝撞をすることゟ能《ナラ》ぬものせ。ことふ分免《ワカレイデ》後《ノチ》の胞衣《エナ》ゟ。子藏中《コツボノウチ》ふ蛻棄《ヌギステ》たる寒物《フヨウノモノ》なり。何《ナニ》の勢力《イキホヒ》ありゝの上迫《ウヘノボル》こととのあるべきれ。然《シカル》をいのゞしゝ昔《ムカシ》より。産後《サンゴ》の胞衣《ノチザン》下《ヲリ》ざるものを。醫俗《イシヤゾク》ともふ巨患《イチダイジ》となしたるかゆゑふ。旁人《ソバノヒト》の倉《アハ》皇失措のみならず。産婦《サンプ》も胞衣《ノチノモノ》下《オリ》ざるふ焦心《コヽロヅカヒシ》て。己《オノレ》が死生《シニイキ》をこの一擧《イツキヨ》に在《アリ》し慮《オモフ》が故《ユヱ》に。氣逆《キヤクセル》甚《ハナハダシ》く。その餘響を子藏《コブクロ》に及《オヨボシ》て。大に攣急《ヒキツリ》をなし。諸藏《ハラワタヘ》上《ウヘトセマリ》迫て。卒暴《ニハカ》に死《シ》を致《イタス》あり。免身《ミヌケ》て後《ノチ》この胞衣《イナモノ》なる。人身中《ニンジンノウチ》に於《オイ》て長物《ムヨウノモノ》なるがゆゑに。暫時《シバラク》子藏《コブクロ》中《ウチ》に寄託《ヨリトヾマル》と雖《イヘドモ》元氣幹旋《キノハタラキ》必《カナラズ》しもあることを厭《イトヒ》て。排擠《ハラヒノケ》んと思《オモフ》の自然《シゼン》の妙《フシギ》なるが。産婦《サンプ》の心神《コヽロモチ》穏平《タヒラカ》にして。懸引衝逆《ハラヲヒツパリナノボセスル》ことなけれバ。決《ケツ》して害《ガイ》を為《ナス》ことなく。胞衣《エナ》はそのまゝに子藏中《コブクロノウチ》にて糜爛て自下《オノヅカラオリル》ものなり。暑天《アツサ》の頃《コロ》は尤《トリワケ》腐敗《クサレ》やすく。五七日を過《スギ》ずして下《オリル》ものなり。故《ユヘ》に胞衣《ノチザン》いかにしくも下《オリ》がされものは強《シヒ》て之を下《オロサ》んとするに及《オヨ》ばず。たゞ産婦《サンプ》の心を安慰《オチツカスル》ことを最《ダイイチ》として。或《アル》は下《オリ》たる塊血《チノカタマリ》を胞衣《ザン》なりとして婦《サンプ》に視《ミ》せしめ。其心《ソノ》降《オチツキ》て倦睡《ネムリ》を催《モヨホス》やうにすべし。斷

たる臍帯《ヒモ》あらバ。その物《モノ》を戴《ツヘ》て視《ミ》せしむるも可。尤傍人《ソバノモノ》にも戒
て發瀉なからしむべし如此《カク》ともあれバ其産婦《ソノサンプ》の志氣《コヽロモチ》必平穏《オダヤカ》にな
りて。子藏《コツボ》の攣急《ヒキツリ》もなきものなれバ。胞衣下《ノチノモノオリ》ざれバとて。決《ケツ》して死《シ》ぬ
ることもなきことなり。もし胞衣下《ノチザンオリ》ざ子藏《コツボノクチ》を窒礙《オサヘ》て。殘血の下《オリ》
ぬものあり。おもちそのまゝに坐視《ステオキ》がたきものなれバ。帯下《サン》盤
の牧生嫗《トリアゲバヽ》の高手《カウシヤ》なるものを招《マネキ》て。遥《ハルカ》に抽去《ヒキイダス》しむべし。去、のもど
を産婦《サンプ》の大に虚憊《ツカレ》たるに。胞衣《ノチザン》を暴《ムリ》に下て死《コロス》こともまゝあるを、
事に處《アツカ》ざるもの、過《トガ》にして。蓐盤生嫗《サンクワンリアゲバヽ》の恥《ハヂ》をとることなりと
知《コヽロウ》べし。また一婦《アルオンナ》の産後《サンノチ》の胞衣《ノチザン》既《トク》に下《オリ》たりと思《オモヒ》て。寢食常に復て
の後偶近處へ適《ユク》ことありしに。運歩何の苦勞《クロウ》もなくて。留歎《ハナシ》移

時て厠に登しに腹裏《ハラノウチ》微痛《スコシイタム》ことを知《キヅキ》て陰戸より下り、りたる物《モノ》あるを異《アヤシミ》て。よく看《ミ》れば胞衣《ノチザン》なり。大に驚駭《オドロキ》ながらも。自曳出て潜《ヒソカ》に棄《ステ》たり。さて家《イヘ》に歸《カヘリ》て母《ハヾ》にかくと告《カタリ》に。其母《ソノハヾ》習事《モノナレ》たる老嫗《バヾ》にて前《サキ》に胞衣《ノチザン》の下《オリ》りにしを。もし懊惱して氣逆《キノボセ》もやせんと慮《オモヘ》べ胎兒とともに下《オリ》たりと詒《ダマシ》て過《スゴ》せしと應《コタヘ》りしとぞ。時過《ホドスギ》て自然《シゼン》に下《オリ》るものならば、見聞《ミキヽ》せることも多《オホ》けれども。これは産《サン》後日を聞《コエ》。他行《タギヤウ》さへ爲《ナル》まで。胞衣《ノチザン》なほ子藏裏《コツボノウチ》にありしも一奇事《メヅラシキコト》なり。これらにても胞衣の下《オリ》ざるもの頓《キフ》に命《イノチ》を殞《オトス》などの患《ウレヒ》なれことを審知《スイリヤウ》すべし。然《シカル》を俗輩《シロウト》のみならば。坐婆も醫工《イシヤ》も。胞衣《ノチザン》の下《オリ》ざると一大厄と思《オモフ》ことの檮昧《オロカナル》より。世間《セケン》の婦人《ヲンナ》これがために氣死をること幾《イクタ》ぞや。そのおとの慘怛《イタマシキ》によりぬ。予が老婆心を癈人に告て。横夭の寡んことを欲ものなり。

三都發行書肆

江戸日本橋通壹町目　須原屋茂兵衛

同　日本橋通貳町目　小城屋佐兵衛

同　須原屋新兵衛

同芝神明前　和泉屋吉兵衛

同　岡田屋嘉七

同　兩國横山町　和泉屋金右衛門

同淺草茅町貳町目　須原屋伊八

京都寺町通松原　勝村次右衛門

同　三條通寺町　丸屋善兵衛

大阪心斎橋通安堂寺町　秋田屋太右衛門

廣福大王賜號

古如無二竹

原名病家須知

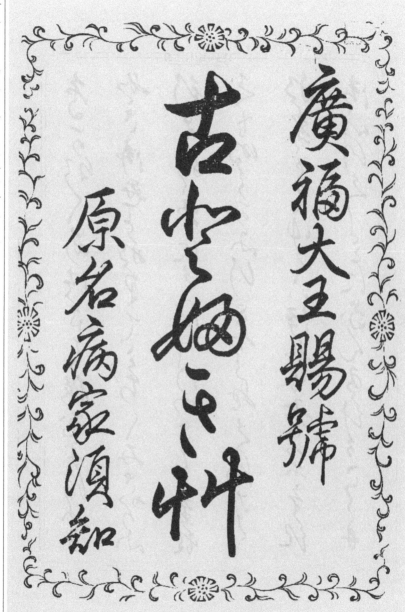

爲この程くあはれさを櫻花手折りての
故さし御世と程まてこたへみさかふ
移まて秋くれにくれしかつきそ霊魂
さても嗚この山里ときまし姫ぞ海なく
程来しそゆくハ伊勢も有明の紀
清水川くことにあんまりけるころ母

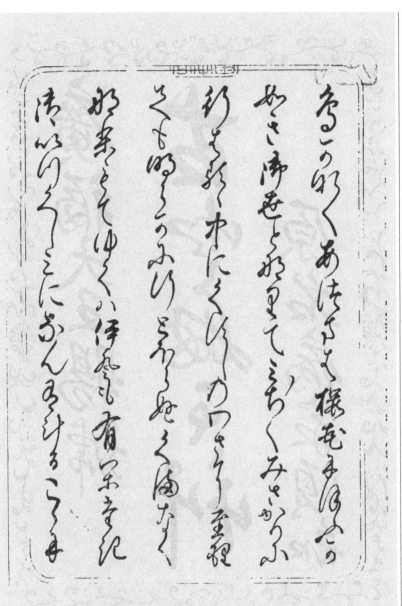

然れはあつき人深の謀その中にもし
志篤の何まるふに尽き免まる所以なり
たゞ人のなりはひにおいて起事にをふ
かゝへりてくるしみもたゝん事を
こにもあやまちなからぬ無くもあし
無ふはかの博教の何まゐらする事ち

ひさしくにも拙きの御ゆゑいとふかくしの那き
まま猶をつかさけ傳くもかしこき御事にて
宮の御まへにまゐりめくめくさせ給ひ
くさぐさひこ菓種料とりて露をさへ
に賜りめでたく術の他大濃恵ハ
おもしろくおぼしやすらる修録

いちしるきうみてその道しるへして
[illegible]

大僧正真静

幕府医史局直事源知賢書

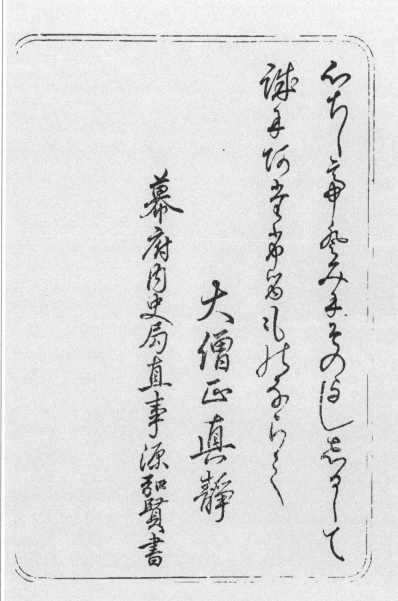

病家須知

後篇

擇善居刊行

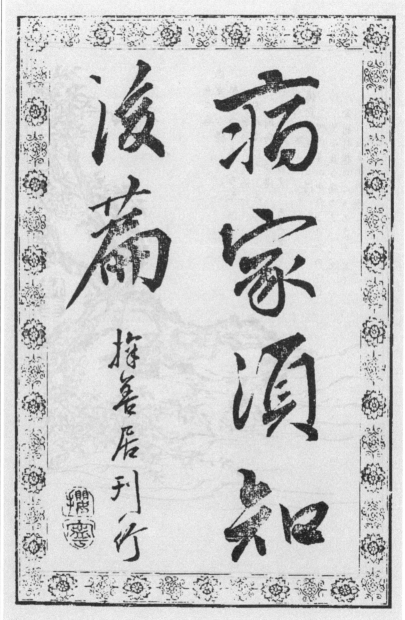

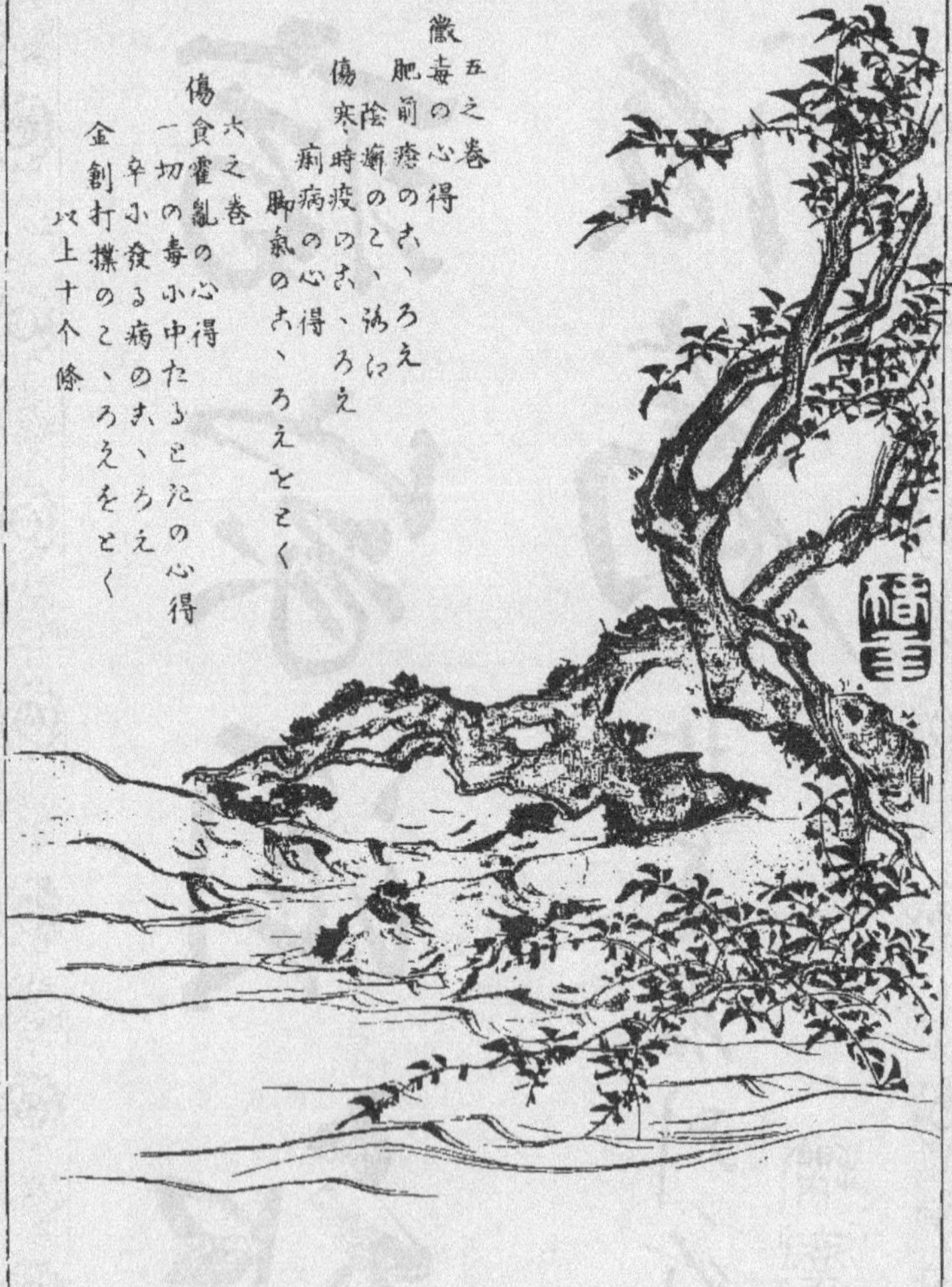

五之巻
黴毒の心得
肥前瘡のこゝろえ
陰癬のこゝろえ
傷寒時疫のこゝろえ
痢病の心得
脚氣のこゝろえをとく

六之巻
傷食霍亂の心得
一切の毒に中たるときの心得
卒に發る病のこゝろえ
金創打撲のこゝろえをとく
以上十个條

病家須知卷之五

黴毒《カツガサ》の心得《コヽロエ》を説《トク》

黴毒《サウドク》我邦《ワガクニ》の昔《ムカシ》唐瘡《カラガサ》といふ。異域《タコク》より傳來《デンライ》せるが故《ユヱ》なり。中華《カラ》にては廣東瘡《カントウサウ》と稱《イフ》。その廣東《カントウ》と云《イフ》は南海《ナンクワイ》の港津《フナツキ》にて、此際《コノカタ》の長《ナガ》崎《サキ》の如《ゴト》き地《トコロ》なり。其の廣東《カントウ》より毒《ドク》を支那《カラ》の國内《コクナイ》に傳播たれば、其病《ソノヤマヒ》の起《オコ》る地名《トコロノナ》を以て病名《ビヤウミヤウ》とせるなり。我の病《ヤマヒ》を傳《ツタヘ》たる時代《ジダイ》和漢《ワカン》ともにあまり遠《トホ》からず。僅《ワヅカ》三百年前後《ネンゼンゴ》に過《スギ》まじ。意に此病《コノヤマヒ》の初《ハジメ》は、全《マツタ》く蕃舶《イコクブネ》より傳染《ツタハリ》たるにて、異國《イコク》より航海《ワタリキ》たる舶《フネ》の博《ハカ》多《タ》府内あたりに着《ツキ》たる頃《コロ》にてあるべし。然《シカル》を其毒《ソノドク》の由來《ユイ》を遺《ワスレ》失《ハテ》て、あらぬ病因《ビヤウイン》を濫稱《イヒフラシ》、治法《リヤウジカタ》も各殊《マチマチ》にして一定《イチヂヤウ》せぬぞ。いと鹵《ソ》

卷五　一

莽《リヤウ》なることなり。おの病《ヤマヒ》をまさ一種《シユ》の毒《ドク》ながら。痘麻《ハウサウハシカ》などの如《ゴト》く
風氣《キ》中《ウチ》に轉染《ツタフル》をのとハ異《コト》にしく。其勢《ソノイキホヒ》猛烈《ハゲシ》ならざ故《ユヘ》に其毒《ソノドク》あ
るをのに親密《チカツキ》觸冒《カブル》にあら於べ。傳化《ウツル》となし故《ユヘ》にこれを避《ヨクル》こと尤《モツトモ》
易《ヤスシ》ことを云、にその毒《ドク》の傳染《ウツル》ゑる繁略《アラマシ》をいそべ。男子はハ黴毒《カサケ》あ
る婦人の陰戸濕癢及白帯下《コシケ》などを患《ウレフ》るをのと交接婦人を男
子の下《ゲ》疳《カン》瘡癃病《リンビヤウ》あるをのと會《マグハヒ》をるの類《ルヰ》ハ毒《ドク》を傳《ツタフ》ること殊捷疾《スミヤカ》
なや。惣《スベ》く下部《ゲブ》より傳化《ウツル》る婦人《ヲンナ》ハ。先《マヅ》白帯下《コシケ》状患男子ハ下疳瘡
癃病《リンビヤウ》より。やがて便毒《ヨコネ》となるが常《ツネ》のことなれども稀《マレ》にハそれら
の證《コト》なくして。即《スグ》に他病《ホカノヤマヒ》となるもあり。呂く毒《ドク》を轉輸たるも口
舌諸病頭痛會厭腫咽痺などの類《ルヰ》より。變して眼耳鼻の患をな

るが其分《アタリマヘ》なれども出《いづ》れもそれらのことなくして、癇癖《カンシヤク》癥瘕《シヤウカ》の類《タグヒ》にあるもあり。故《ユヘ》に瘡毒《サウドク》は必先《ゼヒトモマヅ》陰處を蝕ものと會得《コヽロエ》てを。醫師《イシヤ》も俗家《シロウト》も迷錯《マチガヒ》を致す端となるをなり。又累年瘡毒《サウドク》に苦《クルシメ》られたるものも其津唾《ツバキ》汗垢《アセアカ》前後溲《ダイセウベン》までにも悉く毒氣《ドクキ》を含有《フクミ》て、その毒《ドク》を温煖《アタヽマリ》氣に由《ヨレ》て人に傳《ウツ》るものなれば。其の毒《ドク》ある男女の衣服《キモノ》の垢穢《ミゴレ》たるなどを着《キ》及《マタハ》温暖《アタヽカ》なる肌膚《ハダヘ》に觸《フル》るゝの。はさも茵褥《ヤガ》など同じて蓐《ネル》の類《ルイ》ばさよく傳染《ウツル》なり。或《アルヒ》も醫師《イシヤ》の瘡瘍《カサ》便毒《ヨコネ》を刺《サシ》たる鍼《ハリ》を拭揩て清ざる及消息子《サグリ》の類《ルイ》に着《ツキ》たるもまゝあるより毒《ドク》を傳《ウツル》ことなしともいふべからば。はしく乳媼《ウバ》の乳より兒《コ》に毒《ドク》を傳《ウツ》たる。或《アルヒ》も遺毒《ヰイドク》ある小兒《コドモ》に乳《チ》を哺《ノマ》しめて。乳癰《ニウヨウ》となりし類《ルイ》

卷〇五　二

は常《ツネ》に見《ミル》ことなり其《ソノ》初《ハジメ》に毒《ドク》を傳《ツタフ》る〻唯《タヾ》一些微《イサヽカ》の種子《タネ》に過《スギ》ざれども首巻にをいふごとく人身《ヒトノカラダ》に根《ウエ》て漸次《ダンダン》に蕃衍ものなれば必速《カナラズスミヤカ》に其苗《ソノナヘ》を掘て後患《ゴニチノウレヒ》なからしむべきことなる然其初發の下疳《ゲカン》便毒《ベンドク》の類《ルヰ》もまたば臆裁《ジブンギメ》にわけもなき貼薬《ツケグスリ》などをし累重にも知《シラ》さず遂に愈むことをのみ欲《ネガフ》が故《ユヱ》に却《カヘツ》て巨害《オホゴト》をなること多是初に施治せれば。男子はけぎれ。陰頭瘡《ゲカン》婦人も帯下《コシケ》恥瘡《インモノデキモノ》などの軽證《カロキコト》にて根治べきものを遅慢《ユダン》して毒氣漸《シダイ》に體中《カラダ》に流注て種々の證に變《ヘン》ずるなり。他部《ホカノトコロ》に發《デキ》たる癰瘍《デキモノ》をもべく排膿を要すれども其の下疳《ゲカン》に。世《ヨ》の拙工《ヘタイシヤ》のごとく尋常《ヒトヘノ》の吁膿膏を貼るを大小宜《ヨ》からぬことにて毒《ドク》の内鬱《ナカニコモル》をも顧ざる左計なるなうへに惣《すべ》て膏油の類《るい》を貼《つく》ときは腐蝕大速きものなり。若《もし》腐蝕の甚きに至ては。陰器剝損し。生涯不具《ふぐ》の軀《からだ》となりて終《つひ》にも嗣《れつ》を絶《たえ》にをいたり或《まゝ》はあれより變《へん》じて勞瘵《らうがい》になるもあり。故《ゆゑ》に下疳《げかん》にも呼臓の膏《かうやく》を貼《つけ》楮紙《かみわた》などにて褁纒《つゝむ》及汚穢《よごれ》たる褌《ふんどし》を着て鬱薫《たまれ》となどをも嚴禁《はなはだいむ》べきことにて清淨《きれい》にしてよし。故《ゆゑ》にその腐蝕を止《とめ》る湔藥を專《せんいち》にし。旁内服劑《かねてないやく》にて消毒《どくをとる》を喫緊《かんえう》なり。然《しか》はあれども湔藥を妄《みだり》に俗家《しろうと》に說示《ときしめし》がたき微意《こと》あれども纖悉《くはしく》を述《のべ》るとし。ただ冷水《ひやみづ》を用《もちひ》て洗《あらふ》ことも。先《まづ》は害《がい》なく。その効《しるし》も偉《おほい》なるものなれば。寒鄉《かたゐなか》の醫藥《くすり》に乏《とぼしき》あたりにも。あれを從事《もちひ》て可《よし》。志のせんにも必《かならず》微下劑《かろきくだし》を用《くゝ》て。内鬱《どくのこもり》ねやうにせねばならぬことを意會《こゝろう》べし。又癥毒《ドク》にして。癰の膿洩をのは。陰茎内に下疳《ゲカン》の發《デキ》たるものなれは。下疳《ゲカン》と同旨《オナジコヽロ》なり。陰茎内の腐蝕《クヒユミ》を湔《アラフ》にれ。金銀花《スヒカヅラノハナ》。又は苦薏《ノギクノ》花《ハナ》などの類《ルヰ》を煎《セン》じ。さく新煙吹《アタラシキキセル》の筒長《ツヽナガキ》ものを。頭《アタマ》を去《トリ》て。その吸管を披口に挿《サシコミ》て。自煎汁《ジブンセンジシル》を噴入《フキコミ》なぞするも。軽證《カロキモノ》は治《イヤ》を得し。冷《ヒヤ》水《ミヅ》を用《モチフ》るもはさ可なれども得て俗家《シロウト》の爲《タメ》にいふとおろにして。尚《ナホ》其《ソノ》節目《ヰサイ》残擧ば。却《カヘツ》て害《ガイ》を生《ナサ》んことを恐《オソレ》て黙止《モダシ》ぬ。また穢毒を得さる婦人《ヲンナ》の。白帯下《コシケ》を患《ヤム》ものは。尋常《イツモ》の白帯下《コシケ》とは大《オホイ》に異《ベツ》にして。粘稠《ネバリ》つよく。褌《シタオビ》に着《ツキ》さるを見《ミ》るに其色《ソノイロ》や、帯黄《キバミ》臭気《ニホヒ》あるに由《ヨリ》て考《カンガフ》れば。これ下疳の陰戸の裏面に發《デキ》たるものより泄出《ヅ》る膿《ウミ》を交《マジフ》ること明《アキラカ》なり。よく其原初《ソノオコリ》を探れば。其夫《ソノオット》下疳《ゲカン》。若《マタ》は癃病《リンビヤウ》を患《ヤミ》。或《アルヒ》はそれらの證治く。彌日《ヒカズヘ》ぬまに接《マジハ》て。直下《ソノタヾチ》に毒を傳《ツタ》輸《ハリ》たるなり。庸醫《ヨノイシヤ》はなこのく注意《コヽロヅケ》とのなく。たゞ尋常白帯下の治《レウ》法伐施《ヘル》ぶ故《ユエ》に藥病齟齬の誤《テヲクレ》あり。若《モシ》それに奇中《タマ》に治《ナヲ》したるも。其毒《ソノドク》を内《ウチ》に蓄《タクハ》へ。後《ノチ》の害《ガイ》となることなれど。俗家にもよく記得べきとなり。その證愈《シヨウイエ》ど日《ヒ》を經《フ》るうちに。やがて陰口《マヘ》に小瘡の發《デキ》て。子宮《コツボ》陰戸ともに大に腫《ハレ》て苦惱《ナヤム》ものあり。或《アルヒ》は漸《シダイ》に痔疾《ヂレツ》をなり。またも乳瘍。痙癇の類《ルイ》になれり。若《モシク》は頭髪《アタマノケ》中に瘡を發《ハツ》し。又は頭痛耳鳴眼翳或は月信《ツキヤク》不順《フジユン》崩漏《チガナガレ》などになり。癥《セン》瘕癇疾と變《ヘン》じるもありて。病の轉化頑纏擧がたし。又婦人交接《カタガフ》によりて。男子洩精中《キミヅノナカ》よりも毒《ドク》を轉輸《タノシ》たるもの。其初《ソノハジメ》陰戸に車《レサイ》なくして。たゞ子藏中《ツボノウチ》に瘍腫《ハレモノ》を生《シヤウ》じ。偏《ヒトヘ》に小腹《シタハラニ》結起《コリカデキ》。漸《ダンダン》に小腫《ハレ》く塊《カタマリ》を成《ナシ》て。あれバ按《オシ》む痛劇《イタミハゲシク》。腰股《コシモヽ》攣痛《ヒキツリイタミ》甚《ツヨキ》ものなり。外《ホカ》より診得《ミワケエ》ざれバ。世醫《ヨノイシヤ》これを瘀血《フルチ》なりとして治《レウヂ》を施《ナセ》ども。逕庭《オホマチガヒ》なり。偶膿を醸て陰戸《マヘ》に洩出《モレイヅ》て後。其腫《ソノハレ》散く愈《イエ》たるもの。數人《スニン》を目撃せり。此證《コノシヤウ》をしその瘍腫《ハレモノ》なることを知《シラ》ざれバ。其泄汁《ソノオリモノ》をもはら膿《ウミ》ともち悟《サトラ》ずして。真《マコト》の治法を施さば。後害を醸にいたる也。其痛《ソノイタミ》尋常《ヒトヽホリ》の瘀血《フルチ》ともち大に差別《シヤベツ》あることなれど其病婦《ソノビヤウニン》よく留心《コヽロヅケ》て誤《アヤマ》らるゝことなかれ。また婦人《ヲンナ》の癃病《リンビヤウ》を俗《ゾク》にせうのちといふ。尋常《ヒトヽホリ》のせうのちも。胸腹《ハラ》諸藏《ワタ》を上のかさへ懸引《ツリ》く。尿口《セウベンノクチ》攣急《ヒキツメル》より發《オコル》ゆゑに。おれを癥瘕《シヤクキ》子藏病の類《ルヰ》に攝《ト》れバ。緩和劑《ユルメルクスリ》を與《ノマセ》て遽に治《イユ》れども此證《コノシヤウ》にもまさ癥毒《ドク》

より來ることのあり故《ユエ》に其毒《ソノドク》を傳たる所以を自考てよしはさ惣
て楊梅瘡《ヤウバイサウ》の週身に發或は黴毒《バイドク》に由《ヨリ》て頭項諸部に腫瘍《ハレモノ》を發す
るも皆元氣自然《シゼン》の運機《ハタラキ》に從《ヨリ》て毒《ドク》を排達《オシイダス》ものなればよく膿潰《ウミツヒエ》
させて其毒《ソノドク》を驅盡やうにするのよし腹癰臀瘍の類《タグヒ》もまた然
其の中に懸瘍《ケンヨウ》といふも會陰《エイン》俗にありのとわたりといふとこ
ろに發《デキ》るなりその處《トコロ》は膀胱《セウベンブクロ》より小便《セウベン》を輸瀉《モラス》するところの經由に
て陥蝕甚くなれば尿瘻口より泄《モレ》ていつにもれでも愈《イエ》ざれ
ども、あるは又痔疾よりやがて痔漏になりたるも肛門《カウモン》の旁《カタハラ》に
裏に徹る竅成《アナナシ》てこれまた屎液を其の口より泄て速に愈《イエ》が
たくこれより變《ヘン》じて勞瘵《ラウガイ》になれば死《シ》を招ことあり。故《ユエ》に此《コノ》二《ニ》症《シヤウ》

はがゆく遲回《ウカく》して時日《ホド》を消《スゴシ》がたく大に意用《コヽロエ》あるまじとなり其《ソノ》佗嚢癧《ホソノミイユウ》附骨疽《ゴコツソ》癰疽《ヒナウハレモノ》發背無名惡瘡《トモシレヌデキモノ》與《オヨビ》歷年《トシヘタル》頭痛《ヅツウ》眩運《メマヒ》肩背《カタセ》強痛《ハリ》眼《ウハ》目内外翳《ヒリジヒ》耳鳴《ミヽナリ》耳聾《ツンボ》若《マタ》は臂痛《ヒヂノイタミ》足痺痛《アシノシビレイタミ》痺《ツウフウ》鶴膝痺《クワクシツヒ》癇疾《カンシツ》狂癇《キヤウカン》留飲《リウイン》蠱《コ》脹癥癖疝瘕《チヤウシヤクセンキ》の諸證《ルヰ》も此毒《コノドク》よりて變《ヘン》じたるをあり臁瘡《ダンガサ》陰癬の類《ルヰ》とぞ。またそれより來《キタル》あり。或《アルヒ》は勞瘵《ラウガイ》になるもまゝあり真《マコト》の勞瘵《ラウガイ》は必死不治《フヂヤマヒ》なれどもその毒《ドク》より來《キタル》ものも治《ヂ》するとあり。痱病に成《ナリ》たるを又同《マヽオナジ》。その他《ホカ》婦人《フジン》の月信《ウキヤク》不順《フジユン》胎子不育《コドモソダチカヌル》乳癰《ニウヨウ》乳巖《ニウガン》の類《ルヰ》もまゝ此毒《コノドク》の内鬱《コモリタル》より發《オコル》ものありて變證預纏舉がたし。以上の疾《ヤマヒ》その時《トキ》の證候《ヤウダイ》に從《シタガ》て治法《リヤウヂ》區別《シヤベツ》あることなれども。其《ソノ》病《ヤマヒ》の本源《モト》に注意《コヽロツカ》ざるべし。いかに治しても効《コウ》なきものなり。故《ユヱ》に多年《タネン》難治《ナンヂ》の症《ヤマヒ》あるものゝそのむかし此毒《コノドク》を傳輸《ツタハリ》たることあらむ其頃《ソノコロ》よりの病苦《ビヤウキ》の變化《ヘンクワ》をよく自究尋《ジシンカンガヘ》ゝ見《ミ》るなし多年《タネン》の間《アヒダ》にて餘外の状になり自己《ジブン》にも覺《サトラ》ざること多《オホ》ければよく意《コヽロ》を潜ゝ探得《センサクエ》にあらねば其病因《ソノビヤウイン》を明《アキラカ》めがたきことありさきにもいふごとく此病《コノヤマヒ》を血肉《チニク》と相親《アヒシタシ》む毒《ドク》にして體中《カラダノウチ》に潜藏《ヒソミカクレ》て相離《ハナレモヤラ》れ數年《スネン》の後《ノチ》に再發《サイホツ》することあれば的實《タシカ》にそれと知《シレ》がたく疑惑《マヨフ》こと多し醫師《イシヤ》もその時《トキ》の患状に拘《カヽハリ》て病因《ビヤウイン》を確《シカ》と認《トメ》ざれば遂《ツヒ》にも齟齬《クヒチガヒ》たる治法《シカタ》にて生《イノチ》を損《ソコナフ》ことあり若然《モシシカル》ときは此病毒《コノヤマヒ》ゆゑなることを審《ツマビラカ》に知《シラ》んとならば何證にもあれ其苦惱晝日は輕《カロ》易夜陰《ヨル》は劇甚《ハゲシキ》を此病《コノヤマヒ》の分《モチマヘ》とすればそれを徴候《メアテ》として十の七

巻五　六

ハは差失《ナガヒ》なし。されども此毒《コノドク》を轉化《ウタハリ》て年所《トシ》を經《へ》さるもの、うちにあるは、此徵候《コノメアテ》を以て辨知《ワカチ》がたきもあれば。これもまた一《イチ》槪《ガイ》には斷《サダメ》がたきことと記得《コヽロウ》べし。又此病《コノヤマヒ》も。尋常《ヨノツネ》の藥劑《クスリ》にて治《イヤ》もなきにはあらねども。世《ヨ》に所謂《イハユル》なげこみといふ類《ルイ》を服《ノミ》て。口《ハガ》齦糜爛《キタヾレ》て。大に涎《ヨダレ》を流《ナガ》し。飲食《タベモノ》進《スヽミ》がたきにいたるも。可《ヨロシ》からぬことなり。世醫《セケンイシヤ》も此涎《コノヨダレ》よりて毒《ドク》を排《オシダス》ものと計較《コヽロエ》たれども。決《ケツ》して涎《ヨダレ》に從《ツレ》て毒《ドク》の去《サル》ことはなく。唯《タヾ》涎囊《ヨダレ》に假て藥毒《ヤクドク》體《カラダ》を去《サル》のみにして毒は除《ノゾカ》ず遂には身體《カラダ》缺損ていかにもすべからざるにいたるなり。はた薰藥《カギクスリ》とてけふりを鼻へ薰劑《イブシクスリ》ありこれ尤《モツトモ》妄投べからざるものにて大に酌用あることなり。然《シカル》を病と藥《クスリ》の對抗ともを弁《ワキマヘ》ば。妄《ミダリ》に用《モチヒ》て聾盲《ツンボメクラ》となるは或《アルヒ》は生命《イノチ》を害《カヨス》ものも。世《ヨ》に多《オホク》見れざるところなり。故《ユヱ》に至仁《ジヒフカク》して絶伎《スグレタル》の医工《イシヤ》に遇《アフ》にあらざるよりは決《ケツ》して其所措《ソノシカタ》に軀殻《カラダ》を委託《ユダヌ》べからず。俗家《シロウト》にもよく試て惨刻《ハゲスキモノ》の手《テ》に誤《アヤマ》らるゝことなかれ。但し若《モシ》惣《スベ》て如茲《カクノゴトキ》薬剤《クスリ》を過用《スコシ》ゐる時《トキ》には。却《カヘツ》て涎《ヨダレ》の出《デ》ることあるも可《ヨミ》とも。若《モシ》涎《ヨダレ》も流《ナガレ》ず瞑眩と見ることなけれども。後年《ノチノトシ》腫脹《ムクミ》を患《ウレヒ》て。不治《ツヾザ》の証《シヨウ》と為《ナル》ものあり。又変《ヘン》じて癆瘵《ラウガイ》になりたるもあり。故《ユヱ》に大《イ》に懼《オソル》べきことなり。又《マタ》世に[illegible]乳《ニウ》といふものを内服《ナイフク》せしむる人あり。元来《グワンライ》その事《コト》を支那人《ヒト》に緘《ハミマリ》して。専《モッパラ》用来《モチヒキタリ》しなれども。此《コノ》薬剤中《クスリノウチ》にも礬石《ヨヒキ》などいふ毒薬《ドクヤク》ありて。尤《モット》猛烈《モハゲシキモノ》故《ユヱ》に効速《スミヤカ》なるやうなれども。遂《ツヒ》に害《ガイ》をて黴毒《サウドク》愈《イエ》たりと思《オモウ》て喜《ヨロコブ》まもなく。吐血《トケツ》して死《シニ》するものなどを見《ミ》たり。宜《モツトモ》なるかな。此薬剤《コノクスリ》はもと周禮《シユライ》といふ書に出《イデ》て。今時《イマ》の附骨疽なとのものに外傳《ツケ》たる剤《クスリ》なるを。いかに外錯《アヤマリ》て内服剤《ナイフクザイ》に用ることにはなりけん。いと麁忽《イコツ》なることなり。和漢《ワカン》ともに此薬剤《コノクスリ》を服《フク》て人を損ふること。幾《イクバク》ぞや。決《ケツ》して為《ナス》まじきことなり。たゞ悪瘡瘍の治がたきものに傳へば。手《テ》に應《オウ》じて効《カウ》あることは。かの周禮《シユライ》の中《ウチ》に載《ノス》ざるをもし。又こゝに俗家《シロウト》の殊知得《トリワケコヽロウ》べきことは。假令《タトヘ》茲疾《コノヤマヒ》より變《ヘン》じ來《キタ》る證《シヨウ》なるは。自己《オノレ》も的確《タシカ》に覺《サトリ》たりとも。年所《トシツキ》を經《ヘ》て身體《カラダ》やゝ疲弱《ヨハリ》たるものは。一應《ヒトトホリ》黴毒《サウドク》の治法に て軽粉《ケイフン》やうの物《モノ》を多服《オホクノミ》久服《ヒサシクノマセ》ことは。大に害《ガイ》のあることなり。右

くは其等《ソレラ》の藥《クスリ》を服藥毒《ノミヤクドク》にて悩《ナヤム》者《モノ》も身體《カラダ》各所《アチコチ》及關節疼痛腫起
夜《ヨル》に入て劇甚くく或ハ麻痺不遂或は吐血《トケツ》衂血《ハナヂ》など常に發《ナル》の飲
噯《ヲクビ》ごとに。心下《ムネ》膨悶或は下利《クダリ》なとく。若は眼孔《メノタマ》陥没《オチクボミ》。視力弛頽唇
齦《ハグキ》膏白。津唾粘稠耳鳴頭痛。及鬱悒《キヲフサギ》敗意などの證《シヤウ》あまく。素分の
癥毒《サウドク》の狀に類似たるものに。意表《オモヒノホカ》に汞劑過用の誤より發する
ものあり。ともは既往《ソノマヘベヌ》に藥劑《クスリ》ゆゑに齦肉《ハグキ》糜爛《タヾレ》。流涎《ヨダレアナガシ》などしされ
あとのまーやと追究《カンガヘタヾ》し。汞劑《クスリ》もなよかくと知らず。我の裁量し
て。更輕粉劑《ケイフンザイ》など服るあとも酌用《サリヤウ》をなれあとなり。然をあまの證
藥背馳の爲なりとも毫《イサヽカ》も注意《コヽロヅケ》にして。汞臓粉《スイギンケイフン》などの配合たる
藥劑を與《ノマセ》て。患苦《ヤクガイ》いよく進ども。尚《ナホ》病深《ヤマヒフカク》して藥淺と認て。再四過

用意にて死《シ》を促《ウナガス》ことあり。これ大《オホイ》に顧念《ココロエ》ぜんであるべからざることなり。されば黴毒《サウドク》荏苒歳月《トシツキ》を超《コエ》て。百治効なれば骨節をに中ざる治術《レウジ》を施《セ》んよりを。廢棄《ステオイ》て其《ソノ》自然《テンネン》に委《マカセ》しるのさが大《オホキ》利《トク》を得《ウ》ることなり。是《コレ》一切の病《ヤマヒ》に渉《ワタリ》て。其《ソノ》用心《コヽロエ》緊要なることぞ。首巻にを既《スデ》に述《ノブ》るが如《ゴト》く。无妄《ムバウ》之《ノ》疾《ヤマヒ》藥《クスリ》をることなくして喜《ヨロコビ》ありといふ。古聖人《ムカシノセイジン》の教誡《イマシメ》をゆめ〳〵遺忘《ワスル》ることなかるべし。されはとて。たゞ自然《シゼ》にのみ任《マカセ》て。攝養《ヤウジヤウ》に疎脱《オハソカ》なるもぞ。病の治《ゲ》せざるのみにあらば。體軀《カラダ》漸に疲弱《ヨワリ》ゆきて。毒《ド》勢益熾《マス〳〵サカン》になり。命期《イノチ》を促《チヂムル》に至《イタル》れり。故《ユエ》に沈病痼疾の體《カラダ》を以藥石を遠んとならば。必膏粱肥膩を禁酒色を斷て。起臥動作《フルマヒ》を節《ホドヨク》し。腸胃の運輸《コナレ》に妨礙なく。

心思《コヽロモチ》の鬱塞《フサガ》ぬやうに養て後天命《テンメイ》に任《マカセ》て死ことあるべし然《サ》れどもたとへ毒《ドク》の為《タメ》に困憊萎頓《クルシミツカレハテ》さる體軀《カラダ》なりとも卒《ニハカ》に命《イノチ》を絶《タツ》に至ばぞのうちにも元氣《ゲンキ》鼓舞之力《ハタラキ》を得《エ》て鬱毒《ウツドク》以漸舒散になりて諸よろしき腫瘍《デキモノ》を發《ハツ》するの又ちに腠理昇陽に從て汚氣排遣して自然《ジネン》に平治《イユル》をのあまりの天命《テンメイ》を知《シラ》ざる士郎中愚蠢之民《オロカナルヒトビト》ら此設に於《オイ》てや、疑《ウタガヒ》を致《イタス》ものもあるべけれど是予《コレヨ》が多年歴驗治法にして所謂藥《イハユルクスリ》せずして中醫《イ》を得《ウル》といふ古人の意《コヽロ》を得て説ところなれど沈潜反覆して能其理を明《アキラ》むべし又此疾《コノヤマヒ》を療《レウヂ》するにら專ら腠理昇陽之開達と小便の通泄に意《コヽロ》を致《モチフ》るにあらざれば平治《イ》すること能《アタハ》ず故《ユヘ》に病《ヤン》で歳《トシ》月を歴《ヘ》たるものハ單《ヒトヘ》に腫脹《ムクミ》小便不利を治する法《ハフ》に従《シタガ》ひ効《カウ》を得《ウル》こともはゝあるまじとなり。然るものゝ第《ダイ》二の巻赤小豆の條下《トコロ》に述《ノベ》たるを。此巻尾《コノマキノスヱ》足癉《カクケ》の條《トコロ》に説《トク》ところと参互《カンガヘアハセ》て飲食《タベモノ》の禁戒《ドクダテ》を謹持《ツヽシミマモル》ことと喫緊《タイセツ》なり。しかれあれども其初發《ソノハジメ》下疳瘡《ゲカンサウ》便毒《ヨコネ》楊梅瘡《ヤウバイサウ》など憂患《ウレフ》る病者《ビヤウニン》與體瘦血枯たれものに無毒《ドクナキ》魚肉及鴨雛の類《ルヰ》を多く喫《クワ》せて滋養《ヤシナヒ》を要《モトム》ることあるは二の巻飲食禁忌の條《トコロ》に述《ノブ》るが如《ゴト》きものあれども、かく軽果《カロハヅミ》にしては大《イ》に事《コト》を誤《アヤマル》べしまた世に稱譽《モテハヤ》す五寶丹《ハウタン》のおそれある膏粱《ウマキモノ》を遠《トホザ》け壚を禁《イミ》ぜしく小水《ベン》を通利《ツウジ》さするによりて暫時《ザンジ》の効《カウ》を奏《トル》ことあるまでにて其毒《ソノドク》の根《ネ》を拔《ヌク》に至《イタラ》ざれども機《ヲリ》に觸《フレ》て利《シルシ》あるとありたゞ憎《ニクム》べきは貪墨《ヨクブカ》の醫人《イシヤ》が蒙眛の病家の窮厄に乗てこれらの藥劑を用ることを揚言く妄に財利を得《エ》んとをる。不仁《ムジヒ》の咎《トガ》を僕とゐへてもいひつくしがたし。また、に知得べきことは男子《ヲトコ》の黴毒あれどもも其身體《カラダ》肥満《フトリ》たるものは。生涯害を為ことなきもの多《オホ》きが故《ユヱ》に自己も其毒あることを覺悟せざるの妻妾に毒《ドク》を傳《ツタヘ》て病《ヤマヒ》さするものあり。惣て婦人の家《イヘ》にあるものは常に爽快なるが嫁て後多病になりたれも多い其夫の黴毒を受たるに因《ヨル》もの多。もし然ば速其夫妻の毒《ドク》を並治をるにあらざれば疾苦《ヤマヒ》を除がたし。又小兒《コドモ》の遺毒と いふは其父母の黴毒を胚胎の中《ウチ》に傳《ツタヘ》さるもは固論なきことなれどもその父母もまたこれを戒免身《ハラ》の前《ナカ》に受得《ウケエ》たるが血肉《カラダ》の中に潜伏《カクレ》て。癥瘕《シヤクキ》或《アルヒ》は各異《サマ〳〵》の病狀《ワヅラヒ》を為《ナリ》て。生涯《シヤウガイ》其《ソノ》黴毒《ソウドク》なるもとを自己も覺悟ざるものあり。故《ユヘ》に小児《コドモ》の病に遺毒《タイドク》といふことを俗口に之を稱《イヘ》ど。ともこれを父祖《オヤ》相襲《ダイダイ》の黴毒《サウドク》なりとも更知《コヽロエ》ものあらざるなり。小児をして徒《イタヅラ》に病苦《ヤマヒ》を抱《イダカ》しめ。遂《ツヒ》にも横夭《ワカジニ》を致《イタサ》しむるに至《イタル》これなり。俗家《シロウト》にあまたあることなれども。醫士《イシヤ》のことならの[illegible]にも意《イ》を注《ツカル》もの。ともあらねば。治術《レウジ》に於《オイ》て謬妄《アヤマリ》を致易《イタシヤス》し。簪纓の病多《ヤマヒオホキ》も。此毒《コノドク》を枕席《シンセキ》の間《トキ》に傳《ワタリ》く。暗に其患を児孫《マゴ》に傳《ツタ》るなり。ども懼れらの議《サタ》に及《オヨブ》ことなく。郷原醫《ヘツラヒイシヤ》の為《タメ》に誤《アヤマ》らるく猶悟《ナホサトル》なし。のかれり。時世《ゲギヨ》の勢然《イキホヒシカラ》しむるところにして。亦如何《マタイカニ》とも為《ナス》べからの。らざることなり。近屬《トウゴロ》貴人《キニン》の児《コ》に驚癇《キヤウカン》多《オホク》して。而治《シカモヂ》することと必是も其胚胎《ハイタイ》の初《はじめ》に醸成《かもしなす》ところの遺毒《イドク》に因《よる》もの多く又乳媼《ウバ》なざるより其の毒《ドク》を輸《ワタヘ》ぐこと也を治《ヂ》することを知《シラ》ず且保愛過度の自然《ゼン》に戻《モド》ると多《オホ》是過失《アヤマチ》より自之《ミヅカラコレ》を来《キタ》すものなり第三《ダイ》の巻《マキ》小児の條に其概略を述《ノベ》たれど能読《ヨクヨミ》て其旨《オモムキ》を領《コヽロウ》べしかくは言《イヘ》ども。此遺毒《ノコリドク》を治得《ヂシエ》んにも尋常《ヒトヽホリ》瘋毒《サウドク》の治法《レウヂカタ》に従《シタガ》ひてはまゝ損害《ソンガイ》を致《いたす》ことありて而其治術の精理に於《オイ》てハ敢《アエ》て之《コレ》を秘《ヒ》するにもあらねど俗家《ゾツカ》の知得《シリウ》べきことならねば。此編《コノヘン》に記《シルス》ことを得《エ》ば獨嘆近世《チカゴロ》此病害殊多《コトニオホク》して人の能覺《ヨクサトル》もの寡《スクナキ》が故《ユヱ》に。かく丁寧反覆《テイネイニクリカヘシ》て。俗家《シロウト》に諭《サトサ》んとするもたゞ其癈残横夭《ソノコハレヤマヒワカジニ》の患《ウレヒ》なからしめんことを庶幾ばなり。猶首巻《ナホハジメノマキ》五事《ジ》調和の編《ヘン》に病《ヤマヒ》の起原《オコリ》を論《ロン》ずることろと參互く細心に知得《ココロウ》べきなり。又最懼《モツトモオソル》べきは癩病《ライビヤウ》にて古人の天刑病《ケイビヤウ》といひしも宜《もつとも》なり。然はあれども其《ソノ》身體《カラダ》既《スデ》に潰爛《ウミタダレ》腐蝕《クサレ》たるものも。能灌水《ヨクミヅアビ》治法《テアテ》に委《マカス》れば偉効を奏ことありしなり。予《ヨ》が創意《オモヒツキ》の歷驗《ケイケン》にて古人《ムカシノヒト》のいまだ言及ざることなり其説《ソノセツ》の詳《ツマビラカナル》ことは灌水考《クワンスヰカウ》に載《ノセ》たればおゝにはいはず。たゞ此證まゝ黴毒《サウドク》より變《ヘン》じ來《キタル》ものあり。それは黴毒の療法に從て治《ヂ》すべし。まゝ癬瘡より變《ヘン》じたるものあり。それは癬瘡の治術《テアテ》を施て可《ヨ》けれども。これらの類も病成年所を經たるは尋常《ヒトトホリ》の藥劑《クスリ》のよく治すべきにあらざれば似て非なるものあれば故によく其由《ソノヨツ》て來《キタル》ところを究《キハメ》て。これを決べきことにて。一槩に廢残の病《ヤマヒ》とのみおもふべからず。なほ第《ダイ》二の巻《マキ》飲食の宜忌《ヨシアシ》の條下に癩を患《ウレフ》るもの、深山《ヤマオク》に適て能《ヨク》治《ナホ》し得《エ》さる譚《ハナシ》を載《ノセ》たまし微意《オモムキ》を會得して後《ノチ》その所置《テアテ》を爲《ナス》べきなり。

肥前瘡《ヒセンカサ》の心得を説《トク》

肥前瘡《ヒゼンソウ》。其初《ソノハジメ》肥前州《ヒゼンノクニ》より傳染《ツタヘ》たる病《ヤマヒ》なれバ。かくは名《ナ》づけたるなり。此名《コノナ》に由《ヨリ》て考《カンガフ》るに。此毒《コノドク》を瓊浦《ナガサキ》へ傳《ツタハリ》さるは邀《トホ》からぬことゝ思《オモ》へる。その毒《トク》の質《シヨウ》は。ふかく滲透《シミトホラ》ば。皮肉《ヒニク》の間《アヒダ》を浸淫《オカシケガスニ》そのなれども。漸に内攻《ナイコウ》もせず。筋骨内藏《スヂホネハラノウチ》に及《オヨブ》こともあれども。それは稀《マレ》なることなり。されば輕《カロ》き毒氣《ドクキ》にして。此瘡《コノデモノ》を患《ウレフ》るものに觸近に非《アラザ》れバ。傳化《ウツル》ことなし。故《ユヘ》にこれを避《サケ》んこと尤易《モツトモヤス》し。且緩

巻五

十二

慢《ヤカ》なる病《ヤマヒ》なれバ。轉輸《ウツリ》て卒《サツソク》に蔓延《ハビコル》ことなくして。月日を歴《ヘ》るなり指梢《ユビサキ》に觸《フレ》て傳《ウツ》るものなり。指《ユビ》の叉《マタ》に初《ハジメ》二三顆《フタツミツ》結起《デキ》て。他所《ホカ》になくバ。速《サツソク》その顆粒《デモノ》を刺傷《ハリニテサシ》て。血《チ》を多《オホ》く瀉出《シボリイダ》せバ。輕易《テガルク》平治《イユル》なり。血《チ》を出《イダシ》て後《ノチ》硫黄《イワウ》の末《コ》を塗《ヌル》こと尤《モツトモ》よし。初發《ショホツ》いさゝかの痒《カユミ》のありて出没無定ころなり。湯《ユ》の花《ハナ》にあらぬ硫黄湯《イワウタウ》に浴《イル》も佳《ヨ》けれども。顆粒《デモノ》稠多《カタマリオホ》になりてハ。刺《サス》ことを及《オヨビ》がたく刺《サシ》て血《チ》を洩《イダシ》ても毒《ドク》は去《サリ》バ。はさ浴湯《ユ》をも禁《イム》ぜらるなり。其毒勢《ソノドクイキホヒ》巳《スデ》に盛《サカン》にならんとするものなり。速《ハヤク》膿潰《ウミツブ》しむべし。世《ヨ》に打藥《ウチグスリ》と稱《イフ》て。巴豆《ハヅ》三四箇《モンメ》大風子《ダイフウシ》七八箇《モンメ》を細末《コ》にし。火酒《シヤウチウ》に浸《ツケ》て。その酒《サケ》を患處《デキモノ》にぬりて膿潰《ウミツブ》しむるものあり。ことさらにてよきことあり。週身《サウミ》患《デモノ》あらバ。週身《ソウミ》へ施《ホドコ》す但《タヾ》し陰所《マヘ》へ發《デキ》たるハ。苦痛《クツウ》に堪《タヘ》がたきものなれど。陰處内股《ヘノウチモヽ》を避《ヨケ》て塗《ヌル》べし。婦女《ヲンナ》ハ必《カナラズ》乳《チ》の邊《アタリ》をも避《ヨケ》べし。若《モシ》この藥《クスリ》を施《セウ》んには。あまり早《ハヤ》きハ效《カウ》なく。空《イタヅラ》に膚理《ケアナ》に些《イサヽカ》の細瘡を發《ハツ》するまでにて。毒《ドク》を誘導《サソヒイダス》に至《イタラ》ば。さも尤《モツトモ》知得《コヽロエ》あるべきことなり。瘡毒《サウドク》ハ此病《コノヤマヒ》の初發《シヨホツ》をば。火災《クワサイ》の起《オコル》に譬《タトフ》べし。一點《テン》の火《ヒ》忽《タチマチ》物《モノ》につれて焔《ホノホ》を發《ハツ》するとなれば。速《ハヤク》撲滅《ウチケス》には。何《ナニ》の勞苦《ホネヲリ》も費《イル》べからば。必《カナラズ》く燎原之勢に至らしめて。臍《ホゾ》を噬《カム》の悔《クイ》あることとなるも。肥前《ヒゼン》瘡の緩慢《ユルヤカ》なるも。其患《ソノウレヒ》すでに周身《サウミ》に及《オヨン》でも。膿化《ヨクウマスル》にあらねば。いかにとも為《ナシ》がたし。前後瀉《ダイセウベン》より毒《ドク》を除《ノゾカ》んとして。妄《ミダリ》に駃藥《クダシグスリ》などを服《モチユル》ハ。大に損害をなることあり。然《シカル》を。此時《コノトキ》に至《イタリ》て。夫人釀膿《ウマセ》ずして速に治《イエ》ことを欲《ヨカウ》が故《ユヱ》に。内陥《ナイカウ》して腫脹《ムクミ》を發《ハツ》し甚《ハナハダ》しきものは衝心《シヨウシン》して死ぬることあり。衝心《シヨウシン》劇《ハゲシ》きものは大小便《ベン》ともに秘閉《トヂ》て通《ツウ》ぜず苦悶《クルシム》なれどもは大小下さし。肥前瘡《ヒゼシ》の内陥《ナイカウ》より。小水《ベン》不利《ツウジアシク》水腫《スイシユ》となら べし。塩醤《シホヒシホ》米粟《コメアハ》魚鳥《ウヲトリ》一切《サイ》を禁《イミ》ず。單《ヒトヘ》に赤小豆《アヅキ》一品《バカリ》を煮喫《ニテクハ》しむべし。數日にして小溲《ベン》夾利《コヽロヨクツウズル》なり。蓄水《タマリタルミヅ》去て元氣《ゲンキ》旺《サカン》になるべし。再膿《フタヽビウミ》を成《ナス》なりとも腫《ハレ》去《ヒキ》て後《ノチ》も瘡《デキモノ》猶《ナホ》發《デ》ざるものは必速《カナラズサウソク》に解毒《ゲドク》すべし。世《ヨノ》人《ヒト》此毒《コノドク》の緩慢《ユルヤカ》なるを忽視《アナドリ》て妄《ミダリ》に傳藥《ツケグスリ》などとして速《サツソク》に愈《イエ》んことは欲すかゝる大患《オホサハギ》となるもの多《オホシ》。必《カナラズ》く膿《ウ》潰《ツ》にしても愈《イエ》ものにあらずと牢記《コヽロウ》べし。其他《ソノホカ》此毒《コノドク》の内陥《ナイカウ》より。大熱《ネツツヨク》讝語《ウハゴトイヒ》殆傷寒《ホトンドシヤウカン》に類似《ミマガフ》ものを施治《レウヂ》したることあり。まゝ肺癰《ハイヨウ》にもなり。痱病《ヲウブツ》にもなりたるを見たることあり。近屬《チカキコロ》も一老嫗《アルトシヨリ》の肥前瘡を患ひし。其痒《ソノカユく》に堪かね頻《しきり》に浴《ユアミ》したりしが。忽《タチマチ》身體《カラダ》麻に語言《モノイフ》こと能《ナラ》ず。全癱病の狀《アリサマ》あること五六日なりしに。内托劑を與《ノマセ》さるが相應《サウオウ》して。週身《カラダヂウ》に肥前瘡再發《マタデキ》て。癱病の患除《ヤウスナホリ》さることあり其他《ソノホカ》痂癥になり[illegible]になり。或は留飲《リウイン》などになりたれをありて病《ヤマヒ》の變《ヘン》化膿爛にいたし。其變《ヘン》卜く他病《ホカノヤマヒ》となるに至《イタリ》て醫師《イシヤ》まても其原《ソノヤマヒノ》由《モト》を明《アキラム》ること能《アタ》ざるに至《イタル》なり。此病《コノヤマヒ》も異邦《タコク》より傳来《ツタハリ》し一種の毒《ドク》なることも絶《タエ》て悟《サト》らず。小兒《コドモ》を郷里《キンジヨ》に携《ツレユキ》て他人《タ》の抱負《ダキカカヘ》たるより。此毒《コノドク》に觸《カブレ》或は乳母《ウバ》の嘗《カウ》くれしを罹さるが。其毒《ソノドク》を除盡《ツキサラ》ざるとも知《シラ》ずして兒《コ》を屬《アヅケ》などする類《ルヰ》より。小兒に此瘡《コノデキモノ》を發《ハツ》したるを俗《ゾク》に胎毒《タイドク》なつゞく。遺毒《タイドク》の類《ルヰ》とせれども大なる誤《アヤマリ》なり。いまだ痘瘡《ハツシヤウ》せざれば児に此患《コノワヅラヒ》あらず。尤速排毒平治《トリワケサウソクハイドクヘイヂ》されべし。痘瘡《ハウサウ》のを死の妨となるものなれ。此病も往古《ムカシ》も決《ケツ》して無《ナキ》ところにてまれに類似たるものを舉《アゲ》て強《シヒ》て疥《ガイ》などいふ古名《ハルナ》を命《ヅノ》れども疥《ガイ》ちをたけがさとて。別《ベツ》のものなり。ゆゑ此瘡《コノデキモノ》を患《ウレフ》るものは汚穢《ヨゴレ》、臭氣を禁が故に。衣衾《キルモノヤグ》をもをりく洗潔《センタク》して用ゆべし。

陰癬《インキンタムシ》の心得を説《トク》

陰癬《インキンタムシ》の其初《ソノハジメ》陰囊濕癢《インノウシメリカユキ》より。漸《シダイ》に兩股《フタモヽ》の間《アヒダ》に浸淫《ハビコル》狀宛《アリサマアタカ》も油《アブラ》の物《モノ》に著《ツキ》たるがごときに由《ヨリ》て究《センガフ》れで。此病《コノヤマヒ》も皮下《カハノシタ》肉上《ニクノウヘ》の脂肪《アブラカハ》に預《アル》ものと見えたり。然に保養過節酒を嗜肥膩膏粱過及重菌厚衣或《ナレゴロモ》る混褌なごを常《ツネ》に着《ハク》ことを好《コノム》み若き浴《ユアミ》を好《コノマ》ば陰所を洗《アラ》浄ことと少《スクナ》き人などにはゝある病《ヤマヒ》なり。またもこの病あるものはまゝ毒《ド》を傳輸て患《ヤム》ることもあり。また赤白帯下《コシケ》の病ある婦人《ヲンナ》と交接《マジハリ》て。この病を得《ウ》もあり。されど然《シカラ》ざるものも。自己《ジシン》の黴毒《サウドク》より變《ヘン》じて。此證《コノシヤウ》になるなど。其因《ソノモト》多端《タタン》なれども。すべて此病は平治《イヤサ》んにも。先《マヅ》其肥膩辛辣與熱性《ネツシヤウ》の食料《タベモノ》を禁《キン》じ。酒を喫《ノム》ことを戒《イマシ》め。強《ツトメ》て其身體《カラダ》陰處を日々洗浴令潔にあらしむべ。効《カウ》を得《エ》べし。こ然らることを會得《ガテン》せずしてたゞ妄《ミダリ》なる貼藥《ツケクスリ》をし。速《スミヤカ》に愈んことと欲要《モトム》なれば。假《カリ》温泉《ユ》及《マタハ》薫湯劑《ムシグスリ》なども。此病に的應《サウオウ》もるものあまといへども。内治《ナイヂ》を兼《カネ》て施《ホドコス》ところの酌用《サツヤク》喫緊《タイセツ》なり。此病を

巻五　十五

治《イヤサ》んにハ。殊《トリワケソノ》其小便《ベン》の通利《ツウジ》を要《モトムル》が宜《ヨロシ》けれバ。第《ダイ》二の巻《マキ》及《ト》此《コノ》冊《ホン》足《カク》痺《ケ》の條《トコロ》に述《ノブ》る攝生法を持《タモツ》てよし。尤《モツトモ》大便《ベン》を微利《スコシクツウジ》させ。壅鬱の氣を疏通《スカス》のことが宜《ヨロシ》く。峻劑《ハゲシキクスリ》なるを用《モチフ》べき證にハあらざれバ。膏藥抔用ることもあれど。細心《コヽロアル》なる醫工《イシヤ》は松脂《マツヤニ》瀝青《チヤン》獸脂《ケダモノアブラ》など配合《クミアハセ》たる膏藥《カウヤク》を貼《ツクル》ものまゝあり。着《モシ》これらの膏《カウヤク》を貼《ツケ》る間《アヒダ》に。其痛苦《ミ》を、緩和《ユルヤカ》なるやうに知《オボユル》ともに必《カナラズ》後日《ゴニチ》の害《ガイ》をなることなれバ。俗家《シロウト》にも其思理《コヽロエ》切要《カンエウ》なる然《シカ》を此病に係《カヽル》ものなり。偏にその癢《カユミ》に堪《コラヘ》かねて。妄意《ミダリ》なる藥《クスリ》を貼《ツケ》て。一時《ヒトトキ》の快《コヽロヨキ》を欲《モトム》れどを。元來《グワンライ》この病の原由《オコリ》は。至深《ハナハダフカキ》ものなれバ。貼藥《ツケグスリ》或は蒸溻劑《ムシグスリ》などのみを用て。治《ナホ》し得《エ》たるもの。終《ツヒ》には内攻《カウ》して心腹《フクナイ》の憂《ウレヒ》となり。生命《イノチ》をも害《ガイ》するもの比比《ママ》あるあとなり。陰癬《インキンタムシ》内攻《コウ》して内翳眼になりさるをたびく療治《レウヂ》したることあり。勞瘵《ラウガイ》になりたるも見《ミ》たり。老人《トシヨリ》も小便失禁癰病になるもの頓《ニハカ》に愈《イエ》て卒死したるもあり。また壯《トシ》年《ワカ》の人いさゝかの陰癬《インキン》に貼藥《ツケグスリ》を用《モチヒ》て。治《ヂ》したりし間《マ》もなく。周《サウ》身《シン》の骨節《ホネフシ》大《オホイ》に痛《イタミ》て堪《タエ》がたく。苦楚《クルシミ》しを施治《レウヂ》しされことをあり。何《イヅレ》にも如此證《カヤウノシヨウ》を見《ミ》るに。陰癬《インキン》再發《サイホツ》して穩《オダヤカ》になるもの。十が八九なり。予《ヨ》嘗《カツ》て陰癬《インキン》内攻《ナイカウ》して。腹痛《ハライタミ》拘攣ものに。他《ホカ》の陰癬《インキンタムシ》ある人の内褥《シタノキモノ》をそのまゝ着《キセ》させしに。陰癬《インキン》再發て藥《クスリ》を用るに及《オヨ》びして。治《ヂ》したることあり。惣《スベ》て藥《クスリ》治のあとに至《イタリ》ても。妄《ミダリ》に記《シル》て俗家《シロウト》にも示《シメ》がされこと多《オホ》ければ。此編《コノヘン》にも載《ノセ》びて、にもたゞ其癢《ソノカユミ》に堪《タエ》

卷五　十六

がたれもの、爲《タメ》に灸《キウ》する處《トコロ》を傳《ツタ》ふべし。其處《ソノトコロ》へ。脊槌《セスヂボネ》の端《ハシ》に尾骶《カメノヲ》といふところを按《オシ》て見《ミ》れば。小尖骨《チヒサキホネ》の下に埀《タリ》たるあり。其尖端《ソノトガリハシ》を指にて按《オシ》て陥《ヘコム》ところの肉《ニク》あひに一ヶ處《シヨ》。こゝろながく日ゝ灸《キウ》すれば。癢漸に輕緩《カルヤカ》になるものなり。この穴處《ケツシヨ》は。肛門《コウモン》と脊槌端《セボネノハシ》の正中《マンナカ》にあたるなり。中指同身寸《ナカユビノヒトフシドノスン》を取《トリ》て二つに折《ヲリ》。まへの穴處《ケツシヨ》にあて。左右兩旁《ハウ》に點《テン》し。三ヶ處《シヨ》ならべて灸《キウ》することまたくよし。

傷寒病《シヤウカン》のこゝろえをとく

傷寒《シヤウカン》といへることゞしきやうにおもひて。この熱《ネツ》がつのきを傷寒《シヤウカン》になるべしと醫者《イシヤ》もいひ。さやうに記得《コヽロエ》ともがら世間《セケン》に多《オホ》けれども。元來《クワンライ》傷寒《シヤウカン》といふ文字《モジ》は。寒氣《カンキ》にやぶらるゝといふ

までのことにて。世《ヨ》にかぜひきたりといふも同《オナジ》ことなれバ。譫
語《コト》直視《メツミツメ》などの證《シヤウ》にいたらずとも。寒氣《カンキ》に觸冒《フレオカサ》されて頭痛《ヅツウ》發熱《ホツネツ》悪
寒《ケ》などあるものをすべて傷寒《シヤウカン》なり。然《シカル》を漢土《カラ》にても後世の醫書
にも。其輕きものに感冒《カンボウ》といふ名《ナ》を命《ツケ》たり。揔てさらよて醫人《イシヤ》も混
訛《ナマ》たることとなるか。病名《ビヤウメウ》などはいかなる名《ナ》をよぶとも。深害《フカキガイ》あ
らねども。ひきかぜを傷寒《シヤウカン》とし。懸隔《カケヘダ》のものと思《オモ》へり。妨《サマタゲ》なしと
をいふならバ。又温疫《ウンエキ》といひ。時疫《ジエキ》と稱るものもあれども。疫
といふは役《ヤク》といふことにて。世間《セケン》一統《イツトウ》に流行《ハヤリ》て。家々《イヘイヘ》ごとに免
ことなれバ。公役《クヤク》に差《サ》さるがごときを見《ミ》て。疫病《ヤクビヤウ》とも稱し
なり。温《ウン》とは熱《ネツ》のみにて悪寒《サムケ》のなきをいひ。時疫《ジエキ》の時ハはやり

なまひといふまでのことにて深意《フカキイミ》なし。先年《センネン》西國《サイコク》ゟ江戸に流行《リウカウ》したる。於七、のぜ。だんが風など、俗《ゾク》に呼《ヨビ》し類を疫ともいふなし。病ことゝ両三人に過《スギ》ば。流傳て。壹家或は親故五六輩《ハイ》に超《コエ》ざるものに。疫といふ名《ナ》を如何《イカゞ》あらん。然ども此稱呼《トナヘ》もいと舊《フルキ》ことゝ見えて、古書に。傷寒《シヤウカン》を雅士之辭大行温疫を是田舍間之號《ヨビナ》といひ。あたゞ貴勝雅言を總《スベ》て傷寒《シヤウカン》と呼。世俗因號で時行と為《ナス》こあるなどと視えど。其《ソノ》誤稱《マチガヒ》は昔《ムカシ》よりもありしことなり。今《イマ》の世《ヨ》には。醫者《イシヤ》にも傷寒《シヤウカン》といひ。時疫《ジエキ》といひ。感冒《カンボウ》といへば。各別《カクベツ》の差あるやうに思やのらあれば。治術も幽荐居多かくをいへども。世《ヨ》に所謂感冒の。鼻清涕《ミヅハナ》を流《なが》し。頭疼。咽喉痛或は咳嗽ありて。

旬日を經ものは妄に藥治を加ずともさして熾熱も發《オコラ》ず漸にいゆるものあるなり。其初《ソノハジメ》の感受や、淺《アサク》しく。別《ベツ》あるがごとくなれど。如此を名て感冒《カンボウ》とも曰《イフ》なれども。なほ、感《カン》じ冒《オカサ》れたりと說《イハ》ば。倉卒に聽《キイ》ても辨《ワカリ》がたき稱《トナヘ》なり。纖悉《コマカ》に之《コレ》を論《ロン》ずれば。ただ感受《ウケルトコロ》の輕重あるのみならず。傷寒《シヤウカン》の其初《ソノハジメ》頭痛惡寒《サムケ》。發熱《ホツネツ》より來《キタル》ものも。邪毒に差別《シヤベツ》なきにもあらず。況傳染流行の疫に於《オイ》てをや。必其《カナラズソノ》病因《ヤマヒノモト》各異《カクベツ》にして。同《オナジ》ものあることなし。故《ユヱ》に其病證《ソノビヤウシヤウ》をまさ一にのらば。治法《レウヂ》の差《タガヒ》なきにあるを非《アラ》ず。一切《サイ》の事《コト》を總の要領《カナメ》を得《シリ》て簡約《ツヾマヤカ》にとることを善《ヨシ》とす。醫術《レウヂカタ》も亦然《マタシカリ》。惣《スベ》て人身《ヒトノカラダ》の熱《ネツ》を發《モヨホ》する。獨《ヒトリ》寒氣《カンキ》に觸《フレ》。又は疫毒《ヤクビヤウ》を傳《ウツル》もの、のみに非《アラ》るを。世醫《セケンイシヤ》は動《ヤヽモスレ》ば熱《ネツ》劇《ハゲシ》きものを緊《オシナベ》て傷寒《シヤウカン》或《マタハ》時疫《ジエキ》とのみいひて。詳《フカク》其《ソノ》病因《ヤマヒノモト》を辨《ワキマヘ》ばいと疎脱《ゾンザイ》なることのみ多《オホシ》。また病名《ヤマヒノナ》なども穿鑿《センサク》すれども醫伎《イシヤワザ》の上にも。無益《ムヤク》なること多《オホ》けれど。其名《ソノナ》に因《ヨリ》て實《マコト》を誤《アヤマ》こともあるべし。俗家《ロウト》にも其大旨《ソノアラマシ》を記得《コヽロエ》てよきこともあり。往昔《ムカシ》よりの、其名《ナ》も大概なることゝ見えて。雅士之辭《ヨキヒトノトナヘ》とはいへど。漢《カン》の世《ヨ》あたり。天下一統《トウ》。人より人に輸《ツタヘ》て病《ヤム》もの、。おほかたに寒氣《カンキ》に觸冒《オカサ》さるにもあらぬ故。統《オシナベ》て傷寒《シヤウカン》と稱《イフ》にても知《シレ》るべし。何《イヅレ》にも人の膚理《ハダヘ》を觸冒《コレヲカサ》べき寒冷《カンレイ》の氣《キ》に。古今《ココン》の差別《シヤベツ》もとよりなく。四時《ジ》ともに有《アリ》なれ。分《ハヅ》のことなれば暑月《アツキコロ》納涼《スヾミ》の假寐《ウタヽネ》にも。のぜむきて惡寒《サムケ》もし。清涕《ハナ》も出《イヅ》るぞかし。而《シカル》を傷寒《シヤウカン》を昔《ムカシ》は有《アリ》て今の世に稀《マレ》なりといふ

ど、いふ輩《やから》どもの支那《から》の一醫《さるいしや》の餘唾を拾て深《ふかく》も推窮《かんがへ》ぬ謬に
く。事實に害《がい》ある説《せつ》どもなり。おそらく古名《むかしのな》に從《したが》ひ沿門閭戸傳《うつ》
染《うつり》て病者《やむ》をも傷寒《しやうかん》と云《いふ》なく其中《そのうち》に熱《ねつ》のみにて悪寒《さむけ》なきを温《うん》
疫《えき》とも温病《うんびやう》とも別《わけ》て呼《よぶ》べく。ただ内因《うち》より來《きたる》る熱《ねつ》は各稱あれ
ば傷寒《しやうかん》ともいひがたかるべし。それらの證《しやう》の熱劇《ねつはげし》きは。十が一
二にも過《すぎ》ず稀《まれ》なることなり。我邦《わがくに》には支那《から》地方《あたり》のごとき酷虐《はげしき》
疫毒の流行《りうかう》もなく、輕《かろ》き時行病《はやりやまひ》も少なることにて真《まこと》の傷寒《しやうかん》居多《おほく》
中濕病も間有《まゝあり》て其中《そのうち》には内因《うち》より發《もよほ》さるもあり。日數《ひかず》經過ぬ
ば何《いづ》も人より人に傳染《うつる》なり。故《ゆゑ》に熱劇《ねつはげし》なる病者《びやうにん》の體《からだ》に悪臭《あしきにほひ》を知
む其毒《そのどく》に觸冒《かぶれ》ざるやうに用意《こころえ》すべし。されど真《まこと》の傷寒《しやうかん》感冒《ひきかぜ》の病

巻五　十九

發《ホツ》と確知《タシカニオボエ》て。惡寒《サムケ》あるは速令汗《ハヤクアセヲトル》べし。其《ソノ》初起《シヨホク》を疎放《ナホザリ》にして。汗《アセ》より解《ゲ》せざる故《ユヱ》に漸《シダイ》に病勢《ビヤウセイ》進《スヽミ》て大患《オホゴト》に至《イタラ》しむるなり。世人の傷《シヤウ》寒《カン》にて瀕死《シニオモムク》とのを見《ミ》るに。十が七八は皆《ミナ》初發《シヨホツ》の所置《テアテ》の差故《チガフユエ》なりその死《シ》ぬるほどに至《イタラ》ざるも。荏苒《ブラ〳〵》として解《ゲ》せば年月《トシ》をわたれ病《ヤマヒ》となるものの多《オホ》きも。皆《ミナ》これを其初《ソノハジメ》に誤《アヤマ》ればなり故《ユヱ》にこの輕《カロク》く感冒《ヒキカゼ》ともいふべきの初《ハジメ》も真《タシカ》に傷風と知《シラ》ば。醫《イ》を招《マネク》までもなく遄被覆《ハヤクトリカブリ》て汗《アセ》を取《トル》がよし。若汗《モシアセ》もべき隙《ヒマ》もなきとき衣服《イフク》を厚《カサネ》て體を勞動《ハタラカ》しをりく熯水《アツキユ》を飲《ノミ》温物《アタヽナルモノ》を喫《クラヒ》て腠理《ハダヘ》の温爛《アタヽカ》になれやうにして周身《カラダ》の陽氣《イヨウキ》を昇達せしむべし。昔時《ムカシ》ある純樸なる老人の予《ヨ》に説話《モノガタリ》たることありしは。世に神佛の訶護《カゴ》など可仰ものゝもなしいつもこのぜむきたまとおもゐば悪寒もし骨節《ブシ》の疼《ウヅ》頭痛《ヅツウ》の甚《ハナハダ》きときにも其《ソノ》苦脳《ナヤミ》を忍《コラヘ》で平素《ツネヾ》祈念《キネン》せる神前に燈《トモシビ》を點香を炷《タキ》て速《スミヤカ》に愈《イエ》んことを祈乞《イノリコウ》起て拝《ハイ》し伏《フシ》て拝《ハイ》せること數《ス》百遍《ヘン》中間《ソノアイダ》をりく熱湯《アツキユ》を喫《ノミ》で氣息《イキノキレ》をたすけ拝《ハイ》し了《オハリ》てそのまゝに被髙《ヤグ》の中に入ときも身體《カラダ》の疲《ツカレ》にたをもれて一睡《スイ》せるに随《シタガ》ひ遍身《ソウミ》汗《アセ》出《イデ》て必治《カナラズヂ》せることとの速《スミヤカ》なる藥《クスリ》を服《ノミ》たるに優《マサ》れりと言《イヒ》しもの、殺老實《リチギ》の輩《モノ》にも神佛の加護《カゴ》といへばいふにまかせよいのさまにも頭項《カシラウナジ》肩脊《カタセ》手足《テアシ》を運轉《ウゴカ》し關節《フシブシ》の壅滞《トヾコホリ》を利導して其勞動《ソノハタラキ》により熱《ネツ》を誘發《モヨホシ》たるときに煖水《アツキユ》を喫《ノミ》衣被《キルモノ》を覆《オホヒ》て臥たらんにも睡《ネムリ》をせらるも汗《アセ》も出邪《イデジヤ》も解《ゲ》せべしと憑まゝこれに堪べ

卷五　二十

ぬ人に教《ヲシヘ》て試《コヽロムル》に。輕證《カロキモノ》は必《カナラズ》一汗《ヒトアセ》にて解《ゲ》するなり。初起《シヨホツ》に排表《ハウビヤウ》をすれば。此旨趣《コノコヽロニ》なれば。おもらのことより察《カンガフ》べし。若《モシ》其邪毒《ソノジヤキ》を人より傳受《ツタフリ》たるものは。膚理《ハダヘ》を襲《オカス》のみならば。病毒《ビヤウドク》ふかく體中《カラダノウチ》に著て。後《ノチ》に發動《アラハルヽ》ものなれば。なかく汗《アセ》ばかりにて治《イユル》ものにあらず。故《ユヱ》に痘瘡《ハウサウ》麻疹《ハシカ》及《オヨビ》天行病《ハヤリヤマヒ》の類《ルイ》。其他《ソノホカ》少陰傷寒《インシヨウノシヤウカン》の汗《アセ》をとるなどは。大に酌用のあるものなれども。をべく惡寒《サムケ》あるものは先《マヅ》微汗をとるが可《ヨキ》なり。綜凡《サウベツ》汗《アセ》をとる用意《コヽロエ》は。頭項《アタマ》より手足《テアシ》腹脊《ハラセ》までも淋洽て。熱熱を膚理《ケアナ》の霑《ウルホフ》までに出《イヅ》るを佳《ヨシ》とも。汗《アセ》とるが宜《ヨキ》ぞとて。妄意水を沃《ウチ》かけたるやうに出《イデ》て。衣被《キルモノ》も濕《シメリ》とするがごときは。大にわろし。のらば。重證《オモキシヨウ》は必《カナラズ》後日《ゴニチ》の巨害となりてぞもよりして死《シ》を招《マネク》にいたることあれバ尤禁《モツトモキン》ずべきことなり其他《ソノホカ》癥癖《レツキ》あるもの。思想《ヒソカオモヒ》喜怒《ヨロコビイカリ》哀の度《ホド》を過労碌疲倦等《ナド》に由《ヨリ》て發熱惡寒《ケ》をとをよかしたるもの。飲食攝生《ノミクヒモノイヤウジヤウ》の度《ホド》を失ひ熱を醸《ヒキ》く病《ヤマヒ》と為《ナル》もの。濕蒸氣《ムシアツキシツケ》にあたり。山嵐《ヤマノケ》瘴氣《キ》に冒《オカサ》れ。又ハ納涼《スヾミ》舟行《フナアソビ》に星《ヨ》を侵《ヲカ》し或《アルヒ》ハ酒興《サカモリ》遊樂《アソビタノシミ》に耽《フケ》り。終夜《ヨドホシ》寐《イネ》ざる故《ユヘ》に身體《カラダ》の機關《カラクリ》を損失《アレウ》し發《ハツ》して熱《ネツ》となるものゝ類《ルヰ》ハ。皆《ミナ》傷寒《シヤウカン》と世間《ケン》にハ稱《トナヘ》きたれども彼《カノ》腠理《ハダヘ》など寒《カン》氣に觸冒《フレオカシ》たるものともハ。病の所由《モト》異《カワ》ることあれバ其《ソノ》治術《リヤウヂカタ》に區別《シヤベツ》なしとハ言《イフ》べからず。況《マシテ》勞瘵《レウラウ》毒の急《ニハカ》に發動《モヨホシ》して熾熱《サカンネツ》を發《ハツ》したる黴毒《カラガサ》に輕粉《ケイフン》生生乳《セイセイニウ》の類《ルヰ》を過用《スゴシ》く熱《ネツ》發《イデ》ぐ。やのく痰《タン》語狂亂《キチガヒ》に至《イタル》ものゝ。婦人《ヲンナ》小産後《セウサンゴ》に煩熱《ネツクルシキコト》ほとんど傷寒《シヤウカン》に類似《ニヨリ》たる

卷五　廿一

者《ヒト》の類《ルヰ》ふいたりくち。其病因《ソノヤマヒノモト》ふ膏壌《テンナ》の隔《ヘダテ》あれども。熱《ネツ》の劇《ハゲシ》が傷寒と混《コン》じ誤《アヤマリ》く。齟齬《クヒチガヒ》たる治術《リヤウヂ》ふ命《イノチ》を殞《オトス》ことあり。故《ユヱ》ふ如此《カヽル》病者《ビヤウニン》ある家《イヘ》ふくもよく既往《イゼン》の所由《イリワケ》を採得《サグリエ》く當時《ソノトキ》の患狀《ヤウダイ》を照驗纖悉醫師《イシヤ》ふ告《ツグ》ろれことと勿論《モチロン》なり。惣《スベ》くころらの證《シヨウ》と傷寒《シヤウカン》疫熱との差別《シヤベツ》ち。必證《シヨウ》も脉《ミヤク》も對し渴《カワキ》があり。口舌乾燥し譫語あれども舌ふ苔なれり。熱《ネツ》あれどもかち脣《クチビル》も裂《サク》だ。又ち深赤《マツカ》なること朱を沃《ソヽグ》がおさくある。或ハ耳捷鼻《ミヽサトクハナ》よく香臭《ニホヒ》を聞《シル》ことと。平常《ツネ》ふを勝《マサル》ことあるの。大便の通利《ツウジ》も色相《イロアヒ》も。平素《ツネ》ふ異《カハル》ことなれの。など。其他《ソノホカ》の證候《ヤウダイ》もべく傷寒《シヤウカン》疫熱とも差異《カハリ》することあるものふく纏綿がらーがほ此他《ソノホカ》の病《ヤマヒ》ふも。熱劇外邪ならぬもの多《オホ》ければ假令熱燎《ネツレウ》のごとくなりとも。妄意《ミダリ》に傷寒《シヤウカン》なりといひて。剽輕發汗《アセトリ》吐下劑《ハキクダシクスリ》を行ひ。害《ガイ》を招《マネク》ことゝなれども。是のみに域《カギラ》ず世間《ヨノナカ》には謬説なることは多《オホキ》ものにて。傷寒《シヤウカン》の腹滿《ハラハリ》譫語《ウハコト》。舌焦《シタコゲ》黄黒《キクロ》胎。大便秘閉および下利《クダリ》などのあるものを。驟て陰證《インシヤウ》を稱《シヨウ》ものあれ。殊大なる濫名《アヤマリ》なり。傷寒《シヤウカン》の陰證《インシヤウ》といふも。其初《ソノハジメ》こそ惡寒《サムケ》あれども劇《ハゲシキ》ことなく。漸《シダイ》に氣悶《キオモク》綵《ナヤム》たがるが初發《シヨハツ》にて。それより漸《シダイ》に變《ヘン》じて。譫語《ウハコト》をいふにもいたるなり。劇熱《ハゲシキネツ》が變《ヘン》じて陰證《インシヤウ》に爲《ナル》ものなきにあらねど。今世間《セケン》にいふところの陰證《インシヤウ》といふものは。病勢《ビヤウセイ》進《スヽミ》て。譫語《ウハコト》直視などの險證《ケハシキシヤウ》に成《ナレ》ば。厥冷の有無《アルナシ》にも拘《カヽハ》らず。驟くまれ陰證《インシヤウ》を稱《シヨウ》ことは。誤《アヤマリ》の尤《ハナハダシキ》ものなり。然るに此陰證《コノインシヤウ》といふ名《ナ》に由《ヨリ》て其實《ソノマコト》をも誤《トリチガフ》て。脚爐《コタツ》などにて冷《ヒエ》たる體《カラダ》を温《アタヽム》るやうなる計較《コヽロユ》にて。附子《ブシ》なることを頻《シキリ》に投《モチヒ》て。生命《カラダ》を害《ソコナ》る輩《モノ》尤《モツトモ》多《オホ》し。もとより附子《ブシ》に宜《ヨロシ》き證《シヨウ》もあるなれども。附子《ブシ》の効《カウ》は。令温《アタヽムル》といふこけにて措ものにあらねば。故《ユヘ》に熱劇《ネツハゲシク》譫語《ウハコト》舌焦《シタコゲル》ものにも附子《ブシ》を服《モチヒ》て効《カウ》あることあり。手足《テアシ》厥冷《ヒエ》脈《ミヤク》微《カスカ》なるとも。下《クダ》て治《イユル》こともありて。醫治《レウヂ》の活手段《ハタラキ》に至《イタリ》ては。俗人《シロウト》意料《レウケンニテオモフ》やうなることにあらねば。然《シカル》を。醫者《イシヤ》もかく謬會《コヽロエチガヘ》たる者《モノ》ありて。其説《ソノトク》ところ病家の意《コヽロ》に合《カナ》ば。國手《デウヅ》ありとて病者《ビヤウニン》を委任《マカセ》。それが為《タメ》に生《イノチ》を害《ソコナフ》ことを覺《サトラ》ざるものあり。まさ不知者は。下劑《ゲザイ》を投《モチヒ》て熱《ネツ》を瀉といふものあり。是《コレ》下劑《ザイ》の効《カウ》をも。熱《ネツ》の發《オコ》る理《ワケ》も領《ワカラ》ぬ故《ユヘ》なり。惣《スベ》て病《ヤマヒ》の熱《ネツ》を發《ハツ》するといふハ首巻《ハジメ》にも既《スデ》に述《ノベ》しごとく。皆人身機関の自然《シゼン》に由《ヨリ》て。病を排除《ハラヒノゾカ》んとするものなれバ熱《ネツ》ハ病を去《サル》の具《ダウグ》にして吾徒兵なるべし。之を攻《セム》べきものにあらず。醫《イシヤ》ハたゞ元氣《ゲンキ》主宰《サイバン》の力を扶《タスケ》て。邪毒《ジヤキ》を排除《オシハラハ》んとするの抵對に過不及なからしめんとするが爲《タメ》に用るところの藥石《クスリ》を使令までのことなり。其抵對といふハ大凡《オヨソ》天地間《テンチノアヒダ》に一切所有之物《モノ》大となく小となく。此《コノ》抵對の外に出《イデ》ものあることなし。四時の寒暄晝夜の長短《ナガキミジカキ》を差ざる萬有の體《カタチ》を爲《ナシ》用《ハタラキ》を成《ナス》も悉對法にあらざるものなし。抵對に毫釐の差《タガヒ》なきが故《ユヘ》に。日月の蝕星《シヨクホシ》の出没《イデイリ》も預察べく。君子《クンシ》ハ。人の言行を鑒《カンガヘ》て。その吉凶禍福をいふこととの違《タガヒ》なきも能《ヨク》相《サツ》するものゝ。

卷五　廿三

人の面部《メンブ》の骨肉氣色を觀《ミ》身體《カラダ》の動靜《トリマハシ》に由《ヨリ》て受得《ウケエ》たる福祿《フクブン》壽夭と告《ツグ》ることの誤《アヤマリ》ざるも皆《ミナ》よく抵對《ツリアヒ》の理《スヂミチ》を說《トキ》得ればなり。故《ユヱ》に人その有生《ウマレダチ》の初《ハジメ》より。生涯《シヤウガイ》用べき財祿《フクブン》を宿有こと。定限《サダマリ》あるものなることを知《シラ》ば少壯《トシワカ》にして奢靡《オゴリ》を極《キハム》れば。其《ソノ》初享福厚なら ざるものも老《トシヨリ》て用《モチフ》べき數量竭《ツキ》て困窮《コンキツ》し。初年《ハジメ》より。儉虛にして謹慎《ツヽシミフカ》ければ晩節《バンネン》にいたりて用《モチフ》るところ餘裕《アマリアル》がおとえへ。譬《タトヘ》ば財《タカラ》を人に舉《カシ》て其息を併得《アハセウル》と。人の財を貧《カリ》て。己よ王息《リソク》を出《イダス》との差《タガヒ》あるがごときものなり。故《ユヱ》に彼《カレ》を求《モトム》れば此《コレ》を失《ウシナ》ひ前に得れば後《ウシロ》に奪《ウバハ》れ必《カナラズ》其人の果福に適《カナフ》て後《ノチ》に止《ヤム》が自然《ジネン》の理《リ》なり。の本支血屬の子孫《ソン》の榮枯存亡も。亦此理《コノリ》に從《ヨリ》て預知べく。古聖《セイ》人の中和《トウクハ》を致《イタシ》て天地位《クラヰ》し萬物育《バンブツイク》すと說《トキ》たまひしもまさ自然《ジゼン》對抗《ツリアヒ》の條理《スヂミチ》を說《トク》の外にいでず。この法に事《ジ》あり理《リ》あり竪《タテ》あり横《ヨコ》あり至遠《ドホキ》ものあり近《チカキ》もののありて一言《ゴン》以て說破《トキヤブル》べからず。今吾《ワガ》醫《イ》の藥を用て病《ヤマヒ》を治《ヂ》するもまたその道《ミチ》に率《シタガ》て病と元氣の抵《テイ》對を察《サツ》し得《エ》て有餘《ユウヨ》を損《ソン》じ不足《フソク》を益て人身《カラダ》の自然《ジゼン》に復《フク》するを以て極旨《イタレリ》とし且兼てもいふごとく病なるものもと人身《ヒトノカラダ》固有《ムマレツキタル》ものにあらず皆節養《ミナヨウジヤウ》の度《ホド》を錯《アヤマリ》天命に戻《モトリ》て招《マネク》ところの災《ワザハヒ》なれバその主宰の元氣《ゲンキ》なるこれを厭《イトフ》こと甚《ハナハダシ》く排除《ハラヒノゾカ》んことを欲《モトム》が故に瘟麻癥毒の類《ルイ》を得てへ膿《ウミ》を釀《カモシ》てこれを體外《カラダノソト》に驅出《カリイダサ》んとし身《ミ》に害《ガイ》ある飲食《タベモノ》を容受《ウケイレ》ても必除去《カナラズノゾキサラ》んとして痛《イタミ》をなし。

甚《ハナハダシ》きは上に吐《ハキ》下に瀉《クダ》し其《ソノ》物《モノ》を竭《ツクシ》て後《ノチ》に止《ヤム》今《イマ》外《ホカ》寒氣《サムサ》に膝理《ハダヘ》を壅塞《トザシフサガ》れ或《アル》は傳染《ウツリヒロガル》の邪毒《ジヤドク》に侵《オカサ》れて。元陽《ゲンヤウ》の循環《ジユンクワン》に支障《サハリ》あるによる。其壅塞たるものを排除《ハラヒノゾカ》んことを欲《ホツ》す。無表力《モチマヘノゲンキ》を奮《フルヒ》て。其邪毒《ジヤドク》の輕重《カロキオモキ》に從《ツレ》て。抵對《ハリアフ》ことを為《ナス》ところの熱《ネツ》なれば。熱《ネツ》は病《ビヤウ》を驅逐《カリイダス》ための斧鉞《ガクン》なり。故《ユヱ》に其《ソノ》邪毒《ジヤドク》の圍《カコミ》既《スデ》に解《トケ》て。敵《テキ》せるものなれば至る熱《ネツ》は自然《シゼン》に消《キエ》て跡《アト》なきがごとし。然《シカ》はあれども。其《ソノ》邪《ジヤキ》と熱《ネツ》との抵對《ハリアヒ》に。過不及《スギタルトオヨバザル》ありて。自然《シゼン》の力のみにては。病を去《サリ》がたきことあるを。其人《ソノヒト》の稟賦《ウマレツキ》の強弱《ツヨキヨハキ》と。所挾《モチマヘ》の佗疾《ホカノヤマヒ》の有無《アルナシ》と。受得《ウケエ》たる邪毒《ジヤドク》の淺深厚薄《アサキフカキアツキウスキ》あるが故《ユヱ》に彼《カノ》元氣《ゲンキ》の力を究盡《キハメツクス》といへども。邪勢《ジヤセイ》熾盛《サカン》にして。其力《ソノチカラ》抵對《ハリアヒ》がたきに至《イタ》れば。終《ツヒ》に其奔命《ソノホネヲリ》に憊《ツカレ》く自然《じねん》の力のみを以てそを治《ぢ》することを能《あたは》ざるものあれバその援《たすけ》兵《せい》に用《もちゆ》ところの薬物《クスリ》を監督《かんとく》するが醫《い》たるものゝ職分《しよくぶん》なり。故《ゆゑ》に其證《ソノシヨウ》に因《ヨリ》ても熱《ねつ》あるものに猶《ナホ》催熱剤《さいねつざい》を與《あたへ》嘔吐《ムカヒキ》若《もし》くは下利《クダリ》あるものにも更《なほ》吐下《ハキクダサ》しめて効《カタ》を得《うる》ことあるの理《ワケ》も此間《このあひだ》より推《せう》知《し》べし。然《しかる》を性命《イキテイルコト》の自然《じぜん》なることも辨《わきまへ》ず。下剤《ゲザイ》は熱《ネツ》を瀉《くだす》ものなりと漫《ミダリ》に附《ヅレ》體《カラダ》を温《アタヽメ》元氣《げんき》を補《おぎなふ》ものとのみ思《オモ》ふ輩《ヤカラ》は。生涯《こよがいごと》眞の醫道《いだう》を知《しら》に難《カタ》かるべし。支那《モロコシ》の黄冠《ガ》道士《カシ》や落第諸生の止《つかさ》ことを得《エ》ば醫《イ》を業《なりはひ》とし。利《り》を守《マモリ》て機變《ハタラキ》を知《こう》ぬ輩《ヤカラ》よりなる。我朝《ワガテウ》中古《ナカムカシ》の醫人《イ》のなかに優《すぐ》れたるもの多《オホ》し。宋元《ソウゲン》以後《イゴ》の醫説《イセツ》にも。殊《こと》に採用《トリモチ》へることも少《スク》けれども。偶《タマタマ》温疫《ウンエキ》一病《バカリ》を論《ロン》じたる一醫《イシヤ》傷寒《シヤウカン》今《イマ》の世《ヨ》に稀《マレ》なりと言《イフ》出《テ》説《セツ》を唱《トナ》へ人を駭《オドロカ》し。一時《ジ》の名《ナ》を鈎《モトメ》たるも憎《ニクム》べきがごとくなれども。熱結旁流《ネツケツバウリウ》挟熱《ケフネツ》下利《ゲリ》とて。大便下利《ベンノクダル》に下劑《ゲザイ》を用べき證《シヤウ》を辯《ベン》ぜしもや、治術《ヂジユツ》の條理《スヂミチ》に合《カナフ》ものといふべし。その熱結《ネツケツ》旁流《ハウリウ》といふは。大便《ベン》の。腸中《ハラワタノウチ》に初《ハジメ》より燥結《ムスボレカタ》なりて。下降《サグル》がたき旁《カタハラ》より後《アト》から轉輸《オクリチタル》大便《ベン》が。腸《ハラワタ》の調停《ツガヒ》あしきまゝに。水を交《マジヘ》て瀉《クダス》かまい。つまでもかの鞕便《カタマリタルクソ》が洩《デ》ぬうちは治《ナホ》らぬなり。挟熱《ケフネツ》下利《ゲリ》といふは。病毒《ビヤウドク》を作用力《シゼンノチカラ》の驅出《カリイダ》さんとすれども。抵對《ハリアフ》ほどの勢力《イキホヒ》なきが故《ユヱ》に。純青《マツサヲ》なる臭氣の甚《ツヨ》き溏便が下利《クダル》なり。此證《コノシヤウ》は微下劑《カロキクダシグスリ》を行《モチヒ》て其力《ソノチカラ》を扶《タスク》べきが法なれども。素元《ゲンキ》よく病毒《ヤマヒ》に勝《カツ》ときは。下《クダリ》盡《ツクシ》て自然《シゼン》に愈《イユル》ものある故《ユヱ》に。その漫附を誤用たるまゝに愈《イユル》ものあるを見て。さても蓡附《ニンジンブシ》にて効《カク》あれと耽誤《オモフ》て下《クダス》なき自利《クダリ》なることを知《シラ》ば。また相杭《ハリアフ》力《チカラ》劣《カレ》しく倒《タフル》るをのあるを視《ミ》れば。如彼《カクノゴトク》蓡附《ニンジンブシ》を多服《オホクノモ》たれども。下利《クダリ》止《ヤマ》ぬも天命《イノチ》ぜひなしとて參附《ニンジンブシ》の故《ユエ》に。却《カヘツ》て促死《ハヤクシニ》たるおとを覺《サトラ》ば。此弊《コノヘイ》富貴《フウキ》の家《イヘ》に尤多《モツトモオホ》し。故《ユエ》に此證《コノシヤウ》富貴《フウキ》の家《イヘ》にあれば。先《マヅ》は難治《ナンヂ》なり。如何《イカニ》となれば。この富貴《フウキ》の家《イヘ》にも缺藥《クスリ》を懼《オソレ》て參附《ジンブ》とだにいへば。死《シ》ぬる命《イノチ》も續《ツグ》やうに思《オモハ》れ。れを恰《ヨロコブ》がゆゑに便佞《ヘツラウ》の醫人《イシヤ》は下《クダ》しがたき證《シヤウ》とは思《オモヘ》ども確《タシカ》に診《ミ》得《エ》たることもなければ。迎意《キドリ》もつはらに取給《トリアツカフ》やうにし。病家も下劑《ゲザイ》にて誤《アヤマリ》たるは。醫《イシヤ》を咎《トガム》れども。蓡附《ニンジンブシ》にて害《コロシ》たるは。定業《ヂヤウゴフ》ぞと寛懐《アキラム》る。今《イマ》の紳貴《ナニン》豪商《カネモチ》の人の此病《コノヤマヒ》にて死《シ》ぬるもの。十が八九は皆是《ミナコレ》なり。況《マシテ》乾枯《ホシガレ》の韓蓡《テウセンニンジン》など其上もなきものと思《オモヘ》ども。動《ヤヽモスレ》バ贋《ニセ》物《モノ》多《オホク》して。たゞ其の價《アタヘ》の貴《タフトキ》までのことにて。些《イサヽカ》用《モチヒ》ても。させる効力《シルシ》あることのふあらば。且《コトニ》附子《ブシ》とハ大小逕庭《サウ井》のものにして。比論《ナラベイフ》べき失慮《コヽロエタガヒ》するものなれど。分釐の増損《サシヒキ》する醫士《イシヤ》も此物《コノモノ》の効力《カウノウ》い、のふと知《シリ》たるふハあらず。己《オノレ》が罪《ツミ》を人蓡《ジン》に帰《ナスル》までの拙陋《ツタナキコヽロ》より。[illegible]辨《ワキマヘ》たることもなく。蓡附《ジンブ》といへど名《ナ》ばかりにて。二三貼《テフ》も投じバ方を轉換の加減《カゲン》宿疴の所置。互用将息留憾なく。意を措じども。不起ハ天命《メイ》なりと。預《カネテ》死後《シゴ》の自決《アキラメ》をよくさせ。自己《オノレ》が短と揜《オホヒ》んとし。病《ヤマヒ》ハ第二《ダイニ》のものにしてさゞ避責のことをするなり。ぞ是らのことも志ばらく閣《オクヘ》もべく。傷寒《シヤウカン》も佗病《ホカノヤマヒ》とも異《チガヒ》て。蓡附と

用《モチフ》るも硝黄《ハウセウダイワウ》の類《ルイ》を服《ノマ》するにも。其機宜切緊《タイセツ》なる病にて。假令《タトヘ》下《クダ》
なれ病證《シヤウ》を的確に診得《ミサダメ》ても。之を下すたび毎《ゴト》に其大便《ベン》水を傾《カタムク》る
が如《ゴキ》きものあり。下劑懼は切當《テキタウ》せぬのと慮《オモンパカル》べし。唯た薬を以て下した
るものも自然《ジネン》に下利《クダリ》あるものも。其洩《ソノクダル》たびごとに諸證《シヨシヤウ》漸《ダンダン》に穩《オダヤカ》
になりなにとなく味爽《ヨアケ》の天色《ケシキ》のやうに見ゆるものあり。下利に
よりて。病の解《ゲ》すべきものなれども。もしそれとは異《カハリ》て。瀉《クダル》ごと
りて煩躁をなく。どことなく苦悶《クルシキ》をおろあるやうに見え黄昏の
空《ソラ》のやうに見《ミユ》るものあり。されど快樂《クダシ》によりて。元氣《ゲンキ》虛脫なれど。そ
れを顧慮《カヘリミ》ず。恣《ホシイマヽ》に下劑《クダシグスリ》を與《ノマセ》て止《ヤマ》ざれば。必死《カナラズシ》にいたるもあるに。是《コレ》

ら速に下劑を止べしはさ自下利ある證にも必附子を用るを
のと執たる謬へ既にも說のごとく假令附子主當の證なりと
を古人も其藥病の對枕を校へ人の強弱を量て強人には大附子
一枚乾薑三兩べの至などいふ制戒あるも顧ば病こと日久腸
胃脆弱衰憊にも堪のぬるに下利の歇ぬを附子の分量少也ゑ
ならんと更に増加て下利益甚て死に瀕の又へ煩躁悶亂人事
不省に至て死ぬるの附子を誤投たるを不可下證に下劑を疑
行たるよりも毒者に於てを犬に苦惱しねるものなり一切是
過たるより及ざるも對法に背馳其中を得ざるときに至々き
害となるおと醫俗とも書紳べれおとなり又傷寒の陰證に肓

にさへ息《イキ》どもすることのなきを預《カネテ》忽視《ユルガセ》のならぬことぞと注意《コヽロツケ》てよし。譫語《ウハコト》も晝夜《チウヤ》絶《タユル》なく。一向《カウ》に人の不省《ミワケヌ》もあり。躁擾《サハギ》あひだに穩藉《ニゲウテスル》へよし。循衣《ジコン》摸牀《ガシヤウ》とて衣衾《キルモノ》を循《ナデ》牀《トコ》を摸《サグリ》はへし。なにもなき處《トコロ》どものあすげに探《サガシ》などし。理線《リセン》撮空《サツクウ》とて絲《イト》を繰《クリ》やうなる狀《サマ》をし。眼《マナコ》前《マヘ》になにか現《アラハル》やうに思《オモヒ》て手《テ》を擧《アゲ》て拂除《ハラヒノケ》などもするも可《ヨロシ》からば掌《タナゴヽロ》を闘《トヂ》もあし。これらの證《シヤウ》晝夜《チウヤ》間《ヒマ》なく續《ツヾキ》發《オコリ》て。加之《ソノウヘ》食《シヨク》へ更《イヨヽ》に能《アタハ》ば。直視《ノゾミ》譫語《ウハコト》甚《ハナハダ》しくよく不省人事《ヒトヲミワケナク》肩《カタ》にて息《イキ》をするとの先《サキ》は死《シ》ぬると患《ウレフ》べし。又沈睡《チムリテサメ》覺《サメ》がたく呼《ヨベ》ども應《コタヘ》ざるものも尤《モツトモ》險惡《アシキ》なり。速《ハヤク》呼起《ヨビオコシ》て寤覺《メヲサマス》やうに所置《シアテ》してよし。後《ノチ》の卒病《ニハカヤマヒ》篇を參閲《マジヘミ》て知《シル》べし。また遺尿《イバリ》し大便《ベン》の泄下《イヅル》を知《シラ》ざる者《モノ》惡證《アシキシヤウ》とすれども。これらもその中にハ治《ヂ》すべきものあれど。槩論《イチガイニロンジ》がたし。自己《ジシン》より病の發《ご》したるものよりも受染《ウツリ》するのを危險症《ムヅカシキシヤウ》ありて。初起《ハジメ》より藥石の及《トヾカ》ざるものもあるなれども。十が八九ハ初發《サイシヨ》の治《レウヂ》を誤《シマウ》にあり。又傷寒《シヤウカン》も今の世に似《ニセ》陰證《インシヨウ》も世間《セケン》に有《アル》こと稀《マレ》なるものなどいふ説《セツ》ハ。先《マヅ》胸間《ムネアヒダ》に措《ヲサヘ》或《アルヒ》ハ陽明胃實《ヤウメイイジツ》のもの。脈微《ミヤクカスカ》に四肢冷《テアシヒエル》を真陰證《マコトノインシヨウ》と誤認《コヽロエチガヘ》ず。また喎蘭《ヲランダ》の多岐《サマザマ》なる説《セツ》に惑《マドヒ》を起《オコサレ》纖巧《サイコウ》なる論《ロン》に昧《クラマ》され的確《タシカ》ならぬ西蕃《フランダ》の藥《クスリ》を用《モチフ》なとして遂《ツヒ》にを巨害《オホキナガイ》を招《マネク》にもいたる。所謂《イハユル》藥《クスリ》せずして中醫《イ》を得《ウル》に如《シカ》ざるもの今の世に殊《トリワケ》多《オホ》く見ることおろなり。又世醫《ヨノイシヤ》の提撕《コヽロヅケル》をのなく。誡《イマシメ》ざることなく怪《アヤシム》べきも。炎燠《アツサ》の時《コロ》も。なお戸《ト》を閉《トヂ》被《ヤグ》を疊《カサネ》て風《カゼ》を避《サケ》汗《アセ》

濁氣《だくき》鬱《うつ》し其近傍にも堪《たへ》がたれやうなるも其害《がい》殊甚《ことにはなはだし》れこと若
病《びやう》心得の條《トコロ》に述《のべ》がおとき然領知《サトラ》ざるも俗家《シロウト》にあるも然《サル》こ
となから醫師《いしや》のそ些を宜《ヨシ》と執《オモフ》へ天地化育の條理《リケ》に昧《クラキ》が故な
ず。病家よく其旨《ムネ》を會得《ガテン》して醫《いしや》の教《ヲシヘ》を待《マツ》までもなく傷寒《しやうかん》病者《ビヤウニン》
の蒸熱劇《げき》とのみぞも最《トリワケ》病室《ネマ》を日々掃除《サウヂ》し衣衾《キルモノ》を淨潔《ヤウ》にし毎
皆清氣《スヾシキケ》を迎暑月《ムカヘイレアツキツキ》は戸牖《トグチマド》を大に闢《ヒラキ》風の往復《ユキカヨヒ》絶《タエ》ざるやうにして
穢氣を除《ノゾク》やうにすること尤切要《モツトモタイセツ》なり。假令《タトヘ》的當《テキタウ》の藥を用とり
こもおの事《コト》に於《オイ》て失《タガヒ》あらバ輕《カロキ》とのも日數《カズ》を經《ヘ》重《オモキ》ものへ治もを
るおとなれにも至《イタル》べし。惣《スベ》て熱《ネツ》病にも病室鬱滯氣《ネマノコモリタルケ》を驅散《カリイダシ》て。生《ヨキ》
氣を迎《イル》る効《シルシ》も尋常《ナミナミ》の藥《クスリ》を服《モチフル》に勝《マサル》おとあれく。元陽《ゲンキ》開達の道《ミチ》を

得《エ》て自然《シゼン》に治《チ》をることのあるが。故に傷寒《シヤウカン》熱《ネツ》病にも。尤《トリワケ》同病のもの、枕《マクラ》を同《オナジ》くして一室《ヒトツトコロ》に臥《フス》ことを戒狹隘ところに衆庶《オホゼイ》稠居《アツマリヲル》を避く。蜜柑《ミカン》香橙《クネンボ》葡萄《ブダウ》。梨《ナシ》西瓜《スイクワ》の類《ルイ》の果實《コノミ》を好《コノム》ものにも必《カナラズ》制《イム》ことなく。分量《ブンリヤウ》を過《スゴ》さぬやうにすれば與《アタヘ》渇《カワキ》甚《ハナハダシ》く。水だに喫《ノム》ことを得《エ》べし、死《シヌ》ことを避ばといふ輩《タカヒト》には。冷《ヒヤ》水を喫《ノム》ことを許して決《ケツ》して害《ガイ》あるものにあらば。或《アルヒ》は水を放喫《ホシイマヽ》して後《ノチ》戰汗《センカン》して寒栗《ガタ〳〵ヘ》後に汗《アセ》の出《イヅ》ることあるも尤佳候なり。水を欲《ホツ》すことの甚《ハナハダシ》ければ。水を得《エ》て熱熾《ネツシヨク》して乾涸《カワキ》たる腸胃《ハラノウチ》を滋潤《ウルホ》し解《ナホ》さんとば我元氣《ワガゲンキ》の利《ヒトハ》るなれば。決して與《アタヘ》て害《ガイ》あることのなけれども。一人水を與《アタヘ》んとするも。舉家拒《コバミ》て醫《イシヤ》も首肯《ウナヅカ》ぬことのあるを。それも冷《ヒヤ》水を用《モチヒ》て。とまく嗽《ウガヒ》し天數尽ぬものハ危難の中に僥幸を得て病苦を免るともあるものなり。予が隣里博労街といふところに傷寒を患し男ありしに其證大便自利四肢厥冷譫語脈微にして絶なんとし飲食さゝる事數日所謂壊證陰病を呈し衆醫俱各てこれを不治に斎ぬ。然るに一夜俄に發狂して家を奔出たるが。やがて両國橋上より身を跳せて水中に入ぬ。折から竹竿の流れ来りぬおをとこのくしく捉へ水に従て墨水の辺まで流れゆけバ追来るものとこにて漸に求得て家に携帰しに寒栗て歯の根もあハず言語も發ざるよりて衣を更湯なと喫せて被蓐裏に臥しめたりしが患者宿て知ず熟睡すること五六時にして始て悟て氣色平日の如く飢来て食を求め何

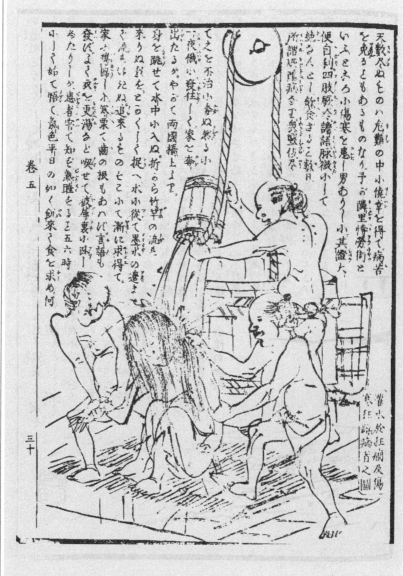

灌水於狂癇及傷寒狂躁病者之圖

巻五

三十

の苦悩《くるしみ》ともなくして漸《やうや》く素《もと》に復しぬ。又一藩士《あるはんし》傷寒を患《うれ》へて渇《かわ》き甚しく水をむに熱ばて人定るを待ち竊に床を出て井旁に到て水を飲んとしけるが誤《あやまり》て井中に墜《おち》入りしその音に驚《おどろ》き人々聚集《あつまり》しが井深きにもあらず漸《やうや》く時を過《すご》して助出しぬ。然るに其日より快く日ならずして病愈ぬ。是らのこと世に多くあれども諺《ことわざ》に所謂あやまちの功名《こうみやう》なれば是を以て治術《ぢじゆつ》の例と為べきにあらねど世人これらを見聞しても水の効《かう》あるを知に足るほどもなし。凡水を以て病を療《れう》ずることの的確《てきかく》なる證據とも言ふを日本紀のむかし持統《ぢとう》天皇の近江國都賀山の醴泉に浴して病を療し給ひしと又續日本紀に元正天皇の美濃國養老の飛泉に行幸ありて御悩平愈ましましゝ例などを始《はじめ》として紫花物語續古事談等に朱雀院の御悩に小瘡を發し給ひしに水を灌奉《かけたてまつ》りしこと大鏡に三条院の御内熱眼に御頭に水を沃させ給ひしこと蜻蛉《かげろふ》日記に載三藏にも水を沃ぐべきよしのことまた徒然草の雜宜をかふくへ洗との倶舎論頌疏に誰有著遲す等流所有樂生といふに據たることにて其他多く見たり又素問五常政大論に氣寒氣涼の病を治するに寒涼をもつて汲といひて行水漬之などあるを今人の臆度とも異《こと》なることなし傷寒論にも以水一濯之はそを以冷水潠之若灌之まとを熱汗自出といひなどを其治術の背《そむ》くと

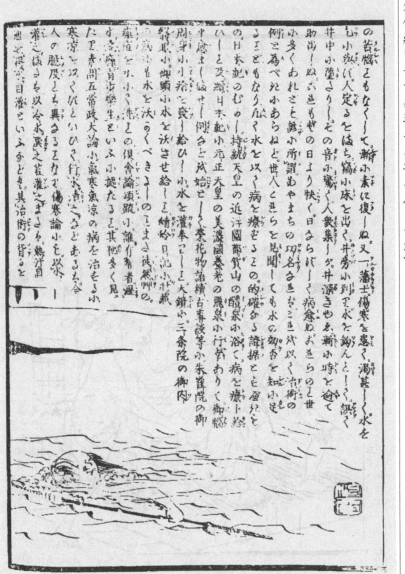

説たるなれども灌水適當の症にも必験あることなれど、晋の療法にも専らに行ひしと知れたり。其他漢の太倉公が以寒水拊其頭の術、魏の華佗が寒熱の病に水を灌で治せる例など然見くも思ふなし。後世金の張子和よく此術を得て、傷寒瘟疫などの病症にも水を灌ぐ偉効を見たることし記したれば、西蕃にも近世に至て水療の法を大に称賛して専らに用ることし彼邦の醫書に載たり。又清の王大海が海島逸誌に吧國の風土を記して、感冒風熱瘧及産褥瘴疫を河水に浴せしめ治するよしを記く。奇事のやうに思ひしが、全く目熟ぬことに驗るに、我邦の太古河水に浴して病を治せる風俗を潜確居類書に記したるによく似たることどもなれど、其詳なることは既濟微言、水療俗辨等の書に載たれば、此編にも略せるなり。

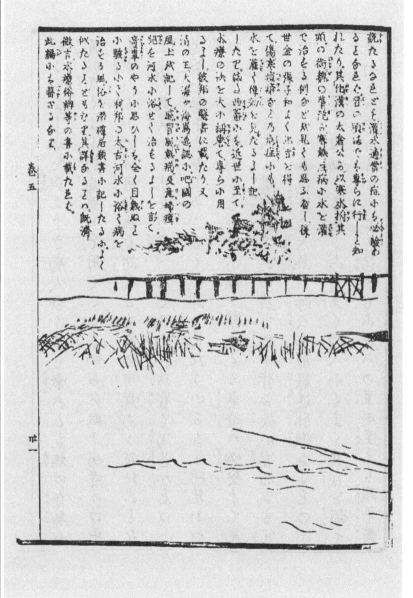

むるがよし。水を與《アタヘ》まじき病人なりとも。嗽《クチスヽグ》ことは。熱《ネツ》の有無《アルナシ》に
拘《カヽハラ》ず。爲《サセ》しよし。剔齒纖《ヤウジ》をも用てくるしからず。惣《スベ》て病者の口中
を潔《キヨメ》たるなどが可《ヨロシ》けれど。諸病《シヨビヤウ》ともこの用意あるべきことな
り。傷寒熱病《シヤウカンネツビヤウ》にも水をも與《アタフ》べきものあれば。渇《カツ》甚《ハナハダ》しきものに。
湯茶《ユチヤ》を禁《キン》じて喫《ノマ》しめざるは醫師《イシヤ》を見たり。いかなる所見《シヨケン》にや。
怪《アヤシキ》ことなり。渇あるものは水飲《ミヅノミ》を禁《キン》じては。重證《オモキシヤウ》は必變《カナラズヘン》じて死《シ》
に至《イタラ》しむること眼前《ガンゼン》なり。これ其自然《シゼン》に背《ソムク》が故《ユエ》に。害《ガイ》あるも宜《コトハリ》
ぞと慮《コヽロウ》べし。予《ヨ》は傷寒《シヤウカン》の大熱狂躁《モノグルハシク》及《マタハ》四肢《テアシ》厥逆《ヒエ》脈微《ミヤクカスカ》なるものに
も水を灌《ソヽギ》て偉效《スグレタルシルシ》を奏《ソウシ》たること多《オホ》く。門人にもよく其旨《ソノムネ》を領《コヽロエ》て
施行《オコナフ》ものありといへども。治術《レウヂ》もこれらの事《コト》に至《イタリ》ては。頗果斷

て毀譽を屑もせぬ特操《コヽロモチ》あるにあらねば手代下《オロシ》のたぐひなどあり。醫療《イレウ》に灌水《クワンスイ》の法《ハフ》あることも我邦《ワガクニ》の往古《ムカシ》は專《モハラ》に施行なりし證斷は。水療《スイレウ》俗辯《ゾクベン》に記たるを看《ミル》べし。さてこの世間にいふ陰證にあらず。眞陰證はもつぱら稟賦《ウマレツキ》脆弱者《ヨワキモノ》に多《オホク》其熱もまさ劇《ハゲシ》からば。下劑《ゲザイ》を用べき證《シヨウ》も少ものなり。それらの病者《ビヤウニン》に峻劑を過服しむれば。一應《オウ》も効《カウ》あるやうに見えて。俄頃《ニハカ》に變《ヘン》を招《マネク》ことあり。かゝる患者《ビヤウニン》は水までとも欲《コノマ》ぬものにて飲啖《タベモノ》も寒冷物《ツメタキモノ》を禁《イム》べきことなし。眞陰證《マコトノインシヤウ》にして熱少寒《カン》多《オホク》。下利《クダリ》止《ヤマ》ざたぐひの脈沈《チム》臆覺のたき者《モノ》に灸《キウ》して奇驗《シルシ》あるものあり。假令《タトヘ》其の熱少證《ネツスクナキシヨウ》なりとも。病室の鬱蒸を戒《イマシム》ることに於《オイテ》も差別《シヤベツ》あることなく。或被も。どりく更代《トリカヘ》可《ヨシ》とも其他《ソノホカ》一切病室の熱鬧《コンザツ》を制《イマシメ》旁《カタハラ》に無用の人を省《ハブキ》。患者《ビヤウニン》の心意《コヽロモチ》を辭息《オチツカ》しむるやうにすること何《イヅレ》も同候寒に限《カギラ》ば惣《スベ》ての病室も日輝《ヒアタリ》の甚《ツヨ》しきとおろと。壁《カベ》多《オホ》き屋《トコロ》を好《コノマ》ば燈の きらくしきと。火爐《ヒバチ》の多《オホキ》るも尤制《トリワケイマシメ》しよし。患者《ビヤウニン》をし静坐《スワリヰル》に堪《コラヘ》ろ ずをのるぞ宜く後《ウシロ》より扶起《タスケオコシ》てなりとも。導上《フトンノウヘ》に安坐《スワラ》しめたる こと尤《モツトモ》よし。飲食《ノミモノクヒモノ》も力所及る臥たる後、に與《アタフ》ることを欲《コノマ》ば。如 此《カウ》のことも皆今世の貴賤《キセン》ともに左計ことどもなるべし。のに も教諭《コシヘサトシ》て革《アラタメ》させたく慮《オモフ》ことの第《ダイ》一なり。最俗人《トリワケシロウト》るそれらのこ とふる意《コヽロ》を加るものも少《スクナ》く。病者《ビヤウニン》あるべとうくに周章失措《ウロタヘサハギ》堅 說の多岐《イロイロ》なる小惑。ト鐵に眛る。繩《ナハ》を見て蛇《ヘビ》ぞと疑《ウタガ》ひ眼に翳あ

全く空《ソラ》に両月出《フタツノツキイデ》たりと。怪《アヤシ》むやうなる妄見《レウケン》より醫士《イシヤ》の辭《コトバ》も當
否《ヒ》も辨《ワキマヘ》ず。我意《ガイ》に任《マカセ》く終《ツヒ》には病者《ビヤウニン》の害《ガイ》を招《マネク》なとあるに至《イタル》こと。
蠢愚《キロカ》にをまさ嘆息《ナゲク》べきことどもなり。かゝる弊《ツヒエ》を除《ノゾカ》んとならば。
恒《ツネ》に心意《コヽロモチ》の和平《タヒラカ》なるやうに欲死生の天命《テンメイ》に由《ヨル》ことを明《アキラカ》に知《シリ》
て病あると其初《ハジメ》より擇《エラビ》たる醫匠《イシヤ》に始末《シマツ》を委《マカセ》く絶《タエ》て惑《マドヒ》ことな
きにもちこのト安に藥《クスリ》を議《ヒヤウギ》し醫《イシヤ》を轉《テン》じなどするうちにも。各自
の治術《ジヤヂ》に異見《タガヒ》なく全く。假令《タトヘ》ば彫組綺肴を薦《スヽメ》たる後髑髏にして
撻《タヽリ》さ。また縛《シバ》るやうなるなとに會《アヒ》て。大なる損《ソン》をとることなき
ども傍着で扱れば辨知《ワカル》をのになららぬなり。いつものの肆辯醫
に調合さおらぬなとに病期その落後《ヨハリ》に臍《ホゾ》を噬《カム》の悔ある。

巻五　十三

に至《イタル》る。平常《ヘイセイ》の昏迷《コンメイ》に原《ヨシ》づくなり。然《シカ》はあれども。生《イキル》も死もことゞ天數《ミヤウガウ》の定《サダマリ》あることなれば。たとへ誤治《アシキナガヒ》によりて。死《シ》ぬることあれども其期《ソノゴ》に至《イタリ》ても掉悔發きことにもあらば。如此《カヽル》者《ヒト》は却《カヘツ》て寵結とのにて。不然《サアラヌ》ことに人を怨《ウラミ》己が殃《ワザハヒ》に逢《アフ》べき時運あるを悟《サトラ》ばして。子を失ひても酒色に沈湎親《オヤ》に別《ワカレ》ても放縱になり。生涯を誤《アヤマル》やうなることにもいたるなり。たゞ壹是《ナニゴトモ》自然《シゼン》の道理《ダウリ》に率《モトツキ》て倚《モトムル》ときは禍《ワザハヒ》を遣《ノガレ》ることあるべく。たさひ不慮《フリヨ》の災難《サイナン》あれども悔《クユ》る念《ココロ》も發《オコル》べからば。此事《コノコト》は病《ヤマヒ》のうへのみにもあらば。一切《イツサイ》の事實《ヒトノウヘ》に渉《ワタリ》て。ある志《ココロザシ》をしことなりけれ。さて傷寒《シヤウカン》の類《ルイ》愈《イエ》て後《ノチ》たゞ氣力《ナチカラ》の素《モト》に復《フク》しがたきとのちは。強《アナガチ》に藥を服《モチユル》にも及《オヨ》ばず。飲食延卧の節養をなし。新鮮《トリタテ》の魚肉《サカナ》羹汁など次間《ヲリ〳〵》につゝ喫しめ菜蔬《ヤサイ》の類《ルイ》など撰用《エラミモチヒ》て。食後《シヨクゴ》も強て身體《カラダ》を運動《ウゴカ》し。元氣《ゲンキ》の自然《シゼン》に循環をとるを俟ちてよし。復本《モトダチ》の劑《クスリ》といふもなれおとなす。閑身浮氣おゝるをのち殊の浮氣がひきて。平常《モトノトホリ》に復《ナラ》ぬあひざも身體《カラダ》にいまさ耗損たるところあると知くよし。病愈《イエ》ても。旬數《ヒカズ》過《スゴ》さねべ。其常にへ復《ナラ》ぬをのなるべ。殊のおひざも。房事《バウジ》。飲酒。渴醉。及貴心誦書碁象棋技藝《ワザゴト》の類《ルイ》。一切勞勤おとも無用なる微の妨《サハリ》あるべ。再熱を發するなるも尤厳制べし。又疫邪傳染世間一般に患されにおきもを御《フセグ》ふる醋の中へ通赤《マッカ》に燒《ヤキ》たる石庵《カワラ》などを投く。其穢氣にて屋裡《ヤウチ》をそうく薫《フスブ》べし。烈酒《ツヨキサケ》にくをるもよし。或る瓷《ド》

卷五　廿四

鍋子《ナベ》やうの器《カワハ》へ醋《ス》を盛《イレ》漫火《ユルキヒ》にて氣《ミナリ》の絶《タエ》ぬやうに煮《ニル》もよし。瀝《チャ》青《ン》松脂《ショウヤニ》の類《ルヰ》を炷《タク》もよし。松節《マツフシ》檜節《ヒノキフシ》などをよく燃《タキ》たるもよし。其他《ソノホカ》鳥銃《テッパウ》の火藥《タマグスリ》放花炮《ハナビ》の類《ルヰ》消石《エンシヤウ》などを薫《モヤス》もよし。疫疾《ヤクビヤウ》ある家に到《イタル》にも。醋《ス》を口鼻《ハナ》へ貼《ヌリ》て訊べし。醋《ス》及酒などを喫《ノミ》たるもよし。なく虚中《クウフク》なるときと眠《ネムリ》を忍《コラヘ》たる時《トキ》にも。病者の旁《ソバ》へ近《ヨル》べからず。其臭氣《ニホヒ》を齅《カギ》なまたると知《シル》べし。連紙條《ナガコヨリ》を鼻《ハナ》にさして噴嚏《ハクサイ》をもべし。これらのことも。常《ツネ》に記得《コヽロエオキ》人に授《ツタヘ》て益《エキ》あることなり。此編《ハン》説《トク》ところをのべて俗家《シロウト》に示《シメ》さんまでのことにして。醫家《イシヤ》の爲《タメ》に言《イフ》にも非と思《オモフ》べし。

痢病《リビヤウ》のこと、ろはを説《トク》

世間《せけん》に痢疾にて死ぬるもの。十が八九は療治《ぢ》の機變失故なり。先《まづ》痢疾の初候は腹痛て下利《げり》なり。其時《そのとき》は悪寒《さむけ》もあり熱《ねつ》もあるも無《なき》もあり。此時《このとき》に速《すみやか》に令汗ば。そのまゝ治《いゆる》ものあり。然《しかれ》どもそれも自己より發したる痢病にて。受深たるものは。汗《あせ》のみにては治《なほ》らぬものなれども。悪寒《さむけ》あらば先汗《あせ》をとりたるが可。故に數洞瀉の後《のち》も。必ず腹裏爽快ば。肛門《こうもん》の邊《あたり》に何《なに》となく後重《しぶりばら》やうに思《おぼえ》るならば。痢病の初起なりと慮て。速汗《あせ》をべし。一二次《ど》も遍身《み》に徹汗をば。多《おほく》は解ば。假令《たとへ》痢病《りびやう》にはあらざれども。悪寒《さむけ》あらばまづ汗《あせ》してよし。然《しかれ》ども初起より後重頻にして。數厠へ登るものあるが故に。令汗間《ひま》なきものあり。其時《そのとき》には。熱湯に鹽《しほ》を投て浴

卷五　廿九

盆にて盛《しい》で是に下身《コシヨリシモ》をさくせ温《アタヽム》べし。暖《アタヽカ》なるあひだ。後重《シブリバラ》止《ヤム》ものなり。尤《モツトモ》堪《タヘ》がたきほどの熱湯《アツキユ》は佳《ヨキ》なり。それより濕《シメリ》をよく拭《ヌグ》ひ股《モヽ》より足心《アシノウラ》までをも襲衣《キルモノ》に纏《マトヒ》て。被褥《ヨギ》を厚《アツク》して臥《フシ》させて熱《ネツキ》稀粥《カユ》にても。湯藷麥《カヤゲ》にても。汁《シル》多《オホ》く極熱物《キハメテアツキモノ》を喫《クラヒ》て。しかと令温《アタヽマル》べし。發汗劑《ハツカンザイ》なら麻黄《マワウ》桂枝《ケイシ》などの配合《イリタル》をの藥《クスリ》なき境《トコロ》にも。青柚《アヲキユズ》を多《オホ》く煎《センジ》じく温脱《ウンタツ》が可。痢病《リビヤウ》の初《ハジメ》も傷寒《シヤウカン》の惡寒《ヲカン》發熱《ホツネツ》のやうに劇《ハゲシ》きあとあなけれども。下利《クダリ》あるをみて。傷食《シヨクシヨウ》の疝瀉《センキ》ゃと。依違《ドチツカズ》にして進《スヽ》閉《サシ》つかへ小瀉《コクダシ》止《サヽ》たりと思《オモフ》まもなく。裏急後重《ノリキツゴウヂウ》とて肛門《コウモン》へ漸《ジリ》小道《ヤサ》迫《セマリ》て忍《シノビ》がたく。かがえ頻《シキリ》に圊《カハヤ》へ登《ユケ》ども後臾《ダイベン》も通《ツウ》ぜず。白色《シロイロ》の膿《ウミ》涕《ハナ》のやうなる物《モツ》を洩《モラ》は膿《ミヽ》なり。葛《カヅラ》を煮《ニ》たるやうなるもの。腸《ハラワタ》中《ウチ》を滋潤《ウルホ》す津液《シル》の凝《カタマリ》たるにて。膿《ウミ》にもあらざれども混《コン》じて下《クダル》ことあり。交《マジヘ》て瀉《クダル》もくるしからず。その膿《ウミ》を出す。腸《ハラワタ》の裡面《ウラノカタ》に細《コマカ》小瘡が發《デキ》て。それが潰《ツヒエ》て下《クダル》なり。腸癰《チヤウヨウ》といふも。腸中《ハラノウチ》一處《ヒトツトコロ》に結腫《ハレ》なれども。痢疾《リビヤウ》も。腸裏周遍《ハラワタノウチイチメン》に發《デキル》なる。それも肛門《コウモン》よりよほど深にのみ發《デキル》なり。膿《ウミ》の多寡も。瘡の稀稠に從《ヨル》ことなり。それも周身よる病毒《ビヤウドク》を腸中《ハラノウチ》へ送輸《ハコビ》て。其毒《ソノドク》を膿《ウミ》よる泄出《モラシイダス》が故《ユヘ》に。運化の機轉《アヒ》を妨害《サマタゲ》て。大便《ベン》も下降ののぬるなり。甚《ハナハダシ》くなれば。血《チ》を交《マジヘ》て泄なる。故《ユヘ》に尋常《ヒトトホリ》の下劑《ゲザイ》にては。快利を得《ウル》ことのたし。之を下も。其膿血《チ》を瀉下とにかあらば。ぬゝのく侵蝕《ムシバム》べき毒《ドク》にもあらねど。通利《カレ》滞《トヾコホ》れば。腸胃を損傷《ソコナフ》こと多《オホキ》が故《ユヘ》に。變證《ヘンシヨウ》發《オコリ》て死《シ》ぬる故《ユヘ》なり。瀉下是れ痢病《リビヤウ》の遲慢《チノビ》になりたるものに。口中に小児の鵞口瘡《ガコウサウ》のごとく白《しろ》きものの寄布《デキル》は。鬱滞甚《コモルコトハナハダシ》く。毒《ドク》の咽舌《ノンドシタ》までも及《オヨボシ》たるなり。また禁口痢《キンコウリ》といふは。食氣《シヨツキ》の更《イツカウ》に進《スマ》ぬものをいふ。嘔氣《ムカヒケ》もありて。強《しい》て喫《クハ》しむれば。嘔逆《トギヤク》して受納《ウケイル》すとなく。却《カヘツ》て苦惱《クルシム》なり。此《コレ》を昔《ムカシ》より痢病中《リビヤウチウ》の危險證《ムヅカシキシヨウ》として。治法《チホウ》もなきやうに説《トケ》ども。左《サ》にあらず。今之を病者《ビヤウニン》に撿《コヽロムル》に。其證《ソノシヨウ》に二ッの別《ベツ》あり。其一は。毒劇《ドクハゲシキ》に由《ヨル》とのなり。一は。胸腹拘攣《ヒキツリ》甚《ハナハダシ》く。穀食《タベモノ》を受容《ウケイレ》がたきものなり。其毒劇《ソノドクハゲシキ》とのは。胃中《ヰチウ》へも瘀《テチモノ》の發《デキ》て。膿《ウミ》を醸《カモシ》さるなれば。捷疾《テバヤ》に峻瀉《クダサ》ねばならぬ證《シヨウ》に。慢視《ユダンスレ》うちには。不治《フヂ》の證《シヨウ》になるものなり。吐剤《ハクザイ》を用ひて後《ノチ》に下すとあれども。先は峻下剤《ハゲシキゲザイ》にて瀉下《クダ》べし。藥《クスリ》を容受《ウケイル》とこのたく吐出せバ再与《フタヽビアタフ》べし。二三ぶの一も腹中へ内《イル》ゝ分量少しと知《シル》べし。まさも用ひて速下利あるやうふをるおとなり。此時《コノトキ》ふハ。巴豆《ハヅ》の丸薬類を用べし。兼気湯ぐらゐの剤《クスリ》ふくも不済事ならぞし。腸胃攣急ふく。心下鞕満食を容受《ウケイレ》さるとおろの禁口痢ふも。峻下剤と与《アタフ》ふれバ。病勢まはく進て。如何ともし為《ナシ》がたきふ至《イタル》ものあり。故《ユヘ》ふ此證ふハ。駃薬を行《モチヒ》ずバ。さゞ其心下鞕満を験《メアテ》ふしく。平淡《カロキトコロ》の剤を用て。偉効を奏《ソウス》るものあり。故《ユヘ》ふ惣《スベ》て医薬《クスリ》のおともち。一槩《ガイ》ふ説《トキ》示したきものなるおとふ此疾のみふハあらず。又毒劇痢病尋常の薬剤ふくも快利がたきといふ理《ワケ》ハ。きへて下剤などの効を以要いたゞ。薬《クスリ》の偏味の性質ハ。腸胃を刺螫て。譬《タトヘ》バ眠た

巻五　卅七

るもの也。揺動擾喝して覺悟に及ぶごとく。下劑《ゲザイ》の滲透《シンツウ》に堪ざるたぐひ。下利《ゲリ》を促すに。週身へ藥氣を普達し。腸裏より噏收て及ぶに。故《ユヘ》に一切の病に藥を服ハ。壺中を可として。然れども。痢《リビヤウ》ハ腸裏《ハラワタ》の病にして。下劑《ザイ》を用ても。其氣味の透徹《トホル》を以て道を塞《フサギ》てあるゆゑ。故に尋常の下劑にても。効《シルシ》なき理なり。さりとて毒氣の猛烈《ハゲシキ》ものを。自若《ジジヤク》として時日《ヒカズ》を經《ヘ》おはさぬに。前條《ゼンデウ》にも述たる。肥前瘡《ヒゼン》の緩慢《ユルヤカ》なる病極微にも委置《ステヲク》ときは。滋息《ハビコリ》て周身《サウシン》の大患《ナヤミ》となる。此痢病《リビヤウ》ハもと是より甚だ大急暴して。其毒の浸擾ゆゑ。尤捷疾なり。故《ユヘ》に速《スミヤカ》に便快利膿血泄盡て。後重の止《ヤム》やうにせねばならぬなり。かくのごとくハ腸胃を損るもの多。一時遲慢ハ。一時だけの損耗《ソンモウ》ありて。假令《タトヘ》平治《ぢ》すも復素《ヒタナ》に至《イタリ》ても多《オホク》の日數《カズ》を經《ヘ》ざれバ常《ツネ》のやうにはなりがたし。故《ユヱ》に此病《コノヤマヒ》は殊巧《コトホカテギハ》と短拙《フデギハ》のあるものにて、順治《ムリナクナホシ》てもそれハ俗家《シロウト》にハ辨知《ワカラ》ぬものなり。世醫《セケンノイシヤ》ハ其泄《ソノクダス》ものハ膿《ウミ》とも何《ナニ》とも知《シラ》ぬ輩《モノ》多《オホ》し。既《スデ》に支那《カラ》にハ痢《リビヤウ》の泄出《ツウジ》ものハ腸中《ハラノウチ》の滋液《ウルホヒ》にて瀉下べきものにあらずと說《イヒ》し醫士《イシヤ》あり。それも無《ナキ》ことにハあらねど、原《モー》腹裏《ハラノウチ》に鬱滯《トギフサガリ》たるところありて滋液《ウルホヒ》を週身《サウシン》へ運輸《ハコブ》すとのからぬものより此證《コノシヤウ》と成《ナレ》バ其液《ソノウルホヒ》を瀉《ハクダ》さんとにハ非《アラブ》ども。下劑《ザイ》によりて鬱滯《フサガリ》たるところの速《スミヤカ》に排達《ヒラク》すとあれバ是《コレ》まさ輕下《カロクヲロス》べくよし。其中《ソノウチ》に瀉下《クダス》すべきものもまゝあれども。決《ケツ》して禁下《クダサレズ》と定《サダム》べきものにもあらバ。和漢《ワカン》とも昔より痢病《リビヤウ》の因《モト》を確知《シヤトシリ》さゝ。

卷五　卅八

とのなく西洋醫《オランダイシヤ》の說とところも適從《トリモチヒ》がたきこと多《オホ》し。故に此滋《コノウル》液《ホヒ》の泄症《クダルシヨウ》と。膿血《ウミチ》を下《クダ》せと證《シヨウ》と戎辨別《ワグ》て。此滋液《コノウルホヒ》を泄《ツウズル》にも下劑《ザイ》を投《モチヒ》ねこと。至理《モツトモ》なるもののやうにあれど。一槩《ガイ》に執守《ナダノ》て權道にふ跳《ウトヘ》ば。この纖巧《タクミ》に擊縛《カラメ》らるゝ、弊《アヤマチ》なり。彼支那《カノカラ》一醫《イシヤ》の說《セツ》も。一途《ヅ》に下劑《ザイ》を禁《イム》むるに。是《コレ》はた偏《カタヅミ》さるこのたに陷《オチイル》なり。淺學者ハ。如此說《セツ》どもを先胸中《マヅコヽロ》に介《オボエ》さるのみにて。其區別《ソノシヤベツ》をも領《ワキマヘ》ず膿血《ウミチ》を見《ミ》ても敢《アヘ》て瀉下《クダス》ことを懼《オソレ》滑液《ハラワタノウルホヒ》を養液と混《コン》し誤偏《アヤマリカタヨリ》たる療治《レウヂ》をしく遂《ツヒ》に人戎害《コロス》なる至。若《モシ》腔裏《ハラノウチ》に膿血《ウミチ》を蓄聚《タクハヘ》たるものを。下《クダ》すことを禁ずる假令《タトヘ》ば賊《ヌスビト》を家《イヘ》に育《ヤシナフ》に異《コトナラ》ず。尤《モツトモ》蠢愚《オロカ》なる所爲《フルマヒ》を思べし。必《カナラズ》く醫說《イシヤノイフコト》の多途《サマ゛\》なるに惑《マドフ》て的實《テキジツ》の治術《レウヂ》を爲《セ》んとせる醫《イシヤ》の肘《ジヤマ》を掣《シ》て臍《ホゾ》を噬《カム》の悔《クヒ》あることなし。のみならず痢病《リビヤウ》に附子劑《ブシザイ》の相應《サウオウ》をせる證《シヨウ》あり附子劑《ブシザイ》と下劑《ザイ》と互用《カネモチフ》べき證《シヨウ》あれどもそれらを治術《レウド》の上のことにて俗家に示《シメス》べきことならねばこゝに省《ハブキ》ぬ。又痢病《リビヤウ》を尤灸《モツトモキウ》に宜《ヨロシ》臍《ホゾ》の両旁《リヤウワキ》臍《ホゾ》上下および背脊《セナカ》腰髎《コシボネ》何《イヅレ》も灸《キウ》しくよし又腹部《ハラノウチ》の痛甚《イタミツヨ》きところを阿是灸にするもよし。臍中《ホゾノウチ》に塩《シホ》を填《ツメ》て灸《スウ》をするもよし。それも坩《カハラケ》の底《ソコ》に銭《ゼニノ》大《オホ》許《ホド》の穴《アナ》を穿《アケ》て裏面より紙《カミ》を貼《ハリ》穴《アナ》に塩《シホ》を填《ツメ》底《ソコ》を火に温《アタヽメ》て後《ノチ》臍《ホゾノ》上に安艾肉にて灸するなりまた巴豆皮《ハヅノカハ》大呉茱萸《ゴシユユ》を細末《コマカク》して塩《シホ》に和《マゼ》て灸《キウ》するもよし。此薬《コノクスリ》を味噌《ミソ》にて調和《マゼ》扁平《ヒラメ》にしてそのうへより灸《キウ》をするもよし。巴豆皮《ハヅノカハ》を去《サリ》て丁子《チヤウジ》良薑《リヤウキヤウ》麝香《ジヤカウ》など加《クハヘ》たるもよし。此方《コノハウ》

を用て効《カウ》ある事あれば痢病《リビヤウ》に澁劑を用て止《ヤメ》んとするは
の事あり是大なる謬慮なり。膿血《ウミチ》泄盡《モレツク》さず。後重を止《ヤム》るが故に度數《ドヾ》
も減なり故《ユヘ》に固澁爲れ痢を百中の十二にも過《スギ》ず。稀《マレ》なる證《シヤウ》なり
なり。又痢後水脹とのあり。速《ハヤク》小便《ベン》を通《ツウ》ずれば。水脹《ムクミ》を治《イユ》べし。故《ユヘ》に
病後なりとも鹽《シホ》を遠《イミ》て赤小豆《アヅキ》を煮《ニ》て喫《クラハ》しむべし。間《アヒダ》に單麥《ハダカムギ》を
用べし。病後《ビヤウゴ》なればとて蔘朮などのみ然與《アタヘ》て補《オギナハ》んなどゝ思《オモフ》は是
た失當の蔘朮も附子も與《アタフ》べき症《シヤウ》あれども何《イヅレ》にしても小便の
捷疾快利を欲《モトムル》ならば鹽《シホ》を禁《イミ》て赤小豆《アヅキ》を喫《クハ》しむるがよし又痢病の
傳染《ウツル》は。多《オホク》は病者《ビヤウニン》の登厠《ユクセツイン》にて。薫蒸《ムレタツル》毒氣《キ》を嗅《カグ》肌膚に觸《フル》るより起《オコル》
故《ユヘ》に。かゝる病者《ビヤウニン》の圊《セツイン》を別《ベツ》にしさるがよし。或は蒝子《バル》を用て。大

便《ベン》をとり毎に土中へ埋《ウヅム》るか。川へ捨《スツ》たるがよし。それも為しがたくば。炭末《スミノコ》を擣《ツキ》て庵末《コマカク》し。病者の登《ユキ》たる溷《セツイン》へ撒《マキチラ》して。大便《ベン》を填《ウヅム》べし。よく蒸臭氣を銷《ヒガ》とのるなり。傷寒《シヤウカン》などの病者《ビヤウニン》の大便《ベン》にも炭末《スミノコ》を壅《モチフ》るべし。よく汚臭《ケガレニオヒ》の蒸發《ムレタツ》を壓《オサヘ》さしよし。此事件《コノコト》などは常《ツネ》に記ぐの丶る病人ある家《イヘ》にも之を傳へ。其の觸染《カウルイ》を防むべし。

脚癉《カツケ》の心得《コヽロエ》をとく

むかしの足癉《カツケ》の病《ヤマヒ》は。支那《カラ》嶺南《レイナン》といふ地《トコロ》より起《オコリ》て。漸《シダイ》に傳染《ウツリ》て諸方《シヨハウ》に流播《ハビコリ》たる。二種《シユ》の毒にして。今人病《ヤム》ところのものとは。症《シヤウ》候《コウ》のやゝ類似《ニヨリ》さるあとある處でにて。病因《ビヤウイン》には大に違《タガヒ》あるものなり。故《ユヘ》如何《イカニ》となれば。此病《コノヤマヒ》の患状《ヤウダイ》を古醫書《フルキイシヨ》に載るところを者は其初《ハジメ》必《カナラズ》脚《アシ》より起《オコル》のみにも非《アラズ》して。病《ヤマヒ》に罹《カヽル》もの。多《オホク》は其両脚《リヤウ》緩弱頑痺不仁等《ナド》の候《シヨウ》を兼《カヌル》ことあるに從《ヨリ》て。其時《ソノトキ》の俗《ゾク》呼《ヨビ》て脚《カク》氣《キ》或は脚弱《カクジヤク》の病《ヤマヒ》といひしものにして。今醫俗《イマイシヤゾクト》の脚氣《カツケ》と稱するものは必《カナラズ》脚《アシ》よりおこるがごとくにあらずして。其病《ソノヤマヒ》の初起《ハジメオコル》各異《カクコト》にして。同一《ドウイツ》ならざることも。全《マツタク》人《ヒト》々の稟賦《ウマレツキ》と病《ヤマヒ》を受《ウクル》ところの部分《ブブン》に差《サベツ》あること、見《ミ》えて。脚《アシ》いまだ異《コトナル》ことを覺《オボエ》ざれども頭項臂膊《アタマエリヒヂモヽ》をぐに苦《クルシ》むところあるもあり。諸處悉《ドコモカモコトゴトク》いまだ知《ワカラ》ずして。心腹《ムネハラ》五内《ナイ》己《スデ》に困《ナヤメ》ところあるもありといひ。又は壯熱《ソウネツ》頭痛《ヅツウ》傷寒《シヤウカン》に類《ルイ》せるものあり。下利《ゲリ》するもの。痢病《リビヤウ》のごときものありけり。其初《ソノハジメ》熱熾なるがや、愈《イユ》るに從《シタガツ》て脚氣狀《カクケノカタチ》を見《アラハス》ものあり光明《ヒカリ》を見れ

ことを欲《ホツ》せず精神憤懣語言錯亂譫語喜怒するものありとい
ふ類《ルヰ》皆《ミナ》今《イマ》視《ミル》ところを逈《ハルカ》に別《ベツ》なるものなり。又其卒暴にして
恐《オソル》べきこと説《イフ》ところにもし治《ヂ》すること緩《ユルヤカ》なれば直《スグ》に上て
腹《ハラ》に入死《シ》を致《イタス》こと。病發《ヤマヒオコリテ》より一日を過《スゴサ》ざるもあり。尤《モツトモ》急なるもの
のあり。其《ソノ》死踵《キビス》を回《メグラ》さず。又も小腹《シタハラ》頑麻《シビレ》。三五日を過《スギ》ざる病人の所
嘔吐《ハキケ》を促《モヨホ》したるもの。其死《ソノシ》旦夕《タンセキ》にありなどの類《ルヰ》ぞの急劇《ハゲシサ》今の足
痺《ケ》の緩慢數月に渉《ワタリ》て偏衝心をするものあるも。百中の一二にも
過《スギ》ざれば也も治術《レウヂ》肯綮に中れば速に治《ヂ》して必定《ヒツヂヤウ》死ぬるに定《カギリ》たる
病《ヤマヒ》に非《アラ》ざれば其因《ソノヤマヒノモト》合同《オナジ》ならざることは明白《アキラカ》なり。且傷寒《ソノウヘシヤウカン》瘧痢《オコリリビヤウ》に類
似《ニ》たる證候のものなり。今《イマ》の脚痺《カクケ》にして決《ケツ》してあることなく。脚《アシ》の

平常《ヘイゼイ》に異《コトナル》なるを知《オボエ》ずして先《マヅ》心腹《ムネハラ》臂膊《ヒヂモヽ》のことを悩《ナヤマス》ものも。は〻聴《キカ》ざることおほかり。はしめく嶺南《レイナン》に起《オコリ》て漸《ゼンゼン》に江北《カウホク》に及京畿《ミヤコ》に傳布《ハビコリ》たる勢《アリサマ》に由《ヨレ》ば是必《コレカナラズ》一種《シユ》の毒《ドク》にしてかの痘瘡《ハウサウ》を。晋《シン》の世《ヨ》に南陽《ナンヤウ》の虜《エビス》より轉我邦《ツタヘワガクニ》には高麗《カウライ》より得《タク》たると。麻疹《ハシカ》の今も必異邦よ里來がごとく古醫書《コイシヨ》にいふところの足瘴《カクケ》は其毒《ソノドク》を人より人に輸たることは〻知ぬべし。殊《コト》に嶺南《レイナン》といふは南方廣州《ミナミノカタクワウシウ》の地《チ》にて後世《イマノヨニ》所謂《イハユル》廣東府《カウトウフ》の海《ウミ》に近《チカキ》あたり此方《コナタ》の長崎《ナガサキ》のやうに。異《イ》邦《コク》の船《フネ》の湊《アツマル》入ところなり。脚氣《カクケ》もまた其初《ソノハジメ》は蠻船《エビスブネ》より轉染《ツタヘキタリ》て。支那《カラ》に及《ヲヨ》ぼせし。或《アルヒ》は嶺南《レイナン》の地氣《ヂキ》に由《ヨリ》て。別《ベツ》に一種《シユ》の毒氣《ドクキ》を醸《カモシ》成たるものか。人に觸て病《ヤミ》たりし歟《カ》其起源《ソノハジメ》を的《タシカ》に知《シル》べからず

と雖決しく今有ところの足痺の百千人中に偶一二人の病を
のあまく。且婦人小人に傳化すと少く。李候《ジコウ》につきて發歇し。或は
去年患たるが。今茲は病ず。翼年再發類の。緩慢なる證にはあら
ざるなし。今病ところの足痺は悉皆自己内因の病にして必外
襲邪毒にあらず。多は黴毒肥前瘡癬病痔疾などの。己は全愈さ
せとおもひて敢て如茲事件には顧慮ざる輩が。其内鬱の毒よ
り變じて此病をなすもあり。或は臁瘡陰癬癰癤および痛痺。
鶴膝痺背痛腰痛などより來もあり。又は恒に宿癖留飲などに
苦との。腹内やゝ緩になりたりと思《オモフ》まもなく。倏忽に脚痺となる
るもあり。或は父母の遺毒より來《キタル》もあまく。病の所由預纏擧が

たしといへども惣《スベ》て古醫書《フルキイシヨ》に載《ノスル》ところとも。病状《ヤミヤウ》や、類《ルヰ》しく其因《ソノモトヅリ》異なること。猶《ナホ》青天《アヲソラ》に白日《テンピ》を視《ミル》がごとしものなり。然《シカル》を近《チカ》世《ゴロ》の方伎者流が偶古醫書に両脚《リヤウアシ》緩弱麻痺《シビレ》浮腫《ムクミ》などの證候《ビヤウヒヨウ》の古昔の足痺《カツケ》をいひし傳染病《ハヤリヤマヒ》の。今の病に類似《ニヨリ》たるを視《ミ》て。其他《ホカ》の患状を述《ノベ》ざるが大小違《サウヰ》あるをも省みず妄意に古《ムカシ》の足痺《カツケ》と同じものとなし。たゞ古の藥方《ヤクハウ》のみを用《モチヒ》て今の病者《ビヤウニン》を治《ヂ》せんとせるが故に齟齬こと多かる尤跡漏なることにて所謂《イハユル》一盲《ヒトリノメクラ》の百盲を引《ヒク》譬喩《タトヘ》のごとく。末學《ノチ》の輩《モノ》たゞ彼らの説《セツ》を耳食《ミヽニハサミ》さるはぐふて古醫典《イシヨ》をだに眼《メ》に觸《フレ》ず。鈔録《カキヌキ》の方書《シヨモツ》より。脚痺《カツケ》の劑《クスリ》といふもの、方銘を記たるをのみにて麻痺緩弱等の有無《アルナシ》にも拘攣脚に患あるときにいへども即《スグ》にさしく脚氣《カツケ》と稱《イヒ》自己《オノレ》も的《タシ》實《リ》ならぬ刀圭《ナジサキ》に被傷《アヤマラレ》て不治《フヂ》の證《シヨウ》となるものもはら多し其《ソノ》之《コレ》を古醫籍に求《モトム》る徒《ヤカラ》は此病《コノヤマヒ》の邊地《イナカ》に少《スクナ》く江戸などに多有《オホクアル》を見て此地《コノチ》を卑濕嶺南《ヒツワキレイナン》に均《ヒトシ》といふものあれどもかゝる繁華《ハンクワ》の大都會《トクワイ》にて寒暑《サムサアツサ》沖和《ナノホド》を得《エ》沴戾《アレキ》少《スクナ》き地《アタリ》に嶺南《レイナン》などのやうなる瘴邪《シウケ》の人に中《アタ》りやすきもの。あるべしとも思《オモハ》はれずのさぐもつく僻言《ヒガコト》なるべし予が今の足瘴《ワクケ》を内因《テメヘゴシラヘ》の病《ヤマヒ》なりといふことも惣《スベ》て保養過度酒食を恣《ホマヽ》にするものゝ又は身體《カラダ》を運動《ウゴカス》ことと少歩行《コウ》の希《マレ》なるものに多く左《サ》なきものも必鬱毒《カナラズフルキドク》ある輩《モノ》にのみ歴見《ミル》ところにして決《ケツ》して濕地《シツチ》に坐臥《スキフシ》し。冷氣《レイキ》に中《アタ》りたるなどの所得《シワザ》に非《アラザ》もべなり若《モ》足常に濕地《シツチ》を履《フミ》冷水《レイスイ》を渉《ワタリ》るごときより得《ウル》ものなりといへバ耕夫港丁淘井《サドホリ》泥匠《サクワン》の輩《トモガラ》にのみあらで富貴《フウキ》の家《イヘ》にも少なる處乃を其徒《ソレラ》にも却《カヘツ》て患《ウレフ》るもと希《マレ》にして專《モツハラ》紳貴豪商《カタギヤモチモノ》及管家《バンタウテダイ》坐匠《ヰジョク》の類《ルヰ》の身體《カラダ》の勞動《ハタラキ》少《スクナ》きものゝ又ハ性質《ウマレツキ》懶惰《ブシヤウ》なるもの稟賦《モチマヘ》怯弱《キヨワ》なるもの惣《スベ》て腸胃《ハラ》の轉化《コナレ》頑鈍《ヨロシカラヌ》ものにのミ多《オホキ》を見れどいづれにも外襲《ソトヨリ》の邪《ジヤ》にあらざるもの灼然《アキラカナル》ものにあらずや近來殊《コト》に此疾《コノヤマヒ》を患《ウレウル》ものゝ益《マスマス》多《オホク》なりしも驕奢《オゴリ》遊惰《ナマケ》の風世《フウヨ》を靡《ナビカ》し卑賤《ビンボウニン》と雖《イヘド》もたゞ酒食《ノミクヒ》に耽《フケリ》て蘩饕《マツキモノ》に甘《アマン》ぜるもの少《スクナ》なりゆくのミならず黴毒肥前瘡《ヒゼン》の毒《ドク》も漸《シダイ》に人より人に輸《ツタヘ》て蔓延《ハビコリ》受胎《クワイタイ》の初《ハジメ》より已に病《ヤマヒ》を得て纏行者多《オホキ》に由《ヨレ》ばなり。且百病傳化《ツタ》ざるものなれば。首巻《はじめ》にも述《イフ》がごとく今の足癰《かつけ》も亦真《マタマコト》に人の病に觸たると慮るゝものも歴見《ニヨークエル》ところなり。又此症《コノシヤウ》を比歳《トシゴロ》患《わづらひ》たるものが變《へン》じて急癰《ハヤカツケ》になりしも緩癰《ノルキカツケ》となりしもは見ざることある癇證《カンシヨウ》に轉《ナリ》たるとも亦施治《マタレウヂ》しさることありて其變化《ヘンクワ》預識《アラカジメシリ》悉《ツクシ》べからざれど如茲《コレラ》必有《かならずアル》べき分《ハヅ》の事《コト》にて異《アヤシ》むに足《タル》ぬことなる然《シカル》と古《ムカシ》の醫典《イシヨ》に足癰《カツケ》を論《ロン》ぜるところのものとや類似《ニヨリ》さる患状《ビヤウジヤウ》あるに至て予《ヨ》の説《セツ》を疑《ウタガウ》ものあるべけれど彼《カレ》にも確《タシカ》乎不移之説《ウゴカサレマイ》あることとなり凡《スベ》て病因所由《ヤマヒノナリユキ》の事件《ジサイ》に至《イタリ》てはいの小辯《トト》とも俗家《シロウト》の會得《ガテン》しがたきことあれバ此編《コノヘン》にも詳説《クハシクトキ》ばさざ此病《コノヤマヒ》は飲食《ノミクヒモノ》の禁戒《ツツシミ》尤切要《モツトモカンエウ》なるものにて身軀《カラダ》水脹《ムクミ》の有無《アルナシ》に拘《カヽハ》らバ鹽《シホ》を遠《タチ》粳米《ウルチ》を禁《イミ》て單《ヒトヘ》に赤小豆《アヅキ》大麥《ムギヒキワリ》なとを喰《ハ》せ。一に淡薄《アヂキナ》の食品《ノミモノ》を撰《エラ》ミ腸胃《ハラ》の消化《コナレ》を資《タスク》べき物《モノ》を用《モチヒ》て。強《ツトメ》て身體《カラダ》を運動《ウゴカ》し。温熨《アタヽメ》を欲《モトメ》灸の効《カウ》あることなぎを預記得《カネテコヽロエオク》べきこと勿論《モチロン》なり。且其衝心《ソノシヤウシン》をべきものを禦《フセガ》んにも從來《キウライ》用るところの中夏《カラ》の藥劑《ヤクハウ》のみにては其劇《ソノハゲシキ》ものゝ對治《タイヂ》をすること能《アタハ》ざ方今《イマノヨウ》患《ウレフ》るところなれ。別にあるまに應《オウ》ざる方術《シカタ》ありて其猛勢《ソノハゲシキイキホヒ》を挫《クジク》に非《アラズ》ば凌《シノギ》がたきことあるをも審辨《ツマビラカ》にし。胸滿《ムネミツカヘ》。嘔逆《ムカヒハキ》等《ナド》の證《シヨウ》あるものに尋常《ヨノツネ》の藥《クスリ》を與《アタヘ》で。却《カヘツ》て妨害《サマタゲ》となることも亦察《マタサツ》せねばならぬことなり。故《ユヘ》に抵當《シクレ》をに醫師《イシ》にも會《アハ》ぬ僻境《ヘンド》などにて此病《コノヤマヒ》に罹《カヽレ》ならば藥《クスリ》を用るにもを第二《ダイニ》の沙汰《サタ》にして。上に述《ノベ》たる飲食《ノミクヒ》の禁忌《ドクダテ》を持《マモリ》るべきなり。

先《マヅ》づ宜《ヨロシ》しく熟てのこと實地《ジツチ》に渉《ワタリ》て確實《カクジツ》に試験《シケン》たることに非《アラ》ず書籍《シヨモツ》に説《トク》ことも一々信據《シンキヨ》なりがたし古《イニシヘ》を以て今と律《タダ》し今を以て古を看《ミ》べからざる病《ヤマヒ》も多く且《カツ》漢地《カンチ》と我邦《ワガクニ》とも人物風土《フウド》の異《タガヒ》もあり、常《ツネ》の飲食《タベモノ》も同《オナジ》からず又彼邦人《カノクニノヒト》の書籍《シヨモツ》に著《アラハシ》たることにも妄誕《ウソイツハリ》多《オホキ》が常にして動《ヤヤモスレ》ば陰陽五行生剋配當《インヤウゴギヤウシヤウコクハイトウ》の空理《ソラゴト》を譚ぶ醉なり。よく擇《エラビ》で取《トル》にあらねば却《カヘツ》て書籍《シヨモツ》の爲《タメ》に誤《アヤマ》らるゝこと多かるべし況《イハンヤ》數萬里《スマンリ》を隔《ヘダテ》たる烏喃呪《オランダ》の醫説などのことを信《シン》じ拙《ツタナキ》き飜譯者《ホンヤクシヤ》の過讀《アヤマリヨミ》たる醫典《イシヨ》どもに據《ヨリ》て其藥劑《ソノクスリ》を妄投ちる可畏《アヤウキ》ことどもなり。故に俗家もよく覺《ココロエ》て必《カナラズ》く彼黨の爲《タメ》に惑るることなかるべし。

巻五　四十五

痛痺《ツウヒ》の病《ヤマヒ》多《オホク》ゟ手足《テアシ》關節《クワンセツ》ニ發《ハツ》して痛甚《イタミハナハダシ》く。腫《ハルヽ》ものも腫《ハレ》ざるものと痛《イタミ》一處《ヒトトコロ》ニ著者《アルモノ》と遍身《ソウシン》ニ及者《オヨブモノ》との異《カハリ》あり。又足痺《ソクヒ》ニ類似《ニタル》たる者《モノ》もあり。治法もまた各別《カクベツ》なり。惣《スベ》て此證《コノシヨウ》以漸成病《ゼンゼンニデキルヤマヒ》なれども、其中外邪《ソノウチグワイジヤ》ニ因《ヨツ》て。倏爾《ニハカ》に發《ハツ》し。掀腫痛不可忍者《ハレホイキユウノイタミコラヘラレヌモノ》あり。然《シカレ》ば其初起《ソノハジメオコリ》ニ發汗《ドセイアセ》て速《スミヤカ》ニ治《ヂ》せざれば。過《スギ》て後《ノチ》ハ。下劑《クダシ》ニて愈者《イユルモノ》と偏《ツリ》温藥《ヤク》ニて効残得《リウカル》ものとの差別《シヤベツ》切緊《セツキン》せり。凡《スベ》て此病《コノヤマヒ》も内攻《ナイコウ》すれば死をはし。死《シナ》ずして手足屈伸《テアシノカガミノビ》自在《ジユウ》ならば生涯廢人《シヤウガイハイジン》と爲《ナ》るも皆誤治《ミナアヤマリナホシ》ニ由《ヨル》もの多し。故《ユヘ》ニ尤顧慮《モツトモコヽロヅク》なれことなれども、用藥《クスリ》の法《ハフ》ハ俗家《シロウト》の知《シル》べきとならねば、詳説《ツマビラカニイハ》ず。其攝養《ソノヤウジヤウ》ハ專《モツハラ》足痺《アシノヒ》ニ類《ルイ》せる病と記《シル》て可《コレ》

病家須知卷五